D1603333

Voluntad de acero

Voluntad de acero

Las reglas cambian, la aventura continúa,
rendirse no es opción

PABLO FERRARA

Grijalbo

Voluntad de acero
Las reglas cambian, la aventura continúa, rendirse no es opción

Primera edición: noviembre, 2014

D. R. © 2014, Pablo Ferrara

D. R. © 2014, derechos de edición mundiales en lengua castellana:
Penguin Random House Grupo Editorial, S.A. de C.V.
Blvd. Miguel de Cervantes Saavedra núm. 301, 1er piso,
Colonia Granada, delegación Miguel Hidalgo, C.P. 11520,
México, D.F.

www.megustaleer.com.mx

Comentarios sobre la edición y el contenido de este libro a:
megustaleer@penguinrandomhouse.com

ISBN 978-607-312-754-7

Impreso en México / *Printed in Mexico*

Para Yolanda, Pablo, Bárbara y Adrián,
mis principales razones.
Y para todos los que viven conscientes
de que sólo lo que haces cuenta.

Índice

Presentación (junio de 2014) 13

Inicios (Monterrey, Nuevo León, 5 de enero de 2011) 19

   I. Oscuridad (octubre de 2008). 23

      Reporte 1 (enero de 2011) 29

         Antecedentes 29

         Diagnóstico 30

         Visita al Santísimo 32

  II. Miedo (marzo de 2007) 35

      Reporte 2 (19 de enero de 2011) 43

         Conocimiento de la ELA 43

         Estatus médico, el ineludible 43

         Estado anímico, el más difícil 45

         Estado espiritual, el más importante 47

 III. Determinación (octubre de 2006) 49

      Reporte 3 (22 de marzo de 2011) 55

         El proceso inicial 55

         La misa 55

         El consejo 56

         Autoayuda y milagros 56

         Caída de la bicicleta y más cuestiones de salud . . 57

         Medicina alternativa 58

         ¿Cómo estoy ahora? 59

  IV. Luz (septiembre de 2003) 61

      Reporte 4 (26 de abril de 2011) 67

         La parte científica. 67

         Baltimore. 67

V. Apariencia (agosto de 1999) 71

   Reporte 5 (17 de julio de 2011) 77

      Una nueva visión de la enfermedad 77

      Después de Baltimore 77

      Houston 78

      Lo que sigue 80

      Información de calidad 81

      Alimentación 81

      ¿Qué contestar a los que preguntan? 81

VI. Tenacidad (2005-2006) 83

   Reporte 6 (6 de noviembre de 2011) 89

      Hacer lo correcto 89

      El alcance actual de la medicina 89

      Entendiendo mis capacidades 91

      Aceptación, no renuncia 92

      Trabajo y sostenimiento 93

      Una vida rápida llena de bendiciones 94

VII. Apertura (octubre de 2012) 97

   Reporte 7 (noviembre de 2011) 99

VIII. Serenidad (octubre de 2011) 103

   Reporte 8 (12 de febrero de 2012) 109

      Sólo buenas noticias 109

      La apertura de la información 109

      Éxitos 110

      Manejo del estrés 112

      La visita a Houston 112

      Oportunidades médicas 115

IX. Aceptación (marzo de 2005) 117

   Reporte 9 (15 de junio de 2012) 121

      Escribo porque es importante 121

      La férula y Santiago de Compostela 121

      Segunda visita a "la clínica" en Houston 124

      Pruebas médicas y lo que estoy haciendo ahora . . 125

      ¿Cómo estás? 126

      "No está padre" 127

X. Esperanza (septiembre de 2012) 131

    Reporte 10 (3 de noviembre de 2012) 135

       Cómo pasa el tiempo 135

       Las cinco esferas 135

       El cambio de reglas, células madre y otros intentos 138

       La tercera visita 140

       Las atenciones recibidas. 141

       La depresión y el Espíritu Santo 143

       Buenas noticias. 144

XI. Felicidad (febrero de 2013) 147

    Reporte 11 (7 de febrero de 2013) 151

       Muriendo y viviendo un poco cada día 151

       El sufrimiento 154

       Sin muchas novedades en Houston 156

       ¿Feliz? 158

       Amistad y bellezas naturales. 159

       Hacer lo que te gusta 160

       La realización. 161

XII. Fe (abril de 2013) 163

    Reporte 12 (7 de julio de 2013) 169

       De retiro en Jesús María 169

       Mi experiencia de la fe 171

       No es que no funcione 173

       Ser visitado 176

       Entre la calma y la acción 177

       El miedo 181

XIII. Lucha (agosto de 2013). 187

    Reporte 13 (29 de septiembre de 2013) 193

       Planeando un viaje especial. 193

       Resistencia al cambio 195

       Cápsula familiar 199

       Visita a Houston en julio. 202

       El "todavía" 203

       El embudo. 205

       Todo continúa 207

XIV. Acción (octubre de 2013) 209

    Reporte 14 (noviembre de 2013) 213

        Los pequeños grandes retos 213

        ¿Y el culpable? 216

        Un poco de todo 221

        Querubines 222

XV. Aliento (septiembre de 2013) 227

    Reporte 15 (20 de octubre de 2013) 233

        Actividades normales 233

        Revisión de los pulmones 236

        Los frutos de la oración. 238

XVI. Docilidad (octubre de 2013) 241

    Reporte 16 (16 de noviembre de 2013) 245

        Ropa nueva 245

        Pérdidas 248

        Después de Houston. 250

        La atención 251

        Ya no 253

XVII. Ironman (noviembre de 2013) 257

    La invitación 257

    Ayuda 260

    Déjate llevar. 261

    Mirando hacia abajo. 267

    Dos semanas al vapor 269

    El viaje 272

XVIII. Atleta (28-30 de noviembre de 2013) 277

    Fair play 277

    Jueves, equipo de apoyo 278

    Viernes; no da el tiempo. 281

    Sábado 286

XIX. ¡Vivo! 293

Agradecimientos 319

Presentación

Junio de 2014

Desde que fui diagnosticado con esclerosis lateral amiotrófica (ELA) encontré un aliado en la escritura, pues resolví de una manera menos estresante mi responsabilidad de informar, que a la vez me ha permitido ofrecer algo más de mí.

Ante el terror que infunde la inminencia de una muerte temprana, resulta necesario compensar de alguna forma esa ausencia anunciada. En busca de dejar tras de mí un legado, con el transcurso de los meses la escritura fue el modo que encontré para consignar mi transformación física y espiritual a lo largo de este doloroso proceso, pues me negaba a que mi vida pasara inadvertida.

A partir de la primera carta, que se convirtió en la forma de comunicación más efectiva sobre mi nueva circunstancia con la gente más cercana, empecé a escribir para explicar qué sucedía en mi vida con esta anomalía. Ello me permitió compartir periódicamente a mis familiares y amigos, vía correo electrónico, lo que estaba viviendo, y a la vez aprovechar el tiempo con ellos para convivir en lugar de perderlo en explicaciones. Además, evitaba que ellos se sintieran incómodos al debatirse entre preguntar por mi salud o evadir el tema, sin saber a ciencia cierta de qué modo podrían herirme más. Tales cartas se presentan aquí a modo de reportes, que acompañan con esmero cada uno de los capítulos que componen esta etapa de la historia de mi vida —y hacia el final del libro constituyen en su totalidad los capítulos en cuestión.

Esta enfermedad neuromotora tan poco conocida, que según mis extrapolaciones estadísticas afecta a aproximadamente 10 000 mexicanos, la mayoría sin saberlo por lo difícil del diagnóstico, era para mí —incluso después del mío propio— un monstruo invisible que llevaba desesperanza a los afectados y parecía tragárselos, pues me fue muy difícil encontrarlos. Muy pocos estuvieron dispuestos a compartir y abrir su corazón conmigo, por lo que permanecí muy solo en mi lucha para encontrar un camino y me di cuenta de lo difícil que sería hacerme comprender.

Los primeros reportes cumplían con explicar los resultados de las visitas a los médicos, que sólo Yolanda —mi esposa— y yo vivíamos y sobre los cuales tanto familia como amigos estaban ansiosos de conocer. Conforme pasaba el tiempo los informes médicos se fueron tiñendo de malas noticias, a la par de que, de manera inexplicable, yo evolucionaba positivamente y mis pensamientos también. Entonces mis escritos maduraron en complejidad y en su mensaje, pues quería evitar a toda costa que mi historia equivaliera a un resumen de información negativa: por el contrario, buscaba reflejar una visión que casara más con mi forma de vivir la vida, en contacto con la aventura, los desafíos y la constante actividad física y mental. Claro que para llegar a esa conclusión pasaron dos años de lucha personal e íntima por salir de la encrucijada en que me hallaba, en los que aprendí de nuevo a respirar y disfrutar como lo hacía antes. Esto no ocurrió hasta el décimo de mis reportes.

Mientras escribía me di cuenta de cómo, durante el tiempo en que estuve sano, acumulé un sinnúmero de verdaderas aventuras que le daban color a mi vida y la hacían envidiable para muchos por la forma en que Yolanda y yo disfrutábamos de los viajes, la familia, la naturaleza, los amigos y los deportes extremos.

De modo que decidí que este libro, además de un compendio de mis reportes, se convirtiera en un catálogo de mis andanzas más significativas, durante las cuales aprendí mucho sobre mí mismo y sobre cómo vencer mis miedos: una mezcla atemporal de ingredientes ubicados en distintas épocas, con las antiguas experiencias y los hechos recientes que conforman mi vida.

¿En qué medida lo que hice y la forma en que lo hice modelaron mi actitud frente a este reto que nunca solicité? ¿O acaso fue al revés? Eso lo dejo al juicio del lector, pues mi intención aquí es exponer mi alma con la mayor transparencia posible, entre tristezas, enojos, decepciones, inspiraciones y muchas, demasiadas, alegrías en cuanto a lo que ha sido y seguirá siendo la aventura de vivir la vida desde mis ojos, mis manos, mis piernas, mi corazón y mis nuevas reglas del juego. El objetivo es que este libro sirva a los que se encuentren en una situación semejante a la mía para avanzar en la reconstrucción de su vida y de su propio pronóstico, sin importar el diagnóstico.

PABLO FERRARA

Inicios

Monterrey, Nuevo León, 5 de enero de 2011

Estimadísimos todos:

Anteayer regresamos de un excelente viaje familiar de fin de año: veintiocho Ferraras subidos en un barco durante una semana plena en convivencia, primos, baile y diversiones. Ese mismo día Yolanda y yo fuimos a consultar al que nos dijeron que era el mayor experto de Monterrey en esclerosis lateral amiotrófica (ELA). Luego de examinarme durante casi media hora, nos confirmó el diagnóstico obtenido en la víspera de Navidad. También nos explicó que este diagnóstico, que no se puede dar como resultado directo de ningún estudio clínico específico, se obtiene en tres fases: la primera, la sospecha; la segunda, la presunción, y la tercera, la confirmación. A mí me ubicó en la segunda, pues detectó al menos tres zonas de afectación en mi cuerpo. No lo hizo en la tercera porque se trató apenas de una primera revisión y falta reconocer el avance de los síntomas con el paso del tiempo. De modo que me citó para dentro de dos meses.

Para dejarlo explicado desde ahora, la ELA es una enfermedad neuromuscular degenerativa que provoca la pérdida progresiva de movimiento muscular de pronóstico mortal: en sus etapas avanzadas los pacientes sufren una parálisis total, si bien la sensibilidad y la inteligencia se mantienen inalteradas. En otras palabras, el padecimiento destruye las conexiones entre las motoneuronas, lo cual significa que iré perdiendo la capacidad de controlar el movimiento de todos y cada uno de mis músculos.

El diagnóstico resultó muy fuerte, aunque en cierta forma yo estaba preparado, pues había investigado un poco desde la cita de diciembre, cuando tras casi un año de incertidumbre sobre lo que me ocurría fui diagnosticado por primera vez con este padecimiento, que ahora sí explica todos mis síntomas. En esa ocasión el médico se mostró muy frío y su expresión incluso me pareció soberbia... Para qué les digo: fue muy duro. Luego de mirar el reloj sobre sus narices, no sé si para calcular alguna cuestión médica o porque tenía prisa, su pronóstico quedó en una expectativa de vida de cuatro años.

En medio de la conmoción, ayer tomé varias decisiones que quiero compartirles en el orden estricto en que comencé a trabajar en ellas:

- Ponerme en las manos de Dios y pedirle que me permita entender qué desea de mí.
- Consagrarme al Espíritu Santo a diario y rezar en familia.
- Solicitar con todas mis fuerzas la intercesión de la beata mexicana "Conchita", patrona de las Obras de la Cruz y de los Misioneros del Espíritu Santo, cuya espiritualidad Yolanda y yo hemos estudiado y a cuya comunidad sacerdotal he tenido la fortuna de asistir de diversas formas en los últimos veinte años, a fin de que Dios me conceda, si a Él le conviene, que mi enfermedad se detenga o desaparezca.
- Hablar con nuestros hijos sobre la gravedad del caso y con toda la verdad —esto resultó muy duro, pero habría sido aún más doloroso si ellos hubieran sido los últimos en enterarse: ya son adolescentes y hoy todos amanecieron de buen humor, así que seguimos adelante.
- Enterar sobre la situación, en forma personal, al resto de mis seres más queridos y a más tardar el día 15 de este mes —después de ese plazo la total discreción me será imposible, pero siempre agradecida—, además de compartir con ellos estas resoluciones, pedirles, como hago ahora, sus oraciones, su amistad, su amor a mi familia y el fruto de las investigaciones que ellos mismos realicen sobre este mal y que consideren de ayuda para mí.

- Luchar, investigar, ejercitarme y no dejar inexplorada ninguna de las posibilidades que se me presenten, en todo momento con inteligencia, templanza y serenidad: estoy seguro de que habrá mucho por hacer y descubrir.
- Poner en orden mis asuntos de manera estructurada, con propósitos y a un plazo indefinido.

Esto es lo que pienso justo ahora. Se los comparto de todo corazón, pues me hace sentir mejor. A veces resulta cansado dar explicaciones, si bien proporciona paz al espíritu.

Siempre a sus órdenes,

PF

CAPÍTULO I

Oscuridad

Octubre de 2008

El sol me quema la cabeza y los hombros, a la vez que mi piel se refresca con el viento: qué seguido sueño con esa sensación. Para mí, haber rentado ese *jeep*, descapotarlo y conducirlo por el camino de arena rumbo a nuestra aventura era una parte muy importante de mi forma de gozar aquel día. Conducía al tiempo que mi imaginación visualizaba las cavernas, oscuros laberintos que bajo ese camino de cerca de cuatro kilómetros conectaban el mar con el cenote a donde nos dirigíamos. Se trataba de otro viaje para celebrar nuestro aniversario, en el que, como siempre, los deportes extremos engalanaban la ocasión.

En fechas recientes habíamos obtenido nuestro certificado de buceo y sabíamos que el cenote Dos Ojos, en la Riviera Maya, es un atractivo turístico que congrega a buzos de todo el mundo. Inicialmente no estaba en nuestros planes, pero el mal tiempo impedía bucear en mar abierto y, como mexicanos, nos sentíamos comprometidos a conocer otra más de las razones por las que los extranjeros nos envidian.

El guía nos recibió a la entrada del cenote. Una cómoda escalera de madera sirvió para que él —estadounidense, por cierto— nos interrogara y confirmara que teníamos los conocimientos básicos mientras nos equipábamos. Y de inmediato al agua, ansiosos y muy acalorados con el traje acuático y el resto del equipo encima. El choque térmico del agua fría escurriendo en el interior del traje puso a mi cuerpo a un estado de alerta.

Desde que empezamos a descender la experiencia resultó fascinante. Un universo nuevo, inmersos en el agua casi del todo cristalina, la cual se convertía en un firmamento donde las partículas de polvo emulaban las estrellas: suspendidas, estáticas, tintineantes por el brillo de la luz que se alcanzaba a filtrar. Mientras descendíamos, peces pequeños y juguetones me llamaron la atención y atrajeron mi mirada hacia una película muy extraña, a unos cuatro metros bajo la superficie. De no ser por su tamaño y su perfecto acomodo, habría pensado que se trataba de un plástico. Era como si debajo de nosotros de nuevo yaciera la superficie del agua y de manera inexplicable nos encontráramos suspendidos por encima de ella. No fue hasta que mi cuerpo y mi cara atravesaron ese velo flotante, en suave descenso, cuando noté en los labios el cambio del agua dulce, proveniente de las lluvias filtradas de la superficie, a otra salada y más profunda, la cual evidenciaba una conexión con el mar. Mi rostro agradeció que, en la medida que descendíamos, la temperatura ascendiera hasta estabilizarse en una sensación templada y reconfortante. En esa calma, sin mezclarse, el agua dulce y la salada conservan su diferencia de densidad: por ser más pesada, esta última se queda abajo, transparente e inmaculada.

Me quedó claro que nos adentrábamos en un mundo sagrado. El guía encendió su lámpara y nos indicó la primera cueva en forma de ojo. Era amplia y razonablemente bien iluminada. Entre piso y techo habría, en promedio, unos dos metros. Pataleamos con suavidad hacia el otro lado. El guía nos señaló un extremo, donde observamos que cruzábamos sobre un manto de roca desprendido de aquel cielo sumergido quizá hace cientos de años, y que unas contra otras habían quedado aplastadas las que algún día fueron estalactitas y estalagmitas, cuya formación es obvio que ocurrió antes de que aquello estuviera bajo el agua.

Conforme avanzábamos, aquel anfiteatro se fue llenando de reflejos de color jade y azul turquesa. Frente a nosotros se hallaba la bóveda de la cueva de Los Murciélagos, con una sola abertura circular al centro, en la parte superior, que me recordó el famoso panteón de Agripa en Roma y que en este caso permitía la

entrada de los "parientes" de Drácula, además de un fuerte haz de
luz solar. Teñido de azul, al penetrar el agua aquel rayo nos permitía ver a otros buzos flotando en ese espacio y darnos idea del
enorme tamaño de la cámara. Hicimos superficie y el guía nos
preguntó cómo estábamos. Tras una pequeña pausa para escuchar
el eco de las gotas al caer, volvimos a bajar.

La siguiente cámara era mucho más amplia. Ahora sí veíamos
estalactitas de hasta tres metros decorando la galería que, bajo luz,
se mostraba incolora y triste. Pataleamos con cuidado y yo, al igual
que Yolanda, seguía a nuestro pastor, quien iluminaba con su vela-
dora los puntos de interés y el camino a recorrer: un laberinto de
pasadizos y cámaras cada vez más estrechos. Mi lámpara comenzó
a fallar y al final se apagó, así que la entregué y me concentré en
el trazo que nos definía nuestro guía. Me di cuenta de que ya no
había otra fuente de luz, por lo que sin éste la oscuridad habría
sido total.

De repente el guía se detuvo a buscar algo en el fondo y nos
indicó seguirlo en un descenso, hasta que cerca del fondo arenoso
reconocimos a un pez blanco, de unos ocho centímetros, al que
nos sugirió ver de cerca. De ese modo notamos su piel transparente y sus ojos primitivos, recubiertos de una carnosidad semejante a párpados cerrados que evidenciaba su ceguera. Pensé en qué
triste vida llevaría ese pobre pececillo, a mi parecer solo en esa
enorme y templada pecera de agua salada. ¿Qué mecanismo utili-
zaría para tener una vida sin jamás ver nada? Mientras especulaba
al respecto, la luz del guía se apagó y un poderoso escalofrío se apo-
deró de todo mi cuerpo.

La oscuridad era absoluta. De no haber estado tomado de la
mano de Yolanda, no habría sido capaz de ubicarla, así se encon-
trara a centímetros de mí. Puse la mano frente a mi cara y daba lo
mismo: no era posible verla. Me llené de angustia, de una sensación de impotencia, de debilidad y dependencia total. Nuestra
vida estaba por completo supeditada a una persona a la que llevábamos treinta minutos de conocer y que a su vez apenas contaba
con una lámpara en la mano para hallar la salida. ¿Cómo pude ser

tan estúpido para no haber previsto lo vulnerable de nuestras vidas sin prepararme de alguna manera? ¿Por qué no cargábamos
con una cuerda de línea de vida a la cual asirnos, a fin de ser autosuficientes en la búsqueda de una salida? De nada servía pensarlo
ya: la realidad era brutal y estaba incapacitado para cambiarla. Por
un momento sentí un vacío en el pecho, una presión que me impedía respirar. Constaté que, si no me controlaba, corría el riesgo
de echar a perder todo, así que aclaré mi cabeza y decidí confiar.
Sólo me quedaba hacer lo posible por permanecer en calma, esperar y atender indicaciones.

No sé si pasamos uno o dos minutos en esa estancia. Sólo escuchaba mi respiración, y por más que me esforzaba en abrir los
ojos, nada veía, hasta que el guía encendió de nuevo su lámpara y
terminó con esa angustiosa experiencia.

Al fin comenzó a desplazarse, y nosotros tras él. Me quedaba
claro que nos guiaba por un camino diferente al que nos había llevado hasta allí, pues debimos atravesar un estrecho de quizá un
metro de altura y un poco más de ancho que, además, hacía un pequeño recodo por el cual pasamos forzados, al encorvar el cuerpo
como bebés durante el alumbramiento, a la espera de algo mejor.
Uno a uno cruzamos y, ya reunidos del otro lado, continuamos el
viaje. Al fondo de varios quiebres empezamos a ver algo de luz
natural que me llenó de paz. El contraste entre de donde veníamos y a donde nos dirigíamos era increíble.

Me deslicé por una abertura apenas un poco más grande que
mi cuerpo, escurriéndome, arqueando la espalda como si estuviera siendo parido por la caverna, sufriendo el trance hacia una
nueva vida. El color llenó mis pupilas: verdes, turquesas brillantes,
azules profundos que destellaban mientras mi visión se adaptaba a
esa nueva realidad. Como lanzado al vacío, floté sin percatarme de
cuál era el arriba y cuál el abajo, encantado de no saberlo. El espacio terminó de abrirse en todos los sentidos para dar lugar a una
nueva experiencia que, me gustaría pensar, debe de semejarse a
la sensación de un astronauta durante una caminata espacial. Mi
cuerpo, flotando con suavidad, dejó el pasillo para ingresar en una

enorme cámara mucho más profunda y alta a la vez, como si saliera de la cápsula espacial hacia el espacio infinito, atrapado en mi traje pero emocionado ante la sensación de libertad e ingravidez que experimentaba. Era el cenote poniente, el mayor del complejo, que para hacer honor al significado de su nombre maya consistía en un abismo de luz y sombra, de colores y de sombras: un paraíso, conmigo flotando en él.

No sé qué sensaciones haya recogido Yolanda de esos momentos, pero yo viví la experiencia más cercana a volar de toda mi vida. No sólo floté literalmente dentro de una caverna. Había pasado de la vulnerabilidad absoluta de la oscuridad plena, sin idea de a dónde ir o cómo hacerlo, a un mundo de felicidad colorida y paz embriagadora. A pesar de estar encerrado en mi traje, la luz transformaba el miedo en una experiencia maravillosa.

REPORTE 1

Antecedentes

Durante febrero de 2010 me tropecé varias veces mientras entrenaba para el triatlón Santa Lucía, mi favorito, en el cual he participado desde su primera edición. Mi última competencia había sido el Ironman de Cozumel, en noviembre pasado, después de la cual me concedí vacaciones de ejercicio. En enero había dejado de correr, tras empezar con la que parecía una infección estomacal que resultó en intolerancia a la lactosa, la cual se manifestó después de comer una *pizza*. Cuando empecé de nuevo a entrenar, me di cuenta de que batallaba mucho para retomar el paso acostumbrado: cuando alcanzaba cierta velocidad me fallaban las piernas y varias veces tropecé con el pie izquierdo.

Ya en la competencia, al salir del agua arrastré la punta del pie izquierdo y el dedo gordo se me dobló para abajo, lo pisé y creo que incluso lo rompí. Más adelante batallé mucho para poner el pie en el pedal izquierdo. Fallaba como principiante. Todos lo vieron, pero nunca habría pensado que era algo diferente a un tropiezo.

Pasaron los meses y sufrí muchos calambres, que atribuí al hecho de haber disminuido el ejercicio, a la falta de fuerza y a los tropiezos, sin que les diera importancia. No fue hasta que, en junio, durante una visita al nutriólogo del deporte, éste observó que mi muslo izquierdo estaba notoriamente más delgado que el derecho. Por recomendación suya, a partir de entonces decidí buscar alguna explicación médica con un neurólogo u otro especialista.

Con los meses incluso empecé a batallar para levantar la pierna izquierda al vestirme, al grado de que tenía que ayudarme con la mano. Primero fui a varias terapias de rehabilitación: quiropráctico, traumatólogo y neurólogo me dijeron que se llamaba síndrome del pie caído, pues, en efecto, requería un esfuerzo especial para levantar la punta. Todo sugería una hernia, que, si bien no explicaba mi cuadro entero, pues nunca me quejé de dolor por el pellizco, era lo único que se veía en las radiografías. La sugerencia era operarme y esperar que el problema se solucionara. Como eso no me tenía tranquilo, seguí en busca de otra explicación.

Diagnóstico

El 21 de diciembre de 2010 tuve mi primer contacto directo con esta enfermedad. El director de Neurología del Hospital Universitario me recibió en consulta. Me habían hecho el favor de agendarme la última cita de la tarde. Fui solo y esperé más de hora y media antes de pasar. Al fin me recibió y, mientras anotaba mis generales, sin haber conversado más de un minuto conmigo, detuvo su escritura, levantó la vista, me interrumpió y me preguntó por qué batallaba para hablar. A partir de ese momento sus preguntas y observaciones se fueron directamente a integrar el cuadro de la enfermedad que, como me dijo, "no quisiera diagnosticarle a nadie", aunque le parecía contar con los elementos suficientes para considerarla una posibilidad. Por lo tanto, me citó para realizarme un estudio de electromiografía dos días después.

Esos dos días fueron muy angustiantes, pues cuanto leí en internet sobre la ELA se resumía en tres palabras: degenerativa, incurable y mortal. Por ningún lado se vislumbraba ventana ni luz alguna. Sólo me quedaba confiar en que Dios nos guiaría en los pasos a seguir, y eso era lo único que me daba la calma suficiente para no ahogarme en la tristeza.

Un día después el doctor nos confirmó el diagnóstico. Todavía algo incrédulos, Yolanda y yo nos dedicamos a conseguir el medicamento que me recetó y empezamos a sopesar posibilidades. La Navidad en puerta y el viaje familiar con todos los Ferrara para pasar el fin de año en un crucero nos hizo distraernos un poco, aunque partimos con esa angustia silenciosa.

De regreso del viaje familiar de fin de año contaba las horas para la cita con el mayor experto en ELA en Monterrey. Su examen fue rápido: me hizo caminar descalzo varias veces para observar mi andar, me preguntó cuál había sido el primer diagnóstico y me reveló que él opinaba lo mismo.

Con base en la investigación que yo había realizado, le pregunté sobre las opciones de tratamientos que había encontrado en internet. En resumen, respondió lo siguiente:

- Promedio de edad de pacientes que la presentan: 47 años.
- Expectativa de vida: entre 36 y 60 meses tras los primeros síntomas —yo llevo 11 meses de avance—. La mayor parte de las lecturas revela que sólo 20% de los pacientes sobrepasa los cinco años.
- Efectividad de los medicamentos:
  › Riluzol: alarga tres meses la expectativa de vida. Contraindicación: daños en el hígado.
  › Carbonato de litio: se usa en Italia. No ha demostrado efectividad e incluso es venenoso.
  › Coenzima Q10: no me explicó nada al respecto y sólo la incluyó en la receta. Se vende sin prescripción, como vitamina.
- Me advirtió que en China hay una clínica que ofrece tratamientos, aunque es un fraude.
- Ninguno de los tratamientos erradica los síntomas.
- Posibilidad de cura: él sólo reporta que ocurre cuando el padecimiento es otro muy parecido, llamado amiotrofia monomiélica, la cual se presenta en pacientes más jóvenes y, tras atacar algún miembro, se detiene por un largo periodo. Duda que sea mi caso.

Para mí éste no es el diagnóstico definitivo, pues seguiré tomando cursos de acción mediante los que, lo sé, hallaremos diferentes puntos de vista y experiencias. No puedo soslayar la opinión del doctor, ya que, según sus comentarios, ha estudiado 146 casos, 84 de ellos mexicanos, y en la actualidad conduce un protocolo experimental con células madre en 10 pacientes, del que espera entregar resultados el mes entrante. En respuesta a mis preguntas, relacionadas con mis indagaciones en la red, nos habló sobre estudios en otras ciudades del mundo, aunque a ninguno le dio mayor reconocimiento. Me sugirió leer lo publicado por él.

Visita al Santísimo

Cuando salimos del consultorio le pedí a Yolanda que visitáramos al Santísimo en la iglesia de Nuestra Señora Reina de los Ángeles, cerca de nuestra casa. Fuimos directamente para allá. Por alguna razón me había sentido incomprendido por el doctor y pensé que sólo Dios entendería lo que sentía, así que a Él me dirigí.

Ya era de noche. De rodillas frente al sagrario, empecé con un Padre Nuestro y un Ave María. Solicité la inspiración del Espíritu Santo y, tras divagar un poco, tomé la decisión de no culpar a Dios ni intentar buscar explicaciones. Mi frase final fue: "No perderé el tiempo buscando el porqué: buscaré el para qué". Logré así el propósito de mi visita, pues me supe comprendido en mi dolor. Ya no temblaba de miedo y me sentí con fuerzas para salir y empezar esa búsqueda. Como también necesitaba enfocarme de alguna forma, decidí solicitar la intercesión de Conchita.

Lo siguiente fue ir a casa de Ellen y Alejandro, quienes durante varios años habían sido nuestros directores del grupo Alianza de Amor dentro de las Obras de la Cruz, fundadas por Concepción Cabrera de Armida, llamada Conchita. En primer lugar, conozco de su espiritualidad por mi mamá, quien desde hace muchos años pertenece al movimiento. Ahora, cuando en fechas recientes la declararon "venerable" —lo cual significa que subió un escalón más rumbo a la santidad—, es buen momento para hacerle peticiones. Con ellos quise oficializar que Conchita sería mi intercesora para convertirme, si a Dios así le conviene, en un medio para que nos conceda un milagro y alcance la santidad. Ellen nos confirmó que hacíamos lo correcto y desde ese momento se unió en oración con nosotros para pedirle a "Su Amado", como llama a Jesucristo, que iluminara nuestro camino y me concediera salud.

PF

Miedo

Marzo de 2007

En cuanto la vi colgada de la cuerda, sobre ese abismo tan profundo que literalmente se tragaba los rayos del sol, viví el miedo más grande experimentado hasta el momento en mi vida: un golpe en el pecho me robó el aliento y sentí escalofríos ante el temor de que esa cueva se la tragara y el miedo a perderla. Desfallecido, tomé la foto sin encuadrar. Apunté y disparé en forma mecánica, tal como ella me lo había pedido. Sonrió a la cámara tan sólo un instante, para luego perderse de mi vista. Había sido su idea, una bastante loca, surgida mientras corríamos por algún cañón durante un día típico de largo entrenamiento para el "penta", su carrera a campo traviesa favorita. De seguro a ella y a Humberto ya se les había calentado el cerebro de tanto sol, no me lo explico de otra manera. Lo peor era que yo había aceptado subirme al tren y no había vuelta atrás: Yolanda ya descendía. Me hice para atrás y volteé a ver a todo el equipo que participaba, todos siguiendo la coordinación de Francisco Valenzuela, él mismo colgado en la boca de la cueva para vigilar a Yolanda. "Paco es de los mejores guías que existen y ha llevado muchas expediciones como ésta. Ya lo ha hecho muchas veces", pensé para infundirme un poco de tranquilidad.

Sin mirar hacia abajo, repasé cómo todo lo experimentado había sucedido tan rápido. Un día antes había despertado en mi cama en Monterrey. Manejamos poco más de ocho horas hasta Aquismón, pasando por Ciudad Valles, para adentrarnos en plena

Huasteca potosina. Tuvimos una cena tranquila en el campamento, que montamos sobre la única superficie uniforme en cientos
de metros a la redonda: un techo rústico sobre una plataforma de
tablas, a escasos 50 metros de nuestro objetivo.

En la mañana habíamos asistido a los guías para llevar el equipo
a la boca de aquel abismo. Nos acomodamos en un claro rocoso,
muy obedientes a las disposiciones de la Semarnat, para observar
sin intervenir cómo emergían los vencejos y los loros, habitantes
de las entrañas de la sierra, que de manera mágica salen en parvadas como parte de su ritual diario para alimentarse.

En su esforzado aleteo, de cierta forma las aves nos habían
dado a entender el reto que enfrentábamos, la aventura que estábamos por emprender. Éstas ascienden volando en espiral para ir
ganando altura, pues incluso para ellas subir tal distancia sólo es
posible así, poco a poco. Todo un espectáculo de movimiento, tan
sincronizado que parecía que la montaña entera se desplazara.

Una vez que salió la mayoría, dejaron paso a nuestro turno. Poco
después de las diez de la mañana nos acercamos a donde estaban los
anclajes para las dos cuerdas con que descendería el grupo entero.

Había sido su decisión ser la primera en bajar, con la teoría de
que se pondría menos nerviosa si no veía a los demás batallando.
Antes de colocarse en la cuerda, me dio indicaciones sobre cómo
quería su foto —siempre es muy importante su foto en acción—,
así que yo, subido en una saliente por encima de ella, la tomé.
Y salió muy bien, aunque el miedo me invadió desde ese momento
y ni siquiera al recordar estos preparativos lograba quitármelo. Ahora era mi turno. Estaba al borde de la que hasta hace pocos años se
consideraba la cueva con la caída vertical más grande del mundo:
el Sótano de las Golondrinas se hallaba listo para mí, con sus 375
metros desde la boca hasta el piso de su cámara principal —donde
la Torre Eiffel, con sus "modestos" 325 metros de altura, cabría
de sobra.

Fue cuando la preparación previa y el equipo en que me apoyaba debían salir al quite. Me acerqué para que me colocaran la
cuerda y, supervisado por mi guía, enganché mi equipo: esa línea

de nailon de 400 metros de la que pendería mi vida, semejante a un cable de acero debido a la tensión provocada por su propio peso, ahora sumado al mío.

Con los pies apoyados en el muro de piedra, miré por segunda vez hacia abajo sólo para constatar que no se vislumbraba nada más que oscuridad tras el cuello de acceso, de unos 60 metros de diámetro, a este gran abismo.

—*Ggshh...* Libre —se escuchó en el radio del responsable de mi cuerda y tras esa señal me soltó del mosquetón de seguridad.

Con la marimba trenzada al mínimo y sólo tres barras, el peso de mi cuerpo era insuficiente para vencer el efecto de la fricción, por lo que debía jalar con fuerza hacia abajo para empezar a desplazarme. Ya me habían enseñado a hacerlo durante los entrenamientos en La Huasteca de Monterrey, donde incluso había practicado cómo enfriar el metal calentado por la fricción, al escupir de cuando en cuando agua succionada de mi mochila *camelback*. No obstante, la parte más delicada del trabajo consiste en que, conforme bajas y sientes que disminuye la tensión y la cuerda se empieza a deslizar más rápido, hay que aumentar la fricción tejiendo la cuerda de modo progresivo en más barras en la marimba, la cual se encarga de dosificar la caída.

Apenas había bajado unos 50 metros y el paisaje ya era por completo diferente. Había dejado atrás el cuello de la botella y ahora las paredes parecían muy lejanas. Las voces de los que vigilaban arriba se volvieron sordas, casi inaudibles, y sólo se veían a la distancia las aves volando frente a sus nidos, sin sonido, como si yo no estuviera ahí. La atmósfera se tornó diáfana, como ausente, pues la luz se fue perdiendo conforme avanzaba. Abajo, aún sin distinguir el fondo, la línea de la cuerda se interrumpía en la oscuridad.

Por fin, acaso de tanto desearlo, apareció el fondo. Aún no reconocía nada a detalle, pero llamaba la atención que el suelo pareciera cubierto por una alfombra verde brillante iluminada con una luz baja. Luego de cerca de veinte larguísimos minutos toqué el fondo y me solté de la cuerda.

—¡Libreee! —exclamé en mi radio, para avisar que era el turno del siguiente.

Mientras el grupo terminaba de descender paseamos un rato. Éramos más de quince, pero como había dos cuerdas llegaban de dos en dos. Yolanda había bajado al mismo tiempo que Juan y yo lo había hecho a la par de Humberto, así que por un rato fuimos los únicos visitantes de ese inframundo silencioso y pacífico. Nos entretuvimos tomando fotos e investigando un poco en una luz donde, según me pareció, se fusionaban la penumbra y el atardecer.

Cuando todos bajaron y nos tocó iniciar el ascenso, hubo un cambio de planes, pues alguien de los últimos en bajar había llegado con un grupo de amigos en motocicleta y no quería hacerlos perder todo el día, por lo que le asignaron la primera salida. A diferencia del descenso, que sólo permitía una persona por cuerda, durante el ascenso era posible ir hasta tres al mismo tiempo por línea. En caso contrario habría tomado demasiado tiempo que el grupo entero saliera.

El orden de salida se preestableció con base en los que, se suponía, subirían más rápido. Yolanda, Humberto, Juan y yo estábamos a la cabeza, ya que el sistema de ascenso simulaba el movimiento entre subir una escalera y pedalear una bicicleta, y éramos los que más ciclismo practicábamos. Como Yolanda y yo no usaríamos la misma cuerda, a modo de prevención ella fue la primera en una cuerda, seguida por Humberto, en tanto que el que llevaba prisa iría delante de mí en la otra.

La vista desde abajo era increíble. La cuerda se percibía desde mi mano, en el fondo, hasta desaparecer arriba, en la distancia, aunque no por la falta de luz, pues el sol entraba como un reflector que casi alcanzaba el fondo y apenas pasaba del mediodía. Aquello parecía un acto de magia donde la soga del faquir se suspendiera de la nada y, por lo tanto, hubiera que dejar que nuestra vida pendiera de ella. Esperamos a que Yolanda y el intruso nos aventajaran unos cien metros y luego arrancamos. El tiempo estimado para subir era de hora y cuarto para los más deportistas, si bien podía ser mucho mayor para los menos experimentados.

Una vez con el ingenioso sistema colocado, inicié mi salida, al principio con mayor dificultad que en el descenso, pues la cuerda no está tensa y se te mueve entre los pies. Al fin puse todo el equipo a trabajar. El arnés de pecho te mantiene en posición vertical, que te permite realizar un movimiento que consiste en deslizar el jumar hacia arriba con ambas manos, tensando la cuerda elástica que, a su vez, amarrada a otro sistema entre ambos pies, permite que al irlos moviendo, como si se subiera una escalera, el sistema jalado por el *bungie* se corra hasta bloquearse sobre la cuerda. Así, con un pie tras otro, en forma sucesiva y ganando algunos centímetros a cada movimiento, se escala sobre la cuerda. Era algo que ya sabía hacer, pues lo habíamos entrenado con antelación. Pero no estaba preparada para actuar ante lo que estaba por pasar.

No sé si por cansancio o nerviosismo, el motociclista —y no ciclista— que subía por encima de mí, cuando llevaba unos 300 metros dejó de avanzar. Yolanda, que se encontraba a la misma altura que yo, se dio cuenta y se adelantó mientras yo esperaba. El sistema utilizado no permite el descenso, así que lo mejor era mantener una distancia prudente mientras él descansaba y continuaba. Pensé: "Si yo ya vengo cansado tras unos 40 minutos de hacer ranitas, de seguro este cuate va peor".

Sin embargo, el problema era mayor.

Cuando lo alcanzó, Yolanda se dio cuenta de que el hombre estaba en pánico, acuclillado y abrazado a la cuerda.

—¿Cómo vas? —lo abordó.

—¡No puedooo…! ¡Ya no puedo más! —contestó al borde del llanto.

Estaba cansado, pero sobre todo aterrorizado, y el miedo no le permitía un movimiento más.

Sólo le faltaban unos 70 metros, pero sus amigos en la cumbre, que ya lo veían, en lugar de animarlo lo presionaban en forma irresponsable y se burlaban de él porque una mujer lo estaba alcanzando por la otra línea.

Para él sólo había dos salidas: o se relajaba, vencía el miedo y seguía adelante, o un guía tendría que descender por nuestra cuerda para rescatarlo, y eso habría tomado demasiado tiempo.

Yo no alcanzaba a enterarme muy bien de lo que pasaba. Sólo sabía que no era prudente subir más, así que me coloqué en una posición más cómoda. Eso permitiría guardar mis energías. Por desgracia, la inactividad también me daba tiempo para pensar y observar.

Me percaté de que estaba a unos 250 metros de altura, colgado como el badajo de una campana, girando con suavidad de un lado a otro, lentamente. Lo que mis ojos alcanzaban a ver mis oídos no lo alcanzaban a escuchar, de modo que veía aves volando a la distancia y a gente atisbando por la boca de aquel sótano, a muchos metros de distancia sobre mi cabeza.

Inmóvil, incómodo, amarrado, silencioso por fuera, mi mente hablaba consigo misma para escudriñar entre mis limitadas opciones. La sensación de soledad se apoderaba de mí. De nuevo giraba suavemente, ahora hacia el otro lado, pero esta vez en contra de mi voluntad. Me sentí como una marioneta, incapaz de decidir mi futuro. Calculé que las paredes de la cueva estarían a cien metros en cualquier dirección: inalcanzables. Me empecé a poner nervioso. Pocas cosas estaban bajo mi control en ese momento y eso me hacía angustiarme más. No habíamos previsto un escenario como aquél.

Al fin concluí que lo menos conveniente era ponerme nervioso como mi compañero de cuerda, así que traté de disfrutar del paisaje. De cuando en cuando los nervios me traicionaban y me volvía a asustar al saberme sin control, pero la concentración se volvía a hacer presente y repasaba mentalmente cada amarre, cada cuerda y cada pieza de mi equipo, con lo que encontraba razones para confirmar que todo estaba bien y conservar la calma, en ese momento mi mejor aliada.

Por fortuna llegó compañía. Humberto, que subía por la cuerda de Yolanda, se acercaba como oruga trepando por su línea. No sé a qué distancia estaba, pues no había una referencia para estimarla, pero su voz se escuchaba clara. Siguió de largo con la idea de comunicarme la situación. Sólo así logré enterarme.

El dominio mental de Yolanda se hizo presente: a pesar de que se hallaba colgada a 300 metros, se enfocó en tranquilizar y sacar al atorado. Poco a poco estaba logrando que se moviera. Pese a que él insistía en que no podía más y que se sentía muy abrumado por los gritos negativos de sus "amigos", la voz de mi esposa lo llevó de la mano. Así avanzaron, poco a poco, hasta que lo sacó. Tras media hora suspendido en aquel enorme vacío, preso, en plena lucha entre mis instintos y mis razonamientos, la cuerda quedó libre. El camino de ascenso a la salida era mío para conquistarlo.

REPORTE 2

Conocimiento de la ELA

Les comunico que usaré este medio para compartirles lo que Yolanda y yo estamos viviendo, porque merecen saberlo, porque sus oraciones y deseos están con nosotros y porque, aunque nos gustaría hacerlo en persona, nunca sería tan completo ni habría el tiempo suficiente. Como ya les comenté, entre la opción de tragarnos todo o sacarlo, elegimos la segunda.

Quizá por egoísmo o quizá por amor, pero estoy cierto de que compartir nos enriquece. Yo lo seguiré haciendo, así que ustedes también háganlo. Estas últimas dos semanas han sido una montaña rusa de emociones difíciles de resumir, por lo que este escrito no será corto, pero créanme: se trata de un resumen.

Gracias por sus oraciones y las ideas que nos han ofrecido: todas son de enorme ayuda, aunque no se lo hagamos saber de inmediato. Ninguna molesta ni resulta inoportuna, sólo que debemos concentrar nuestra energía en objetivos concretos para llegar a donde queremos.

Estatus médico, el ineludible

Como ya lo mencioné, el 3 de enero pasado representó para mí el día cero: el día en que tocamos fondo. La confirmación del diagnóstico, ahora por parte del especialista en ELA, y sobre todo su manera de cerrarnos todas las puertas, ha sido, en definitiva, la peor experiencia de mi vida, pero cada día le doy menos peso y, en cambio, valoro más las informaciones recientes.

El 11 de enero otro prestigioso neurólogo, con el que algunos amigos nos dirigieron con mucho acierto, emitió un diagnóstico en el mismo sentido que los anteriores, pero al menos proyectamos hacia delante opciones de tratamientos y clínicas especializadas que, si bien por el momento no ofrecen otra cosa que retardar o mejorar de manera temporal los efectos del padecimiento, nos permitirán buscar y esperar descubrimientos de las clínicas de investigación más avanzadas.

El 12 de enero estuve con mi tío, el doctor Iglesias, gastroenterólogo, y le pedí apoyo. Él nos aportó excelentes ideas y confirmó una información que habíamos averiguado a medias sobre un doctor llamado Stanley Appel, que atiende en el Hospital Metodista de Houston, Texas. Mi tío reconoció el conocimiento del doctor Appel sobre este padecimiento y además nos compartió un dato de igual o mayor relevancia: un primo de papá, el doctor Manuel de la Maza, ex director de Neurología del Hospital San José, estudió una subespecialización en neuromotricidad con el doctor Appel, de modo que podía servir de enlace con Houston.

Al día siguiente el doctor De la Maza nos recibió a mí y a mi hermano Ignacio, y desde entonces el camino comienza a vislumbrarse más claro. De nuevo confirmó el diagnóstico, aunque su mensaje fue diferente. En su opinión no debo preocuparme tanto, pues el avance de la enfermedad lleva un ritmo lento en mí, por lo que hablar de expectativas de vida está por completo fuera de lugar. En cambio, considera que hay muchas cosas por hacer y especialistas por consultar. Se ofreció a ayudarme en el proceso, que debería iniciar con la selección de una clínica especializada para obtener un diagnóstico más preciso y luego con la selección de los medios científicamente probados, los tratamientos sugeridos e incluso los alternativos, dentro de un marco de vigilancia y cuidado. Ese mismo día le solicité que fuera mi médico, a lo cual accedió.

A partir de entonces nuestra misión se ha enfocado en identificar la mejor clínica de diagnóstico especializada y que esté llevando a cabo las investigaciones más avanzadas, a fin de conseguir una cita en un muy corto plazo. Además de concentrarnos en eso, tomaré suplementos alimenticios que favorezcan la función y la oxigenación de las neuronas, y haré ejercicio sin exceso, como parte de la estrategia. Para esto nos ha sido de enorme auxilio la información recibida de muchos de ustedes, que en gran medida apuntó en la misma dirección.

Las estrategias alternativas o experimentales están en la mira, por el momento con moderación, para después del diagnóstico definitivo, que con mucha probabilidad se hará en la clínica Johns Hopkins de Baltimore, la Clínica Mayo de Rochester o el Hospital Metodista de Houston.

Estado anímico, el más difícil

Hasta el momento esto ha representado lo más difícil. No es que lo quisiera así, pero mis esfuerzos por aparentar tranquilidad sólo servían para engañarme. Sentía miedo y mi cuerpo manifestaba erupciones en la piel que ahora reconozco como huellas de estrés. Por más que intentaba alejar pensamientos negativos, la presencia constante de fasciculaciones en todo el cuerpo —contracciones musculares pequeñas e involuntarias, visibles bajo la piel y no producidas por el movimiento de los miembros, sino que se deben a descargas nerviosas espontáneas en grupos de fibras musculares esqueléticas—, a mi juicio más frecuentes e intensas que antes —al grado de sentir afectado el brazo izquierdo, tener parte de la boca dormida y batallar con la voz—, me impedían olvidar aunque fuera un instante la enfermedad. Sumado a esto, la incertidumbre en cuanto a si moverme o no, hacer ejercicio o reposar, resultaba muy pesada de sobrellevar en el aspecto anímico.

En este punto nuestras primeras decisiones comenzaron a reportarme beneficios. En principio, al usar la oración como medio de comunión con ustedes, así como de enfoque y depósito de la confianza, me dio una gran claridad mental. Tomar la decisión de informar a quienes debía y quería compartírselo no resultó fácil, pero al hacerlo en un corto plazo y en la forma en que lo hicimos me proporcionó una confianza gradual y una fuerza personal que a Yolanda y a mí nos han ido dejando más tranquilos.

No existe forma de agradecer aquí todas las señales, gestos, palabras y lágrimas que han compartido con nosotros y que nos han hecho sentir comprendidos, amados y cobijados. Y así como es rara esta enfermedad, también han sido extraordinarios los gestos recibidos por parte de ustedes. La verdad, no les comento más para que no me hagan "ojo" de la envidia, pues hemos formado una red de fortalezas y calidad humana que jamás habríamos siquiera soñado y que ahora trabaja para nosotros.

Hemos localizado a otras tres personas con el padecimiento, cada una con un grado diferente de avance. Entrar en contacto con ellas ha sido de gran relevancia en este proceso y les agradecemos de manera muy especial a quienes nos ayudaron a encontrarlas. Gracias a dos de ellas ya tenemos opciones de tratamiento. Este mismo domingo probamos con un doctor que vino de San Antonio para tratar a un paciente con ELA. Sus técnicas de acupuntura parecen semejantes a las de otro médico, del que supimos que trata en Guadalajara a una persona y a quien pensamos visitar. Les confieso que el diagnóstico proporcionado por ellos tampoco es halagador, si bien nos da mucha información, aparte de que tenemos a nuestro favor su camino ya recorrido.

Gracias a cuantos aportaron información preliminar y a los que en forma decidida nos ayudan a filtrar la información. A partir del viernes 14 empezamos a vivir una historia por completo diferente, basada en las siguientes convicciones:

- Ya no más internet, a fin de evitar profundizar en información negativa y recabar un exceso de datos.
- Lucha directa contra el estrés: en vez de dedicar tanto tiempo al tema, invertirlo en calidad y hacer de lado el desgaste que no aporte beneficios.

• Dejar de buscar más simpatías, no porque no las necesitemos, sino porque nuestra red de apoyo ya es lo suficientemente fuerte.

Esto ha desembocado en una actitud muchísimo más positiva: me concentro mejor en mi trabajo, hago ejercicio a diario y las erupciones en la piel desaparecieron en tan sólo cuatro días. Me siento impresionantemente bien. Sobre mi brazo y mi boca no hay nada importante que decir.

Estado espiritual, el más importante

De especial relevancia para mí es compartirles que mi fe se encuentra en el momento más claro de mi vida. No sólo ha adquirido mayor importancia de lo que jamás sentí en toda mi vida, sino que se ha convertido en el eje en torno al cual gira mi existencia entera. Le pido a Dios que me ilumine para conocer su voluntad, que me dé fortaleza para seguirla y que los mensajes sean claros y continúen llegando.

Resulta evidente cuán complicado ha sido reunir la cantidad de información y la calidad de contactos y oportunidades que en dos semanas hemos recabado. Y todo lo que falta... Para muestra sobre cómo nos está guiando Dios, les comparto que, como saben, decidimos solicitar la intercesión de Conchita: pues bien, me enteré de que el doctor De la Maza, que ya es nuestro médico de cabecera, sobrevive gracias a la donación de un riñón recibido de la esposa de un paciente al que atendía de un rarísimo padecimiento, el cual fue curado milagrosamente con la intercesión de la beata cuando en fechas recientes estuvo en el hospital San José.

Lo único que deseo es hacer la voluntad de Dios dentro de esta nueva condición, pero también quiero curarme, y espero que ambas cosas no se contrapongan. Por lo pronto, a modo de "negociación" con Dios, le ofrezco que entre más me lo permita, más cosas haré en su nombre. No pretendo convertirme en mártir ni en un ejemplo. Sólo busco ser un buen padre para mis hijos y un buen esposo para Yolanda. Les ruego que pidan eso para mí en sus oraciones.

PF

CAPÍTULO III

Determinación

Octubre de 2006

E ra una mañana perfecta: cinco grados centígrados, sin nubes ni viento. Como no había tanta gente, estábamos bien ubicados, con la ropa adecuada: *shorts* y camisa de correr, así como guantes tejidos desechables y tenis. Abrazo a todos para desearles éxito. Estábamos listos, con los objetivos claros y bien entrenados. Sabíamos que durante las siguientes tres horas y media no nos veríamos. El disparo de salida fue puntual: ¡a correr el maratón!

Me parece que había sido en marzo cuando, durante un entrenamiento, Roberto nos lavó el cerebro mientras trotábamos: quería hacer un maratón ese año y calificar para correr el emblemático de Boston en abril de 2007. Para él y para Ángel, que ya se había sumado al proyecto, el tiempo requerido para ganar un puesto era de tres horas 20 minutos. Por ser más joven, a mí me exigirían tres horas 15 minutos, y a Memo un poco menos. Para nosotros dos lograr el tiempo que nos diera el pase a ese maratón, que representa la cumbre en la lista de sueños de los corredores de fondo, no era tan importante. Sobre todo para mí, a sabiendas de que dos años antes, sin entrenar demasiado, ya había alcanzado un tiempo de tres horas 18 minutos en el de Monterrey; por lo tanto, tres horas 15 minutos no implicaba un reto suficiente. Y no era por pretencioso: si me proponía un objetivo en el que me enfocaría durante meses, quería que fuera uno que en verdad marcara una diferencia y reflejara la capacidad de esfuerzo y dedicación de la que me creía capaz. Así que me subí a ese tren, con la meta de romper la marca de las tres horas al completar los 42.182 kilómetros de trote.

Esto implicaba seis meses de entrenamiento con sólo ese enfoque, con el que muchas veces me sentí incómodo porque debía correr muy por debajo de la velocidad que era capaz de alcanzar, sacrificando los ritmos por kilómetro que con mucho trabajo había logrado desarrollar, con tal de seguir las indicaciones del entrenador, que planteaba diferentes objetivos específicos. Si bien a veces tales indicaciones me parecían ilógicas, sabía que mi mejor oportunidad consistía en hacerle caso al *coach* Luis, a modo de dejarle al experto las decisiones del qué, cuándo y cuánto entrenar, y mejor ocupar la mente en mi trabajo.

Cuando sabes que estás haciendo lo correcto adquieres una gran ventaja pues te dedicas a hacer lo tuyo sin titubeos. Y si alguien que en verdad conoce lo que necesitas toma las decisiones por ti, te sientes inyectado de una enorme sensación de paz. En cambio, cuando no es así y no tienes idea de cómo enfocarte, te sumerges en el caos y desperdicias demasiada energía evaluando opciones.

Confiaba en Luis porque ya me había llevado con éxito a correr en menos de 40 minutos la carrera de 10 kilómetros —conocida como 10K—, un trabajo que no fue fácil y nos tomó nueve meses de entrenamiento específico: había que seguir las indicaciones diarias del plan con la convicción y, sobre todo, la voluntad de hacer lo necesario para alcanzar el objetivo. En ese momento mi decisión más importante fue ponerme en sus manos y atender lo que me dijera, por lo que ahora, para esta carrera cuatro veces más larga que el 10K, debía olvidarme de mi paso de tres minutos con 50 segundos por kilómetro, enseñarle a mi cuerpo a sostener uno de máximo 4'16" y aguantar ese ritmo durante tres horas.

Cuando te preparas para un maratón, entre semana haces cargas normales de distancia —alrededor de tres entrenamientos de 10 o 12 kilómetros cada uno—, en las cuales buscas enseñarle al cuerpo el paso adecuado —los 4'16" mencionados—, y sólo el fin de semana haces una salida progresivamente más larga —por ejemplo, cada domingo—, para ir empujando los límites del cuerpo hacia la resistencia adecuada.

Este año, una de mis salidas más largas, de 35 kilómetros, estaba programada el día después de que Yolanda y yo teníamos una boda importante que implicaba trasnochar. Como el plan era cerrar corriendo el 10K de Soriana, debíamos empezar a las cinco de la mañana a fin de acumular 25 kilómetros antes de las siete. Para hacerlo más interesante, había amenaza de lluvia. Las decisiones estaban tomadas y, lo dicho, la diferencia se marca cuando uno honra y se apega al plan. De modo que acepté la desvelada y me dispuse a entrenar sin dormir: a las cuatro de la madrugada salimos de la boda, cambié el esmoquin por los *shorts* y, aprovechando una pausa de la lluvia, me recosté en una banca del punto de encuentro convenido. Dormité allí hasta que me despertaron las gotas de lluvia en la cara. Muy oportunas, pues Ángel, Roberto y Memo iban llegando.

¡Buenos días y a correr!

Recuerdo ese entrenamiento con una inmensa sonrisa de felicidad. Sin duda ha sido uno de los más divertidos de mi vida. La lluvia arreció, por lo que tras la primera hora de correr ya íbamos empapados. A cada calle que cruzábamos sumergíamos los tenis en la corriente de agua. Mojados de pies a cabeza continuábamos nuestra carrera, eufóricos, brincando obstáculos y bromeando como niños.

Cuando la lluvia cesó dio lugar a un amanecer espectacular que mayor alegría nos contagió con su colorido. Los cuatro llegamos a tiempo para el disparo de salida de las siete en punto. Perdidos entre la multitud, la sonrisa de oreja a oreja y la ropa escurriendo nos identificaba.

Unas semanas después estábamos en Toronto listos para la carrera, a sólo tres semanas de mi cumpleaños cuarenta. Habíamos cumplido con la preparación a cabalidad, aunque por desgracia el equipo iba incompleto: una maroma sobre el pavimento, tras soltarse su rueda delantera mientras entrenaba conmigo, le causó a Memo una rotura de clavícula, por lo que perdió su inscripción.

Como sea, él estará de acuerdo en que no hubo desperdicio, pues el tiempo invertido en los entrenamientos no sólo moldeó nuestra condición física, sino también nuestra amistad.

Arrancamos y muy pronto perdí de vista a Roberto y Ángel, pues cada uno seguía su plan específico. Yo identifiqué a otro corredor que traía mi mismo paso. Tras quince minutos de acompañarnos, cruzamos palabra y, en efecto, él también buscaba llegar en menos de tres horas. Como él era de allí y ya lo había logrado el año anterior, le pedí que me dejara seguirlo. Accedió y me empezó a dar algunos consejos, pero luego de otros tres kilómetros, mientras cruzábamos un parque plano, sentí que íbamos demasiado rápido. Revisé por segunda vez mi GPS y, en efecto, me marcaba que el paso era dos o tres segundos más veloz. Aunque no suene relevante, esos dos o tres segundos de diferencia sí que lo eran, pues mi cuerpo estaba programado para tres horas, y no para dos horas 52 minutos. Reconocía a la perfección mi zancada, la cadencia y mi ritmo cardiaco en ese nivel de esfuerzo, por lo que era muy arriesgado modificar el plan. Le comenté al canadiense que iba muy aprisa; él consideró que no, y entonces lo dejé ir.

Por mis pulsaciones, de inmediato sentí que estaba haciendo lo correcto. Conocía poco la ruta, pero sabía que había una diferencia de nivel entre la salida y la meta a favor de los corredores. Eso era bueno, aunque en el recorrido también había muchas jorobas y vueltas en un vecindario muy arbolado, lo cual representaba un desafío de control del ritmo. Por lo mismo, era fundamental que no me distrajera del programa conocido, de la fórmula segura y practicada.

Cerca de la marca del medio maratón me dieron ganas de ir al baño. Como había aprovechado los columpios del camino, flotando en las bajadas, llevaba más de dos minutos de ventaja y decidí parar. Hice la escala técnica en tiempo récord. Me sentía muy bien. A continuación seguía una bajada muy larga. Con la ligereza adquirida, rebasé a varios que ya empezaban a dar señales de cansancio.

Continué apegado al plan. Los tiempos eran correctos y me sentía muy fuerte, así que aproveché la última bajada y aceleré un poco. Faltaban menos de cuatro kilómetros y yo iba eufórico. Hacía unos diez minutos que había rebasado, entre otros, a mi compañero canadiense. Apenas lo reconocí, porque traía una cara de muerto que además del cansancio evidenciaba la frustración de que se le escapara de las manos la carrera. Pensé que, de haberlo seguido, yo habría estado peor.

La meta aún no se veía, pero alcanzaba a ver el agua del lago Ontario frente a mí, y aunque la distancia que faltaba no correspondía con la orilla del agua, me imaginé recorriendo los últimos metros bordeándolo en suelo plano. No fue así. Llegué a la curva frente al agua, giré a la derecha y unos 200 metros más adelante visualicé otra vez una vuelta a la derecha. Pero sorpresa: había que pagar aquella bajada con una gran subida hacia el palacio de gobierno, ubicado en la parte más alta de una pequeña loma: allí estaba la meta.

Ese último tramo representaba un terrible purgatorio. En la subida las piernas se me acalambraron con los primeros pasos del esfuerzo adicional para vencer la pendiente, pero no me podía dar el lujo de detenerme. De seguro bajé el paso, poniendo en peligro mi tiempo objetivo, pero corría a toda mi capacidad, aguantando la protesta de los músculos. A cada metro aumentaba el número de espectadores y, con ellos, las porras. Mi esfuerzo estaba al tope y crucé la meta con un grito de dolor silencioso.

No recuerdo otro día con tanto dolor de mis piernas posterior a una carrera. El ácido láctico se cristalizó en ellas con rapidez e hizo muy dolorosos mis movimientos durante los minutos en que esperé reunirme tras la meta con Roberto y Ángel, que apenas llegaron por encima de la marca de tres horas 20 minutos y obtuvieron la calificación. Exhaustos, nos reunimos a celebrar el esfuerzo y éxito total del programa de entrenamiento. Yo también había logrado mi objetivo: había cruzado la meta por debajo de la tan emblemática marca de las tres horas, convirtiéndome en un miembro de la élite de corredores conocida como "sub3". Las dos horas 58 minutos 28 segundos de mi tiempo oficial eran ya números tatuados en mi historial deportivo con tesón, dolor y mucho orgullo.

REPORTE 3

22 de marzo de 2011

El proceso inicial

Tomar la decisión de escribir este reporte me resultó en extremo difícil. Mi cabeza se debate entre pensar o no pensar, entre informar por este medio, que envío por correo, o no hacerlo. Quizás al escribir lo haga para quejarme, y no quiero lamentarme ni conmiserarme. Supongo que por eso no lo había hecho.

En este momento, cuando en verdad me siento necesitado de consejo, escribo en busca de claridad, pues implica una reflexión. Además, informarlos permite que ustedes tengan opiniones más cercanas sobre la situación más reciente que hemos vivido. Me interesa escucharlos y recuperar el ánimo perdido con algún consejo o apoyo que acaso no he sabido reconocer o tomar. Muchísimas cosas han ocurrido y será difícil comentarlas todas, pero tomé algunas notas que me ayudarán.

La misa

El jueves 20 de enero convocamos a una misa en mi casa, ofrecida por el padre Manuel Varela, misionero del Espíritu Santo y amigo mío. Nos dimos a la tarea de invitar a cuantos ya conocían mi diagnóstico. Por primera vez montamos un altar en mi hogar y se utilizó un Cristo para presidir, ante el que ahora ofrezco mi día cada mañana. Fue una experiencia que nos cambió la vida a más de uno de los asistentes.

Nunca había estado en una misa tan emotiva. El padre habló sobre encontrar el sentido de la vida y el llamado a descubrir nuestra misión. Por otro lado, la administración de la unción de los enfermos, no sólo por parte del sacerdote, sino también por la imposición de manos de todos los presentes, en un acto donde se transmiten deseos y se unen las voluntades frente a Dios y a través de Él, resultó un proceso extraordinario y colmado de bendiciones.

El consejo

Al fin logré integrar el consejo que deseo que me ayude a guiar mis decisiones. Consideré muy importante y apremiante contar con un grupo de personas a modo de foro de debate para contrastar, cara a cara, las diferentes ideas, los hechos más sobresalientes y las decisiones fundamentales. Con esto no pretendo menospreciar la ayuda de tanta gente que ha permanecido en contacto y que me ofrece lo mejor de sí misma, pero me resulta imposible enterar a todos de la situación y más pesado aún dedicar mayor tiempo que el necesario a la toma de decisiones y acciones.

El 8 de febrero tuvimos la primera junta, cuyo aspecto más relevante es que me benefició de inmediato. Al menos, revaloré el sentido de urgencia que tenía antes de la formación de este grupo. Estoy seguro de que las ventajas de contar con ellos influirán de forma decisiva a largo plazo.

Autoayuda y milagros

Los amigos han puesto ante mí varias lecturas e historias, como *Reinventa tu cuerpo, resucita tu alma* de Deepak Chopra, *Tú puedes sanar tu vida* de Louise L. Hay y un disco compacto de Rodolfo Orozco, titulado *Es tiempo de milagros*. En todos ellos se culpa a la mente de los males físicos y se deposita en ella la capacidad de sanación. Yo no soy muy bueno para la lectura, pero sí muy crítico.

Soy muy terco y no puedo cambiar de la noche a la mañana mi visión sobre mí mismo, pero en lo absoluto pretendo refutar que esos conceptos tengan fundamentos sólidos y se basen en verdades. En resumen, esas ideas se mueven entre dos mundos: por un lado la meditación, la contemplación, los chacras, los mantras, entre otros conceptos, y por el otro el de la fe pura, que abarca desde las visiones más pasivas hasta ejercicios mentales. De vez en cuando los practico y encuentro algún sentido, pero nada más. En fechas recientes releí *El hombre en busca del sentido* de Viktor Frankl, el psicólogo que sobrevivió a un campo de concentración nazi, que me permitió constatar cómo en el peor de los escenarios se puede enfocar la mente hacia un sentido y acciones para motivarse.

Caída de la bicicleta y más cuestiones de salud

El miércoles 26 de enero me tumbaron durante una salida en bicicleta y sufrí una fisura en la pelvis. En consecuencia, experimenté una movilidad muy limitada, la cual resultó una experiencia muy dura. Andar con muletas es mucho más difícil de lo que parece. Mi ánimo decayó, no sé si por la falta del estímulo del ejercicio, por el tiempo que perdía, por el dolor o a saber por qué más. Excusas sobran. El hecho es que, después de seis semanas, me autorizaron a apoyar la pierna, tras lo cual me sentí muy débil de ambas. A unos días de caminar con normalidad, estando en una obra en construcción, fui incapaz de sostenerme y terminé dando contra el suelo. Me sentí muy frustrado. No me gusta mostrarme débil ante los demás y cada día lucho para no dar esa imagen.

Durante la convalecencia por la fisura se cumplieron dos meses de tomar el riluzol, por lo que ya era tiempo de someterme a análisis clínicos de control para conocer el estado del hígado. A decir del doctor De la Maza salí muy bien, así que continuaré con el medicamento en tanto no registre daños hepáticos. Por lo pronto, es una buena noticia.

Con las radiografías tomadas tras la caída, el radiólogo detectó divertículos y una vejiga muy grande, lo que me obligó a visitar a un urólogo. Me hicieron una ecografía de la vejiga, en la que detectaron que sólo la vacío en 33% y que retengo el resto, por lo que me solicitaron otros estudios de naturaleza "más invasiva" que aún no me realizo: si me recetan más medicamentos, es posible que no quiera tomarlos, por lo que no le encuentro el sentido.

Otra cuestión que engrosa la lista y he estado manejando son las erupciones en cuello, ojos y brazos. No son nuevas y se manifestaban con anterioridad como producto del estrés, por lo que las controlo con crema de hidrocortisona. Sin embargo, no puedo abusar de ella, así que recurro a diario a otras cremas humectantes que Yolanda me compró y aminoran el problema y la comezón.

Medicina alternativa

En este periodo inicial decidí dar una oportunidad a las medicinas alternativas locales, y he recurrido mucho a éstas. Aunque no esté del todo convencido, me sentiría intranquilo si no las incluyera. A continuación las enlisto:

• Clínica de medicina alternativa: desde que voy con ellos y tomo un suplemento al parecer a base de enzimas no siento calambres como los tenía. La doctora asegura que me curará. Le pedimos que pusiera especial interés en cuidar mi hígado. Dice que voy mejorando mucho en mi equilibrio energético gracias al equipo de frecuencias con que me revisa y da tratamiento una vez al mes, junto con los chochos, que tomo tres veces al día. Éstos llevan un mensaje para mis células que es cargado en ellos por infusión magnética generada por el programa de la computadora. Me ofrece, sin insistir, implantes de placenta, pero no he aceptado la propuesta.
• Llevo tres sesiones con un practicante de medicina china tradicional que mediante reflexología y acupuntura estimula los

puntos en oídos, pies y manos. Además, me masajea en la espalda y me da tónicos de hierbas para el hígado y para el estrés, las inflamaciones y síntomas. Llevo una semana tomándolos tres veces al día. Decidí ir con este doctor una vez a la semana y dejar que me lleve por su camino de curación. Opina que voy muy bien, pero no entiende por qué no mejora mi pierna ni ha detectado una infección de oído que traigo, aunque sí dijo que estoy mal del hígado y que me encuentra bajo demasiado estrés.

• Tecnología Rife: se trata de un generador de frecuencias con mucha aceptación en California. Me lo trajo mi hermano José, y como el primer día que lo probé se me dispararon las fasciculaciones de una forma impresionante, dejé de emplearlo. No obstante, mandamos analizar mi cabello a la empresa que fabrica el aparato, pues a base de la información química que obtiene de él te receta las frecuencias que debes utilizar; acabamos de recibir el resultado y las instrucciones de uso. En el análisis de esa inusual muestra biológica, además de muchos números que indican la calibración sugerida del equipo, se concluye que tengo mucho miedo y problemas neurológicos —creo que le atinaron— así como una uña infectada —también es cierto y no he ido con el podólogo—. Empezaré a usarlo de nuevo.

• Otro procedimiento que empecé, pero interrumpí, es la estimulación muscular eléctrica. Se colocan electrodos en la piel, sobre determinado músculo, y éste se ejercita haciéndole llegar señales que imitan a las del cerebro. Se utiliza para músculos atrofiados y en la terapia contra el dolor. Sin embago, toma mucho tiempo y no vi resultados claros.

¿Cómo estoy ahora?

Cuando me preguntan, siempre digo que estoy muy bien. La gente dice que así me veo, pero la verdad es que no me siento de esa forma. La debilidad de mi pierna izquierda ha aumentado; quizá no mucho, pero la veo muy flaca y flácida. Batallo para levantarla y todas la mañanas me tengo que sentar y ayudarme con la mano para vestirme. He estado haciendo mucho ejercicio de brazos, pecho, espalda, y poco con las piernas. Al subirme a la bici me siento sin fuerza. Espero que sea pasajero, mientras me repongo de la caída y la fisura. Iré poco a poco.

Lo más pesado es agacharme. Necesito sujetarme para arrodillarme y, sobre todo, me cuesta mucho trabajo levantarme. Si quiero acostarme para hacer abdominales, lo hago como viejito, e igual para incorporarme, además de que no puedo hacerlos como antes. Levantar las piernas, sobre todo la izquierda, es casi imposible. Qué frustrante.

Durante el día, la presencia de las fasciculaciones es intermitente: no obedecen a nada, pero a veces son mucho más fuertes y frecuentes que antes. Trato con todas mis fuerzas de no hacerles caso. Lo que difícilmente me pasa inadvertido es la dificultad para hablar. Debo esforzarme mucho para hacerlo con claridad, a riesgo de no ser entendido.

Me cuesta mucho esfuerzo mantener el ánimo, estar de buen humor o sonreír, pero al menos creo estar haciendo bien mi tarea, que es poner todo de mi parte.

PF

Luz

Septiembre de 2003

E s casi la una de la mañana y yo estoy de pie, en medio de un bosque, bajo la lluvia. Una escena que hace pocos años jamás habría imaginado. Mucho menos habría pensado que la sensación de estar solo, mojado, con frío y sumido en una oscuridad donde incluso era incapaz de ver mis propios pies fuera algo buscado por diversión.

Todo empezó la víspera del 10 de mayo de 2001. Yolanda, a través de Irma fue invitada por Enrique —empeñado promotor del deporte de aventura— a pedalear por primera vez en Chipinque. Cuando era niña ni bicicleta tenía, y ahora se estrenaba como ciclista en la terracería de las veredas. Esa invitación cambió la percepción de sus capacidades y gracias a ella descubrió algo que la apasionaría.

—Ya sé qué quiero de regalo de Día de las Madres —me dijo, como si yo fuera muy regalador o se tratara de una fecha para hacer obsequios importantes—: una bici de montaña.

Accedí y asigné un presupuesto para que comprara dos: lo dijo con tanta ilusión que también quise unirme. Yolanda destacó de inmediato: resultó muy hábil, e incluso en el evento a donde la invitaron subió al podio de principiantes. De seguro el trofeo que le dieron estaba infectado de un virus que le penetró la piel y la contagió de hambre de competencia y de victorias, porque desde entonces no se ha curado.

Lauro, su primo, que pertenecía a los Cimarrones, el equipo responsable de la organización de nuestra primera carrera en

Monterreal, la invitó a que nos integráramos a su "selecto grupo" de ciclomontañistas.

—Yolandita, en nuestro equipo, además de paseos, entrenamos, organizamos eventos y competimos en un ambiente familiar, pues a todos nos interesa involucrar a nuestras parejas —le dijo Lauro.

—Es un honor —contestó mi esposa, y así dio inicio una época de cambio de actividades en la que a través del deporte al aire libre encontramos salud, alegría y amigos que llenaron nuestras vidas de color.

En esta ocasión la búsqueda de más aventuras y convivencia nos había llevado a un rancho situado al este de Austin, Texas, para participar en la carrera Niterider, que consiste en pedalear 24 horas continuas en relevos, dando vueltas a una serpenteante pista a campo traviesa, con la diversión adicional de una noche sin luna, con lo que dependíamos por entero de las linternas para alumbrarnos el camino.

Habíamos formado dos equipos de cuatro, aunque con familia y el resto del apoyo éramos casi veinte los que conformábamos el grupo que pasaría allí el fin de semana, entre una cabaña que rentamos y las carpas a la orilla de la pista. Traíamos absolutamente de todo e incluso veníamos preparados para la amenaza de lluvia. ¡Vaya forma de llover aquella noche!

El disparo de salida se había escuchado en punto del mediodía. Más de 80 capitanes de equipo corrieron a montar sus bicis y pronto se perdieron de nuestra vista, internados en el bosque.

Antes de la hora, el siguiente de cada equipo esperaba atento.

—¡Roberto, ya viene Jorge! —gritó Yolanda.

Segundos después se emparejaron y, sin dejar de pedalear, intercambiaron la estafeta para, según nosotros, no perder segundos valiosos. El objetivo era ver cuál equipo acumulaba más vueltas y llegaba primero a la meta al escucharse el disparo del mediodía siguiente.

Durante mi primer relevo hacía bastante calor, y aunque yo no era el mejor del equipo, el terreno me resultó ideal: sendero estrecho, curvas, pequeñas subidas y bajadas sin demasiada dificultad.

Lo más complicado eran las raíces y las ramas. La segunda de mis vueltas me tocó al caer la noche. Empecé con luz, pero antes de la mitad del recorrido encendí la lámpara. Fue cuando empezó a llover. De súbito, todo se transformó: el terreno resbaloso, el lodo pegado a la bici y a mi cuerpo, sumado al espectáculo de cientos de pedacitos de cinta reflejante que, con la luz de mi lámpara, brillaban como estrellas para marcar cada rama que bordeaba el camino. A Yolanda le tocó después de mí, ahora sí en una oscuridad total y bajo la lluvia. Concluida mi vuelta, muy motivado y mojado, le cedí el turno e intenté descansar, aunque primero debía lavar la bicicleta y bañarme para quitarme el lodo. De las tres horas y pico entre cada turno, me quedó menos de una hora para recostarme en la cama con Pablito, que a sus once años nos había acompañado con su Game Boy y su saco de dormir.

Salir a medianoche de mi carpa ya no resultó tan fácil e implicó un poco más de autoconvencimiento en cuanto a que aquello era divertido. La lluvia estaba tan fuerte que Yolanda hacía un surco para desviar el agua que escurría frente a la carpa. Dos pasos bastaron para acabar con mi pulcritud y fui a pararme con mi bici bajo el chubasco.

Arranqué con la lámpara bien recargada y asegurada sobre el manubrio. Para entonces los competidores estaban muy dispersos en la pista y sólo se veían luces moviéndose en todos sentidos, entre los árboles. Yo avanzaba con dificultad, siguiendo el trazo marcado para la competencia, pero de cuando en cuando era rebasado y casi ridiculizado por otros competidores, que me gritaban "¡Por la izquierda!" o "¡Por la derecha!" y me pasaban como si yo estuviera detenido. Entonces aprendí una máxima del ciclismo nocturno: "La velocidad del ciclista es directamente proporcional a la suma de los vatios de sus lámparas". El común denominador de todos los que me rebasaban era que traían lámparas más potentes y, por lo general, además de la del manubrio, otra en el casco. La mayor cantidad de luz y la posibilidad de alumbrar con tan sólo dirigir la cabeza hacia cualquier objetivo eran una gran ventaja. Yo mismo avanzaba más rápido cuando alguien me seguía o me rebasaba, pues su iluminación me daba más confianza. El que hubiera varias fuentes de luz incluso ayudaba a percibir el efecto de profundidad: otra gran ventaja.

En ese punto me encontraba cuando comencé a relatar esta anécdota: antes de terminar la vuelta nocturna sufrí una caída. Ni siquiera vi contra qué choqué: di una maroma y caí en un charco de lodo. Sin daños aparentes, me levanté, monté de nuevo en la bicicleta y, cuando quise poner el pie sobre el pedal, me encontré con un vacío en el espacio, un agujero negro debajo de mí donde mi pie se movía sin encontrar en qué apoyarse, pues entre la oscuridad total no había una sola pista sobre dónde estaban mis pies ni el pedal. Aunque la luz de mi lámpara brillaba con fuerza, apuntaba al frente, en una dirección que no me servía de ayuda. A tientas, agachado, ubiqué un pedal y lo puse debajo de mi pie. Sólo así logré alejarme de ese lugar. Pero lo hice con un sentimiento de vulnerabilidad, con tan sólo una luz, pero confiado en que con una sola me bastaba para encontrar la salida.

Terminé esa vuelta después de las dos de la madrugada, sin gloria ni aplausos de nadie por mi hazaña. Solos yo y mi alma, aún bajo la persistente lluvia, embetunado de lodo por todos lados como pastel de chocolate, me fui de nuevo a lavar mi bicicleta y a mí mismo, a cambiarme y a descansar otros 40 minutos. Y otra vez a comenzar.

Mi siguiente turno fue el último y el más bonito. El amanecer se asomaba poco a poco entre las copas de los árboles. La luz fantasmal empezaba a revelar formas y colores. Las lámparas que indicaban la posición de mis competidores se diluyeron ante la visión de los uniformes multicolores, que aparecían como "chupacabras" brincando de un lado al otro de la maleza.

Una niebla estática se fue haciendo más evidente para agregar un halo de misterio a la escena, pero a la vez revelaba el camino que, visto así, perdía mucho de su desafío potencial: con luz el camino era mucho más sencillo y se avanzaba más rápido. Entre más completa se hacía ante mis ojos esa visión, más simple se hacía el recorrido.

Fue la última vuelta para mí de aquel año, pero no la última vez que recorrí la pista, pues regresamos por más al año siguiente, con mayor conocimiento sobre cómo manejar esas circunstancias complicadas y cómo divertirnos en situaciones especialmente adversas.

REPORTE 4

La parte científica

Acataré lo recomendado por mi consejo de amigos y continuaré escribiendo. Respecto a mi reporte anterior, y gracias a la luz de mis consejeros, me di cuenta de mi indefinición y falta de claridad al dedicarle tiempo a lecturas con diferentes orientaciones.

Tras la junta de consejo me sentí mucho mejor, pero a los dos días de nuevo me sentí deprimido, falto de ánimo, disperso, a pesar de haber aprendido la lección sobre la depresión, que fue muy importante: no sólo es parte del proceso de pérdida, sino también una oportunidad para definirnos. Por recomendación de Lucy estoy leyendo algunos extractos de *El cuidado del alma*, de Thomas Moore, y me ha caído muy bien.

Entre mis pendientes sobre hacer lo correcto, fui a platicar con el padre Manuel Varela a su casa. No era la primera vez que nos veíamos allí, pues tras ayudarlos a construir y arreglar varios de sus proyectos me había hecho amigo de toda la comunidad y a veces comía con ellos los sábados. En esta ocasión sólo conversamos en la biblioteca. Además de recomendarme una lectura, curiosamente también de Moore, Manuel me sugirió concentrarme en tres valores: fe, confianza y esperanza.

Baltimore

Parte del plan incluye ponernos en contacto con la clínica número uno del mundo en esclerosis lateral amiotrófica, por lo que

Yolanda y yo acudimos al hospital Johns Hopkins. Se trata de un lugar impresionante, donde me sentí algo abrumado debido a su extensión. Parecía que entráramos en una pequeña Disneylandia, con filas en las cinco máquinas de control de acceso, vigilantes y detectores. Gente de diferentes culturas, de todas las edades, orígenes étnicos y condiciones lleva una banda en la muñeca con un código de colores que indica el propósito de la visita.

Llegamos cinco minutos antes de la hora de la cita. Ya nos estaban esperando. Una señorita muy amable nos acompañó a lo largo del proceso, hasta que a las 9:40 nos llamaron a consulta.

El doctor Rothstein, jefe de Neurología, salió por nosotros. El también director del Centro de Investigación Packard para la ELA parecía más joven de lo que esperaba y fue muy amable. Como nos diría más tarde, lleva trabajando con pacientes de ELA desde que yo era niño (creo que no captó mi edad y me quitó unos diez años, pero se lo perdonamos: es un error muy común que suelo tolerar). La cuestión es que se trata de un gran experto.

Después de platicar un rato sobre mi experiencia —síntomas, efectos—, se dispuso a revisar mi tono y fuerza muscular, mis reflejos, mi lengua y las fasciculaciones de mi piel. De manera sorprendente, brincó al diagnóstico y nos comentó que se atrevía a hacerlo en ese momento pues, en sus palabras, "un padecimiento muscular nunca puede causar debilidad e hiperreflexia [reflejos exagerados] al mismo tiempo, y ninguna enfermedad neurológica puede producir efectos similares al mismo tiempo en extremidades y garganta": sólo el ELA. El resto de los síntomas, las fasciculaciones constantes en todo el cuerpo, la pérdida de masa muscular, el pie caído: todo son componentes típicos del cuadro. Como sea, decidió que siguiéramos el proceso de análisis clínicos para reunir datos más completos, practicados después por otros médico y técnicos: piquetes, toques eléctricos, mediciones de velocidad de transmisión nerviosa y, algo que no me habían revisado, la capacidad pulmonar, que fue de 137%, por encima de lo normal.

Con paciencia y lujo de detalle contestó mis preguntas, que llevaba por escrito, muy resumidas, para no olvidar ninguna. (El riluzol

—que es el medicamento que ya tenía prescrito— lo desarrollaron ahí; lo puedo tomar para siempre y no hay de qué preocuparme más que de revisarme el hígado cada cuatro meses. Fuera de eso no han encontrado algo que ayude ni perjudique: puedo seguir haciendo y probando cuanto desee en tanto yo considere que no es una tomada de pelo.)

El doctor me confirmó que la ELA es incurable y mortal, que yo me encuentro en un punto temprano de la enfermedad y, por lo que ve, en mí progresa con lentitud. No sé qué tan lento irá, ya que se suele complicar cuando empiezan los problemas respiratorios. Y aunque en 80% de los casos no se vive más de cinco años, él tiene pacientes con ELA desde hace 25, lo que significa que nada está escrito.

La recomendación concreta fue inscribirme en uno de los dos protocolos de prueba de medicamentos que están en proceso para la enfermedad, uno en etapa 2 y otro en etapa 3. Se trata de medicamentos para retrasar los efectos, uno de ellos también desarrollado por la propia clínica. Me aconsejó evitar tratamientos con células madre, pues aunque actualmente hay mucha experimentación implantando estas células modificadas, de las que se espera que se desarrollen al generar nuevos tejidos, todavía no se sabe bien dónde ponerlas para obtener los resultados deseados y se encuentran en fase experimental entre pacientes desahuciados. Por el contrario, aprobó los suplementos, mucho ejercicio y una alimentación adecuada para no perder masa muscular.

Salimos tranquilos. No esperábamos algo muy diferente. Era un paso muy importante: llegar al fondo del asunto en el mejor lugar y con el mejor médico. Pensamos que lo hicimos: obtuvimos la mejor información de una fuente directa que ha estado detrás de los mejores tratamientos, así como la luz que necesitamos para continuar nuestro camino.

Ahora, a seguir viviendo lo que Dios vaya permitiendo, como lo vaya permitiendo, conscientes de que en cualquier momento puede llegar un cambio de rumbo de distintos lados y de muchas formas.

Fe, esperanza, confianza, paz y mucho amor.

Estamos contentos y agradecidos por las oportunidades que Dios nos pone en el camino y de que ustedes nos acompañen. Así no resulta tan difícil como lo percibimos en un principio.

PF

CAPÍTULO V

Apariencia

Agosto de 1999

En realidad, los acabo de conocer —le explicaba a Humberto, porque nadie sabía quiénes eran mis compañeros de equipo y yo tampoco.

El año anterior había conocido a Güero, esposo de una de las compañeras de equipo de Yolanda. De él surgió la idea de que, además de la cuarteta de Las Gladiolas, fundada por nuestras esposas y sus amigas, nosotros dos, su hermano y su cuñada conformáramos un equipo.

Gabriel y Maritza llegaron de Guadalajara, encantados con la idea de Güero. Apenas habían volado el día anterior y se transportaron directamente a Rayones, en Nuevo León, donde se había pactado el arranque de la carrera que estaba por comenzar. Por eso hubo poco tiempo para presentaciones. Como líder del grupo, Güero ya nos había bautizado como Los Tas —versión abreviada del Demonio de Tasmania, un personaje de caricatura—, pero no se molestó en hablar de antecedentes deportivos. Como capitán, debía dosificar los esfuerzos de todos para que trabajáramos unidos.

A mí no me preocupaba si éramos buenos o no. Como de costumbre, me daba por servido con la diversión, y el lugar en que llegáramos no importaba. Sin embargo, esta familia foránea que integraba mi nuevo equipo tenía un poderoso espíritu combativo muy bien escondido bajo su amable conversación, como descubriría más adelante.

El presidente municipal de Rayones dio el banderazo y los cerca de 80 ciclistas empezamos a pedalear. Primero dimos una vuelta a la plaza y de inmediato salimos del pueblo, tomando los caminos vecinales. Yo me concentré en seguir a mis nuevos amigos y así empezamos ese gran día. Pedaleábamos bajo la sombra de una hilera interminable de álamos sembrados a lo largo de un camino de tierra, con olor a humedad, acompañados por los ladridos de perros que desde el pueblo, exaltados, celebraban nuestro paso, así como un viento fresco y luego caliente, intercalado pero no mezclado, que nos ahogaba o nos refrescaba. Yo aprovechaba para llenarme a bocanadas del oxígeno necesario para alimentar los músculos y producir la energía que iba a necesitar.

Como nada en este mundo es eterno, terminado el camino de álamos se acabó también el verdor y el paisaje se convirtió en un peladero. Empezamos así el ascenso rumbo a Tinajas, ante un panorama desértico y con el sol a plomo. Cuando el calor empezaba a arreciar y el camino se hacía más sinuoso e irregular me di cuenta de que no estaba con un grupo de principiantes, pues mis compañeros sorteaban bastante mejor que yo los surcos y las rocas atravesadas, con un paso veloz y constante que nos colocaba en buena posición.

También era cierto que todos éramos nuevos en este tipo de competencias, conocidas como *Eco-Challenge* y que empezaban a ponerse de moda en el ámbito internacional, las cuales desafían la capacidad física y creativa, y encuadran la práctica de deportes extremos en ambientes naturales donde todo puede suceder. Una gran cantidad de aprendizajes nos demostraría la importancia de nuestra mentalidad, nuestra visión y lo que creemos que somos.

Como una cadena que se rompe por el eslabón más débil, el equipo siempre debe cuidar de éste para conservarlo unido, pues es un requisito de la justa. Y eso venían haciendo muy bien mis compañeros al custodiar a Maritza, pues creyeron que ella era ese eslabón, con lo que yo quedé como el competidor más vulnerable. Como no me gusta que me vean como inferior, no acepté esa condición ni les pedí que disminuyeran el ritmo para aguantarles el paso, de modo que venía "forzadito", empezando a jalar aire y a agachar la cabeza del cansancio. No tardaron en llegar las consecuencias: cuando cruzaba un pequeñísimo vado, no vi un pedazo de concreto resbaloso y ¡suelo!

Ni siquiera tuve tiempo de asustarme antes de que mi cuerpo entero rodara por el terreno: rodilla, muslo, cadera, codo, hombro. De tan rápida que fue la caída, no alcancé a hacer ningún movimiento defensivo, pero el casco me protegió la cabeza del golpe.

Mientras me incorporaba y revisaba que todo estuviera en su lugar, vi que mi rodilla sangraba. También me percaté de que mis compañeros, con su lenguaje corporal, cuestionaban al responsable de formar el equipo sobre la pertinencia de haberme invitado, pues no llevábamos ni una hora del primer día de tres de competencia y ya estaba dando muestras de poca habilidad. Opté por mostrar una actitud de "no pasa nada", escondiendo el dolor ante mis propios compañeros. Uno mismo se intenta convencer de que basta con negar la existencia de algo para hacerlo desaparecer: tras el denso humo de nuestra valentía escondemos nuestras penas, pero ese humo, cuando es mucho, nos asfixia, por lo que hay que ser cuidadosos con la dosis. Por lo pronto empleé ese recurso, me monté en la bicicleta y me puse a pedalear. La adrenalina, la vergüenza y el calor de la carrera me hicieron olvidar el dolor y exprimí mi fortaleza para pegarme a mi equipo y mejorar mi depreciada imagen frente a ellos.

La pendiente de subida se acentuó y la fuerza de Güero y de Gabriel se dejó ver en la manera en que nos jalaban para ir ganando posiciones, al rebasar uno tras otro a los equipos que se nos habían adelantado. El cuerpo ya me estaba cobrando la factura en desgaste, incrementado por el esfuerzo de ocultar mi cansancio.

Sólo nos quedaba un cuarteto mixto por rebasar. Los otros dos que se nos habían escapado eran sólo masculinos, por lo que no estaban en nuestra categoría de competencia. Fue cuando el colmillo les brilló a mis compañeros: Güero hizo una seña y, con todo mi pesar, aceleramos el paso, aunque era una subida larga y sinuosa que bordeaba el cerro. Gabriel, empujando con una mano la espalda de Maritza a la vez que pedaleaba, hizo que ella quedara intercalada entre él y Güero, mientras que yo me empezaba a quedar un poco atrás. Aunque acortábamos distancia con rapidez, se dieron cuenta de que yo venía bastante "forzadito", de modo que Gabriel, para poder ayudarme, le encargó a su hermano que siguiera llevando a su esposa.

Sobre la marcha descubrí las habilidades de mis compañeros, que, sin saberlo yo, tan sólo llevaban a cabo un plan. Fue cuando, justo a un metro de empezar a rebasar a nuestros últimos contrincantes, mis compañeros le dieron un empujón silencioso a Maritza, que aquéllos no percibieron y con el que ésta tomó vuelo y se convirtió en la primera en rebasarlos. Además de sorprenderlos, para mayor efectividad de la estrategia los saludó:

—Ánimo, amigos, van muy bien —les cantó alegremente, con voz clara y animosa, para esconder cualquier rastro de fatiga—. ¡Ánimo! —repitió, desmoralizando a los contrincantes, que no salían de su sorpresa ni recuperaron el aliento para corresponder al saludo.

Detrás de ella pasó Güero, erguido, como sin hacer esfuerzo, y luego yo, catapultado por Gabriel, quien cerró la actuación aparentando una conversación conmigo, a la vez que decía:

—No te adelantes mucho, Maritza.

Con esto último dejó a nuestros atónitos amigos aún más perplejos.

En los siguientes 20 metros me di cuenta de reojo de cómo, desmoralizados, nuestros contrincantes se quedaban atrás, pues no se creían capaces de alcanzar a los que tan frescos los habían sorprendido. Esto nos permitió perdernos de su vista en la primera curva, a modo de aflojar el paso y, con él, el cuerpo.

No fue fácil para mí pegarme al grupo durante el resto de la travesía, aunque nunca me abandonaron. Con su apoyo permanecí unido y logramos ampliar la ventaja a lo largo de Casitas, Lagunilla, Puerto Nuncio y Laguna de Sánchez, hasta bajar a Ciénega. En total, 85 kilómetros recorridos en ese primer día.

En la tarde, una vez bañados y relajados, celebrando nuestro primer lugar y la buena ventaja, les mostré a mis amigos que, además del raspón en la rodilla y el tobillo, tenía otro en el codo, así como otro golpe y raspones en las costillas y en la cadera, con lo que completaba la excusa para justificar mi falta de nivel competitivo, pero sobre todo para divertirnos con las anécdotas del día. Ya sin aparentar, me burlaba de mí mismo, del esfuerzo que me habían llevado a hacer para alcanzarlos y de cómo me iba descubriendo dolores y golpes conforme se disipaba el efecto de la adrenalina de la competencia.

—Ya no quiero ser campeón —me quejé—. ¡Duele mucho ser campeón!

—¡Jajaja! —el hielo se rompió y todo lo acontecido se sumó para que, tras detectar nuestras debilidades y conocernos tal como éramos, a partir de ese día cultiváramos una gran amistad.

Reporte 5

17 de julio de 2011

Una nueva visión de la enfermedad

Hemos tenido avances importantes en nuestro conocimiento sobre la ELA. Aquí les comparto cómo ha sido el proceso y cómo pueden estar mejor enterados.

Después de Baltimore

Por recomendación del doctor Rothstein, de la clínica Johns Hopkins, nos quedamos con la misión de ir a Houston, ya que de esa forma sería más fácil asistir, en caso de ser aceptado, a un protocolo de pruebas clínicas con nuevos medicamentos.

Según entendimos, lo importante es que se trata de fármacos orientados a disminuir los síntomas o la afectación del padecimiento. De ingresar en uno de estos programas, patrocinados por las empresas que los promueven o por el gobierno, todos los costos son absorbidos por ellos y sólo es necesario presentarse al procedimiento. Hay que considerar que es posible formar parte del 50% de aquellos a quienes sólo aplican un placebo, pues es una referencia comparativa dictada por el protocolo, con la promesa de que si el medicamento funciona también te lo aplicarán al final del proceso. Sin mayor conocimiento que el anterior, decidimos esforzarnos y hacer cuanto estuviera en nuestras manos por aprovechar esa oportunidad.

Houston

Al fin llegó la fecha de ir a Houston. La cita era a las siete de la mañana del 11 de julio. Yolanda y yo llegamos al Hospital Metodista de Houston en busca del doctor Stanley Appel, recomendados por el doctor Rothstein. Yo no esperaba otra cosa de esta cita más que entrar en contacto con la posibilidad de que me aceptaran en una prueba clínica, ya que sería más fácil viajar a Houston que a Baltimore. Gracias a Dios lo hicimos, pues allí nos encontramos con mucho más que eso.

Al registrarnos se armó un escándalo, porque les dije a los de admisión que no estaba dispuesto a depositar 20 000 dólares para que me hicieran los mismos estudios que ya me habían hecho en otro lado y los cuales llegarían a la misma conclusión. En suma, que el objetivo de mi visita no era el diagnóstico.

—Sólo con estudios hechos por nosotros podemos dar un diagnóstico —nos explicaron (Yolanda dice que al parecer me está gustando convertirme en el centro de atención, porque vaya que se armó).

Al fin logramos que nos comprendieran y, con muy buena disposición, aceptaron hacer sólo lo que el doctor considerara indispensable para recibirme.

Me pasaron a una habitación del piso 11, donde se encuentra Neurología. Allí pasaría los siguientes tres días sin quedarme a dormir, en calidad de paciente externo. El proceso empezó con una entrevista exhaustiva y múltiples pruebas físicas y mentales, desde caminar hasta hacer dibujitos, memorizar y repetir palabras y sonidos, para luego pasarme a la "cama de los toques eléctricos" —como le digo al lugar donde aplican la electromiografía—: te pasan electricidad de una manera bastante brusca para medir la transmisión por los nervios desde la piel, así como con agujas enterradas en los músculos.

Como a las 12:30 el doctor Appel llegó con toda su comitiva a invadir la habitación. En primer lugar, me hizo saber que se había enterado del escándalo que había armado en la mañana y que estaba de acuerdo con mi postura. Quería saber de mí y qué era lo que yo esperaba de él. Contra nuestros prejuicios y lo que nos habían comentado, nos mostró una cara muy humana y agradable. En muy poco tiempo nos entendimos, a la vez que se ganó nuestra confianza. Les resumo sus comentarios en las siguientes ideas:

- No hay cosa más absurda que pensar que no se puede hacer nada cuando padeces ELA.
- Que aceptara que me hicieran algunas pruebas más y entrara en sus procedimientos, pues creía poder ayudarme más allá del acceso a la prueba clínica.

Sobre todo, se ocupó de aclarar su motivación principal:

—Yo podría estar en Hawai, retirado —nos dijo—, pero no lo haré mientras no haya vencido a esta enfermedad.

A partir de entonces nos dedicamos a recibir, una tras otra, visitas de especialistas de cada área —lenguaje, terapia física, terapia ocupacional, nutrición, sociología, respiración, pruebas médicas— y de los representantes de la Muscular Dystrophy Association, del centro que tiene en Houston para apoyo a pacientes con ELA. Cada uno llegaba con pruebas diferentes y con una serie de recomendaciones muy específicas en cada campo. Nos dedicaron todo el tiempo que quisimos e insistieron en que permaneciéramos en contacto vía correo electrónico o teléfono.

Aprendimos mucho, pues aunque no se anuncia tanto como Baltimore, el doctor Appel dirige allí un centro de investigación que ocupa dos pisos del complejo, donde le dan seguimiento a más de 500 pacientes con ELA. Sobre todo, nos enteramos de que el conocimiento de los procesos químicos de la enfermedad se encuentra mucho más avanzado de lo que creíamos. Incluso me pidieron muestras y mi autorización para utilizarlas en los estudios que realizan.

Cada uno de esos tres días recibí una visita del doctor Appel con su equipo de trabajo, en las que aclaró cuantas dudas expresamos y nos dejó claro que ellos tienen mucho que hacer por nosotros.

Francamente, su actitud profesional, tajante pero a la vez cálida y amigable, nos dejó muy satisfechos de la visita, en definitiva mucho más productiva que la de Baltimore.

Lo que sigue

Todo esto ha cambiado nuestra visión de la enfermedad: de ser algo desconocido, se ha convertido en algo acotado y en su justa dimensión. Si bien es muy grave y todavía incurable, me exige una actitud de lucha, con una alta probabilidad de encontrar en los recursos médicos la ayuda que aminore los efectos.

Regresamos el miércoles. Yo tenía unos dolores de cabeza insoportables. Después supimos que eran consecuencia de la fuga de líquido cefalorraquídeo debida a la herida interna causada en la médula espinal por la punción que me habían hecho el lunes. Tuve que viajar acostado y permanecer así hasta que el jueves en la tarde me hicieron un parche hemático en el San José —te sacan sangre y la inyectan sobre la herida para que ayude a coagular—. Con eso los dolores disminuyeron gradualmente.

Esta semana empezaré un tratamiento de tres meses con infusiones de gammaglobulina, utilizada en pacientes con desmielinización. Si bien con bajas posibilidades de ayudarme, el doctor Appel pidió que el doctor De la Maza me lo aplicara para ver cómo reacciono. El proceso implica cuatro días seguidos de una aplicación intravenosa de cuatro horas cada una. Después de eso, tres veces más.

En octubre iré de nuevo a Houston para evaluarme y decidir si continúo el tratamiento o me inscriben en una de dos posibles pruebas clínicas, de las que ya sabemos qué se espera, dirigidas a la protección del estado que debe guardar el glutamato que hace las conexiones de los nervios con los músculos, el cual se daña con esta enfermedad.

Información de calidad

En la siguiente página hay mucha más información sobre la ELA: http://www.als-mda.org/disease/als.html. Por ejemplo, se encuentra disponible para descarga y lectura el libreto donde se explica qué es y cuánto se conoce sobre el padecimiento en la actualidad.

Alimentación

Cuando le expliqué al doctor Appel cómo, junto con los síntomas de la ELA, tuve intolerancia a muchos alimentos, y cómo en el último mes los cambios alimentarios me hicieron sentir con mucha más energía y ánimo, me dijo que, por lo que han descubierto en los últimos meses, existe una relación importante. Por lo tanto, además de sugerirme que continúe el régimen de nutrición que me recetaron en el centro Amayal en Monterrey, me pidió mantenerlo informado sobre el asunto.

El régimen consiste en desintoxicarme de ciertos metales durante seis meses, subir los niveles de minerales y evitar cuanto me provoque reacciones inmunológicas: lácteos, gluten y huevo. Prácticamente hay que comer mucha carne, fruta y verduras. De los granos sólo debo consumir maíz, arroz y frijoles. Es preciso evitar todo lo envasado y evitar perder peso.

Hoy quise satisfacer mi curiosidad y el hambre de estadística —algunos amigos dicen que es mi lado competitivo—, por lo que conté el número de pastillas que tomo a diario, la mayoría suplementos alimenticios. Por ahora mi récord es de treinta. En son de broma, las 18 que me tocan en la mañana me las meto al mismo tiempo en la boca para tragármelas. No sé si en verdad sea una nueva marca, pero a mis hijos les da risa verme.

¿Qué contestar a los que preguntan?

Gracias a todos ustedes hemos limitado el número de personas que están al tanto de mi enfermedad. Gracias por apoyarnos con este deseo. Considero que es mejor seguir así, pues aunque sea con las mejores intenciones, resulta desgastante ofrecer explicaciones y, todavía peor, ser objeto de lástima o simplemente dar tema para conversaciones que seguramente no tienen nada de constructivo. Sin una auténtica empatía, que no puedo lograr sin la apertura de mayor información, para cualquiera es fácil caer en el morbo.

Hay gente que se sigue acercando a nosotros, y con mucha probabilidad a ustedes, para preguntar por mi salud. De modo que hemos decidido dar una respuesta más acorde con la realidad, sin revelar detalles. Ahora contestamos: "Tengo una debilidad en la pierna izquierda que ya me estoy atendiendo". Les agradeceré nos apoyen utilizando esa misma respuesta.

Muchísimas gracias a todos por preguntar, mantenerse al pendiente y, sobre todo, por sus oraciones.

PF

CAPÍTULO VI

Tenacidad

2005-2006

Nadie podía creerlo: era el regalo de Navidad más feo que jamás hubieran visto, pero Yolanda estaba emocionada, mientras que sus familiares se quedaban mudos viendo cómo abría esa pesada caja sobre la mesa después de terminar la cena.

—¿Cómo le hiciste? Fui a la tienda y me dijeron que las habían vendido... ¡Ah, pos fuiste tú! —dijo muy contenta.

No había sido muy difícil sorprenderla: ella misma me comentó que había encontrado "las precisas" en una tienda nueva frente a Sanborns y las había dejado apartadas en espera de mi autorización para tan inusual compra, la que postergué para ir yo mismo a la tienda, a escondidas, y hacer del vendedor mi cómplice.

Pero el regalo necesitaba una explicación y ésa le correspondía a Yolanda:

—Estamos planeando un viaje para escalar el Pico de Orizaba, y estas botas son para alta montaña. Tienen los elementos necesarios para que, al llegar al glaciar, se les acoplen los crampones, que son esos picos de fierro, como de trampa para osos, que permiten caminar sobre el hielo.

—¡Aaah! —asintieron tías y tíos, que con bastante reserva aprobaban la pertinencia del presente, pues comoquiera era bastante feo.

El Pico de Orizaba, el volcán más alto de México con 5 736 metros sobre el nivel del mar, se sitúa entre Puebla y Veracruz, y aunque su glaciar es permanente, durante el invierno es más seguro el ascenso porque la superficie del hielo está más dura.

Ese fin de semana del 6 y el 7 de enero éramos seis los monta-
ñistas: Juan, sus hijos Iván y Diego, Mauricio, Yolanda y yo. Llegamos a dormir a Tlachichuca por el lado norte, que corresponde a
Puebla, y tras desayunar iniciamos en la camioneta el ascenso hacia el campamento base. Nos dejó algunos kilómetros antes para
hacer una caminata de aclimatación, mientras el chofer subía a dejar
nuestras mochilas al albergue. Nos instalamos, comimos y descan-
samos antes del segundo entrenamiento de la jornada, que consistía en subir parte de la ruta que haríamos al día siguiente. Había
que dormirse temprano, y aunque nuestra intención era jugar cartas, la cabaña estaba atestada de gente que había llegado durante el
día y no querían que hiciéramos ruido.

El albergue Piedra Grande se veía muy bien por fuera: una cabaña de piedra y madera con techo muy alto, aunque por dentro era una sola gran habitación como de cuatro por nueve, cuyo
amueblado parecía inspirado en las barracas de algún campo de
concentración. Cuatro tapancos de madera corridos uno sobre otro
de extremo a extremo y pegados al fondo, separados por menos de
un metro. En el único pasillo, de menos de metro y medio de ancho, mesas para comer atravesadas, y un mundo de gente haci-
nada. Yo creo que eran más de cincuenta.

Yolanda encontró lo que pudo para hacer algo de limpieza.
Como sabe que no soy partidario de la incomodidad, me había
llevado un colchón inflable para poner debajo del saco de dormir
y preparó una cena caliente bajo un mechero. Por desgracia, esos
esfuerzos no aminoraron el dolor de cabeza que me dio a consecuencia de la altura, de 4 260 metros. Esa noche me fue imposible
dormir por la intensidad de la jaqueca. Comoquiera, la jornada
empezaría muy de madrugada. Yo contaba cada minuto y rezaba
para que pasaran deprisa, pero no fue así. No recuerdo haber sufrido jamás tanto como aquella noche.

A las dos de la mañana sonaron nuestras alarmas; no fuimos los
primeros en levantarnos, pero sí en salir. La noche anterior se nos
habían unido nuestros tres guías y habíamos escuchado leyendas de
terror sobre personas seriamente golpeadas tras ser arrastradas por

algún miembro de la avanzada que no logra detenerse y se lleva tras de sí a los que van amarrados en la misma línea de vida. Por más experimentado que se sea sin ayuda de un guía no es posible detener a un grupo grande en caída, por lo que preferimos pagar un poco más e ir mucho más seguros con un experto protegiendo a cada par.

Con una muy buena luz de luna iniciamos el ascenso, conscientes de que es mucho más seguro subir a oscuras que bajar cansados al final del día, sin luz, cuando el tiempo resulta insuficiente. Con la jaqueca un poco controlada por el ejercicio, yo caminaba en silencio. Cuando fuimos alcanzados por el amanecer estaba tan ocupado cuidando dónde ponía mis pies que no me di cuenta, hasta que me lo hicieron notar con un gesto de la mano, del espectáculo que se dibujaba a nuestra derecha. No era el cielo lo que destacaba, sino la zona conocida como el Sarcófago. Nadie interrumpía el silencio, pues ya nadie desperdiciaba aliento. Ese enorme peñasco, por cuya silueta recibe aquel nombre, resplandecía como chapado en cobre. El sol lo pintaba como una piedra al rojo vivo posada sobre el manto de nieve, contorneada por el azul intenso del cielo: un regalo ante la perfecta coincidencia de los primeros rayos del sol justo cuando superábamos la marca natural de los 5 180 metros sobre el nivel del mar. Todo era tan limpio y la luz tan perpendicular que, sin producir sombras, parecía una impresión de calendario, en colores vivos.

Llevábamos varias horas subiendo en un ángulo constante, semejante al de una escalera. No podía levantar bien la mirada, y cuando lo hacía sólo vislumbraba a los que me antecedían, pero nada del camino y mucho menos de nuestro objetivo. Sabía que la cumbre estaba delante pero, aunque no supiera exactamente dónde ni cuánto faltaba, lo que no podía hacer era dejar de avanzar, siempre hacia arriba.

Subíamos y subíamos. Poco a poco se percibían más manchones de nieve rodeando el camino, hasta que nuestra persistencia obtuvo su recompensa. El grupo se detuvo y, sin más preámbulo, nos sentamos para colocarnos los crampones en las botas. El glaciar estaba a unos pasos. El guía principal repasó las instrucciones y formamos los equipos. Tres en cada cuerda, según lo planeado, con un guía a la cabeza de cada una. Yolanda y yo no iríamos juntos: habíamos decidido separar nuestro matrimonio para que, si algo le pasaba a alguno, no se llevara al otro.

Iván y Diego fueron los primeros en arrancar y yo el último en clavar mis botas en el hielo. Apenas nos separaban unos 1 000 metros de la cumbre, pero eran los más difíciles, pues a cada paso el aire se enrarecía más. El ángulo superior a los 45 grados no nos permitía atacarlo de frente, así que dibujábamos eses para aminorar el esfuerzo de cada paso.

Cada vez avanzábamos con mayor esfuerzo. El viento que corre sobre la eterna placa de hielo nos enfriaba si nos deteníamos. Detrás del guía, compartiendo conmigo la cuerda de seguridad y la suerte, Mauricio avanzaba frente a mí. El aire, cada vez con menos del preciado oxígeno, nos afectaba de manera invisible, perceptible por el efecto en nosotros, que provocaba paradas cada vez más continuas. Aunque yo no sentía las piernas cansadas, la buena condición física parecía haber desaparecido.

En mi currículum de experiencias no había alguna que me hubiera enseñado cómo se comportaría mi cuerpo en ese ambiente: te sientes fuerte, completo, con el cuerpo erguido, perfectamente capaz de subir la pendiente frente a ti, y tan pronto como das dos pasos ya estás jalando aire con la boca abierta como si cruzaras la meta de los 100 metros planos, con deseos de tirarte a descansar. De repente el avanzar se me antojó imposible. Decidí hidratarme. Saqué mi bote de agua sólo para darme cuenta de que estaba congelada, al igual que todo lo que me rodeaba.

Al vernos las caras, Mauricio, que no pensaba celebrar su cumpleaños 40 tras "casi" haber alcanzado la cumbre, propuso ponernos metas más cortas, porque ya nos estaba ganando el nervio y empezaban a papalotear dudas en nuestras cabezas.

—Diez pasos y descanso —me gritó desde su extremo de la cuerda, a ocho metros de mí.

Por ridículo que pareciera, 10 pasos era lo que podía avanzar antes de sentirse agotado. Una pausa de 30 segundos cronometrados era suficiente para oxigenar el organismo y, luego, otra decena de pasos y descanso otra vez. Así fuimos avanzando, sin mirar hacia arriba para observar el tamaño del volcán, con la vista fija en el espacio de los 10 pasos siguientes. No sé cuánto tiempo pasó y perdí la cuenta de cuántas repeticiones de 10 conté, hasta que me percaté de que el hielo frente a mí se iluminaba más, pues el sol, brincando sobre la cumbre, nos saludaba.

Había perdido la noción del tiempo. Habían sido cerca de tres horas divididas en pequeños esfuerzos que, sumados, finalmente nos permitieron llegar. Una pequeña planicie albergaba al resto de la expedición. Todos nos felicitamos, en especial el cumpleañero. Habíamos sido los primeros en alcanzar la cima esa mañana. El día era claro, al menos a esa altura. Podíamos apreciar el cráter arenoso debajo de nosotros y, detrás de él, más al oriente, la costa. Era tal la claridad que me sorprendió ver hasta el mar, y no sólo eso: también era visible el rizado de su superficie por el oleaje copeteado de espuma junto a la playa, pese a que nos hallábamos a más de 100 kilómetros de distancia.

Al poniente se veían el Popocatépetl y el Iztaccíhuatl, a más de 150 kilómetros.

Como siempre, Yolanda era la más feliz: sonreía y se volvía a todos lados emocionada y tomando fotos. Como la estancia sería breve, había que terminar la celebración.

—Ya es hora de mi premio —dijo, sacando de su chaqueta una Diet Coke en botella de plástico.

Me sorprendió que no estuviera congelada como mi agua, pero pensé en el efecto de la presión. Estaba por comentarlo cuando Yolanda giró la taparrosca y…

Las palabras se quedaron en mi boca. La tapa salió disparada, empujada por el refresco que se había conservado en estado líquido por la presión, liberado violentamente en forma de espuma y saltando con 10 veces mayor potencia que cuando lo agitas.

Yolanda gritó sin soltar la botella y cerró los ojos esperando a que el refresco la bañara, lo cual sí ocurrió, aunque no la mojó, pues la lluvia generada cuando la espuma se elevó en el aire fue

de grageas oscuras, de confeti helado, que cayeron rebotando sobre ella como si se tratara una broma elaborada. Al fin liberado, el
refresco se congeló al instante. Atacada de risa, tratando de atrapar
su premio con la lengua, en dos segundos se había quedado con la
botella vacía en las manos.

Emprendimos el descenso sin una fotografía que probara su gra-
ciosa hazaña, pero sí con otra de la sonrisa que nos acompañó al
despedirnos de esa gran cima mexicana.

REPORTE 6

6 de noviembre de 2011

Hacer lo correcto

Han pasado algunos meses desde mi último reporte con noticias importantes de Houston. El proceso ha tomado otro ritmo y al fin vuelvo a sentarme a escribir, sobre todo a solicitud de algunos de ustedes, pues la comunicación que he tenido en general acerca de esta situación es casi nula. De modo que para mí y para los que se han abstenido de preguntar, me parece saludable este ejercicio. Gracias a todos por sus valiosísimas oraciones y pensamientos, así como por sus muchas muestras de cariño. Créanme que, lejos de incomodarme, estas preguntas me ayudan a eliminar pendientes de mi cabeza. Por lo pronto les envío esta reseña.

El alcance actual de la medicina

El 20 de septiembre, siguiendo las recomendaciones del doctor Appel de Houston, inicié el tratamiento de gammaglobulina indicado. El proceso me causó fuertes dolores de cabeza y, aunado a que el riluzol se me había terminado y tardaron más de una semana en reabastecerme, fue muy angustiante. Por un lado, las fasciculaciones se incrementaron, ahora en lugares donde no las había padecido: tórax, garganta, cuello, cara. También se me presentaban calambres constantes en cuello, lengua, ambos pies y la mano y la pierna izquierdas. Hablé con el doctor De la Maza e incluso con el doctor Appel. Ambos coincidieron en que esto último no se relacionaba con el tratamiento y recomendaban que no lo interrumpiera y que me relajara.

En el transcurso de las siguientes semanas los síntomas se fueron reduciendo. Sin embargo, noté un importante aumento en la debilidad de la pierna izquierda, mucho menos movimiento en mi pie y una dificultad importante para hablar. Con gran esfuerzo volví a las sesiones de cuatro horas durante los siguientes dos meses. El resultado fue que no hubo ningún efecto de retroceso en el proceso degenerativo, manifestado por el aumento de debilidad, pero sabía que había que descartar esa opción antes de ser candidato a los medicamentos experimentales.

El 13 de octubre tuve cita en Houston con el doctor Appel. Tras una evaluación completa y detallada, la conclusión fue que había un muy leve avance de la enfermedad. Comoquiera, el objetivo de la cita era convertirme al fin en candidato a alguno de los nuevos medicamentos, pero el doctor Appel fue tajante: "No nos entusiasman los resultados preliminares de ninguno de los medicamentos en prueba, por lo que no recomiendo el esfuerzo de venir a tomarlos. Será mejor esperar algo más adelante". Por otro lado, se mostró muy satisfecho y se podría decir que hasta sorprendido ante el poco avance que mostraba, así como de mi estado anímico general, por lo que su recomendación fue seguir haciendo exactamente lo que estuviera haciendo. Más tarde su segunda esposa —la primera murió de ELA— le comentaría a Yolanda que "algo me estaba protegiendo", lo que hacía más importante para ellos darme seguimiento.

Me citaron para regresar el viernes 10 de febrero a una sesión en el centro de ELA, donde además de hacer una evaluación multidisciplinaria de cada paciente se tiene la oportunidad de convivir con otros enfermos y departir con ellos. En principio me da miedo la expectativa de conocer a otros pacientes que me hagan visualizarme en una situación peor —acaso inevitable—, pero me insistieron mucho en que debía hacerlo, pues "ellos piensan que será benéfico para mí, y de seguro para otros enfermos también lo será conocerme". De modo que se agendó la fecha.

Después de esto Yolanda y yo obtuvimos una recompensa importantísima: quedamos muy tranquilos por hacer todo lo médica y científicamente posible en la lucha y el seguimiento de la enfermedad, que es un paso indispensable en el camino a nuestra paz. Sólo resta cuidar mi hígado para seguir tolerando la medicina, que, aunque para los doctores más bien parece un paliativo, siento que me está ayudando. Parece que no hay nada que estemos omitiendo. Nos encontramos en el camino correcto, con los mejores médicos e investigadores en el tema.

Nuestra esperanza es que pronto haya avances que me ayuden. Por lo pronto sólo leeré información de las fuentes recomendadas por ellos.

Entendiendo mis capacidades

Para intentar explicar qué siento, diré lo siguiente: mi pierna izquierda se encuentra muy débil y hay movimientos que ya no puedo hacer, como elevar el pie por detrás más allá de los 90 grados, o doblar la pierna entera hacia atrás cuando estoy acostado bocabajo. Cuando la muevo es de forma muy lenta, como lo es también el movimiento de los dedos del pie.

Cuando lo intento o me ejercito, la sensación es de adormecimiento, aunque tengo intacta la sensibilidad de la piel. Ponerme o quitarme un zapato o el pantalón resulta difícil porque no me responde. Ya aprendí a caminar casi sin tropezarme. Visto así no parece muy importante. Lo que lo hace relevante para mí son dos cosas: por un lado está la explicación de que los nervios del músculo se desconectaron en forma irreversible, lo cual significa que no habrá recuperación; por el otro, constantemente he tenido que observar, cuidarme y hacer ajustes a mi comportamiento para adaptarme a los cambios constantes.

Lo mismo ocurre, en menor grado, con el manejo de la garganta y mis cuerdas vocales. Por ejemplo, soplar un globo me resulta imposible, pues la válvula que controla la dirección del aire es débil y no la puedo mantener cerrada. Tragar es una actividad que debo hacer con cuidado, para darle más tiempo a los músculos; el resultado es que ahora como más despacio y toso seguido. Al hablar necesito gesticular, empujar conscientemente aire adicional desde mis pulmones y hacerlo con mayor lentitud, escogiendo palabras más cortas que podré pronunciar. Con la "r" batallo más que con cualquier otro fonema. Siempre deletreo F-e-r-r-a-r-a, porque de corrido nadie lo entiende.

Aunque no logro identificar con claridad qué sucede con mi pierna derecha, no puedo ejercer la fuerza que tenía. Caminar rápido me es difícil y peligroso, además de visiblemente anormal. Por eso camino muy pausado.

Analizar estas cosas a diario me llevó a seguirme ejercitando con menor moderación que la sugerida por los médicos. No reconozco cuáles músculos se encuentran afectados, pero si no los ejercito terminarán por atrofiarse, así que sigo haciendo pesas ligeras, bici estacionaria o gimnasio, siempre en ambientes controlados. La indicación que acepto es la de evitar lastimarme, para no despertar con el trauma por la enfermedad ni desgastar músculos que más tarde no puedan recuperarse.

Aceptación, no renuncia

La lectura de algunos libros, la oración, la meditación y las pláticas con algunos de ustedes me han llevado en este proceso a lugares donde nunca hubiera imaginado. La palabra "aceptación" tiene una dimensión muy profunda para mí.

En un principio me vi obligado a renunciar, contra mi voluntad, a muchas cosas que me gustan, como entrenar con mis amigos, participar en eventos o en grupos que me daban muchas alegrías, o hacer compromisos y planes a largo plazo. En fechas más recientes ni siquiera he podido proponerme una caminata o una pedaleada larga, y en ocasiones he sufrido al no poder hablar con claridad. Decidí entonces seguir los consejos de nutrición del doctor González, aunque implique renunciar a muchos de mis alimentos favoritos y a darme muchos gustos.

De hacer las cosas por obligación, cambié el enfoque a decidir hacerlas. Así, me resigné a participar en menos actividades, a vivir menos estresado para verlo todo desde un punto de vista positivo, a estar más tiempo solo, disfrutando de mi soledad, leyendo, meditando y orando: a disfrutar del silencio como un tiempo de paz que me brinda otra perspectiva de las cosas y de mi propia vida a un ritmo diferente. Observo más, soy más paciente, espero menos de los demás y busco darles más a cambio. Aprecio más lo que recibo y soy más agradecido. He hallado fortaleza al limitarme en lo que como en forma voluntaria y ofrecer cada pequeño sacrificio, lo cual me ayuda a controlar impulsos y reacciones en todos los ámbitos.

Por lo anterior, y porque me encuentro en esta situación con una enorme tranquilidad, creo que he llegado a una aceptación que, si bien no implica una renuncia a la lucha, sí es una postura para adaptarme a las circunstancias que no puedo controlar. En otras palabras, es mi forma de vivir sin angustia. Al comprender que no necesito ganar todas las batallas para salir victorioso en esta guerra, obtengo la capacidad de vivir y gozar la vida como yo mismo lo decido, con base en mi gusto y conveniencia.

Trabajo y sostenimiento

Entre las pocas preocupaciones que me quedan está la de seguir hablando, de modo que continúe desarrollándome en lo profesional y alcance una estabilidad económica razonable ante lo que venga. Hoy percibo mi enfermedad a largo plazo, tal vez 15 años, pero conforme siga avanzando algún día me impedirá trabajar y me convertirá en una carga. Quizá ese momento esté muy alejado aún, pero necesito prepararme financieramente para ese periodo, y para eso estoy trabajando. Si bien los seguros me protegen muy bien en la cuestión médica, a mi familia habré de proveerla yo.

Gracias a Dios mi capacidad para trabajar se mantiene intacta y he logrado organizarme bastante bien para dedicar el tiempo necesario a mi salud y a darme buenas oportunidades de gozo. Los planes y las proyecciones que hago se adaptan ahora a mi circunstancia, y aunque me duele renunciar a algunos sueños por prudencia, reconozco que los méritos son suficientes y los logros se siguen dando. Sólo pido seguir contando con las oportunidades suficientes para mí y para la gente que trabaja conmigo, a modo de estar en posibilidades de diseñar un futuro más claro.

Una vida rápida llena de bendiciones

Al repasar mi vida en retrospectiva, a la luz de lo que he aprendido, me veo como una persona que ha vivido con rapidez. Yolanda y yo acabamos de cumplir 20 años de casados; 20 años acaba de cumplir la empresa, y yo, 45 de edad. Tenemos dos hijos prácticamente en la carrera, y el menor, que está por entrar a la prepa, ya maneja y comienza a buscar su independencia. La mayoría de la gente de mi edad tiene hijos pequeños. Hoy, en la iglesia, vi las amonestaciones de alguien que se casará a los cuarenta y seis.

En definitiva, me encuentro en un punto muy avanzado del plan de vida trazado. Si me evalúo más a fondo, una de mis metas era retirarme del trabajo obligado a los 50 años, para dedicarme a actividades altruistas. En perspectiva, si no tuviera esta enfermedad, quizá no me estaría preparando como lo estoy haciendo ahora para que así sea. En lo profesional he encontrado muchas satisfacciones: sigo siendo el arquitecto que a más corta edad diseñó una casa de las que se rifan como primer premio del Sorteo Tec, y tras 12 años la que hice sigue siendo la de más alto puntaje en el gusto de la gente, a decir de las encuestas. Mi despacho goza de un reconocimiento más que aceptable y, sin duda, es una forma de trabajar de la que estoy orgulloso y que me ha permitido brindar a mi familia satisfacciones muy por encima del promedio: casa, educación, formación, convivencia, salud, recreación, todo cuanto nos hemos propuesto. Creo que nos hemos permitido disfrutar a plenitud los años vividos, con mucho de qué hablar y nada para arrepentirse.

En este momento no tengo otra actitud ante la vida sino la del profundo agradecimiento por los dones recibidos. Reconozco que enfermedades y enfermos hay muchos. Todos tenemos problemas y, para todos, esos problemas son grandes. Lejos de sentirme deprimido por la dificultad de mis retos, me siento lleno de paz y más feliz que nunca. Las bendiciones y los regalos de los que Dios me ha hecho objeto son más que suficientes para sentirme así. Este proceso me ha quitado lo que me estorbaba para darme cuenta de eso y brindarme la oportunidad de disfrutar más de los milagros cotidianos, los más simples o más maravillosos. Por ejemplo, levantarme después de descansar con comodidad, agua limpia sobre mi cara, decidir qué haré hoy, una voz amable que me saluda, el cariño de los amigos y el amor de mi familia, para los que dedico mis más importantes esfuerzos, procurando para todos lo mejor de mí, consciente de que muchas veces lo mejor es demostrarles mi amor y dejarles su espacio.

Muchísimas gracias a todos por mantenerse al pendiente y, sobre todo, por sus oraciones, que me han servido de mucho.

PF

CAPÍTULO VII

Apertura

Octubre de 2012

M e dijeron:
—Necesitas liberarte de la presión.

Porque sostener una imagen diferente de la realidad cuesta mucha energía.

Durante las reuniones con el consejo, que conformé de manera egoísta en busca de un espacio para compartir en privado mis ideas y recibir opiniones desde diferentes puntos de vista, mis sentimientos se fueron transparentando y mis necesidades y dolores se hicieron más legibles.

Por eso no fue una idea aislada. Los cinco consejeros coincidieron en que tanto Yolanda como yo estábamos consumiendo demasiada energía en mantener una postura de privacidad que, aunque válida, constituía un traje impermeable que nos impedía empaparnos del cariño de la gente, que por respeto a nuestra postura se mantenía alejada, mas no ajena, pues mi debilidad es demasiado evidente.

Esos cinco consejeros que había convocado con el ánimo de abarcar los campos de finanzas, espiritualidad, relaciones familiares, psicología y negocios, además de ser los especialistas que necesitaba pusieron sobre la mesa empatía, humanidad, consejo, visión, cultura y mucho, muchísimo cariño, con lo que nuestras reuniones no sólo se convirtieron en un espacio para contrastar ideas, sino para sanar y reconocer puertas abiertas donde antes sólo parecía encontrarse el caos. Ellos me han brindado valiosas herramientas para poder manejar, a pesar de tener una mano amarrada por la espalda en contra de mi voluntad, los asuntos más importantes de mi vida.

REPORTE 7

Noviembre de 2011

Estimados todos:

Más que un reporte, éste es un comunicado mediante el cual deseamos compartirles que Yolanda y yo decidimos cambiar el discurso público de mi enfermedad por uno más detallado, para que todos los que preguntan por mí, y otros que acaso no lo hagan en forma directa pero tienen una idea de que algo pasa, obtengan una respuesta. De este modo preferimos estar más cerca de ellos.

Nos dirigimos a ustedes para pedirles que nos ayuden a mantener este padecimiento en su contexto actual, que es el de una enfermedad grave ante la cual me encuentro estable y que, para evitar mayores conjeturas, sólo manejaremos como un tipo de esclerosis.

Siéntanse con la libertad de compartir la carta que adjunto con quien consideren que deba recibirla. Confiamos en que esto nos ayudará a sentir una mayor paz.

Les agradecemos de antemano todo su respaldo.

PF

Queridísimos amigos:

Gracias por mostrar su preocupación e inquirir por mi salud tanto a mí como a Yolanda.

Les pedimos una disculpa si en algún momento los hicimos sentir que no contestábamos directamente a sus preguntas. Para nosotros era muy difícil, ante la incertidumbre, aventurarnos a ofrecer respuestas.

Hoy les queremos compartir que desde hace dos años padezco un tipo de esclerosis que afecta al sistema motriz, cuyo desarrollo a lo largo de los años, en mi caso, será muy lento, además de que en ningún momento afecta la capacidad intelectual, por lo que me puedo mantener activo y desenvuelto en el campo profesional.

¿Qué lo detonó? No hay explicación. Aunque existe una predisposición genética, no es hereditario ni existe una relación directa causa-efecto. Sólo se reconocen factores que podrían haber contribuido a detonar un mecanismo autoinmune, que sólo es diagnosticable por medio de la sintomatología.

En mi caso, la enfermedad se presentó como una debilidad en la pierna izquierda y en la garganta. Por eso tuve que abandonar actividades y deportes que tantas alegrías y amistades me han traído. También, en ocasiones, me notarán con dificultad para hablar con una dicción clara.

Por desgracia, es un padecimiento para el que en este momento no existe una cura ni es reversible, si bien existen tratamientos. Estamos seguros de haber encontrado a los mejores especialistas e investigadores de esta enfermedad, y hemos recibido excelentes tratos y ayuda. Los médicos con que damos el seguimiento aquí y en Houston están muy contentos con el control que hemos logrado del avance, y sus estimaciones son que tengo por delante una larga vida y, espero, muy productiva.

Es cierto que he debido cambiar mucho mis gustos y costumbres, y aunque me ha costado, más importante es la oportunidad que Dios ha puesto frente a nosotros de valorar y disfrutar los dones que tenemos. Queda en nosotros actuar con la fuerza suficiente para seguir luchando por nuestras metas y defendiendo nuestros valores en esta nueva realidad, que sólo es diferente.

Sabemos que sus preguntas expresan el cariño que nos tienen, y sepan que han sido muy bien recibidas. Aunque hubiéramos preferido hacerlo en persona, decidimos usar este medio para facilitarnos la comunicación. Les pido por favor que nos ayuden distribuyendo esta carta o informando de su contenido a quien consideren que así lo necesite, ya que para nosotros es muy difícil mantener contacto con todos, y por lo mismo apreciamos su paciencia y comprensión.

Nos resta pedirles su apoyo espiritual y emocional para nosotros, nuestros hijos y nuestras familias. Estamos seguros de contar con él y, por eso, de antemano, lo agradecemos.

Yolanda y Pablo
Noviembre de 2011

CAPÍTULO VIII

Serenidad

Octubre de 2011

L o mío es el mar. Yolanda lo sabe y por eso, ante mi aún reciente diagnóstico —y en proceso de acoplarnos a un nuevo estilo de vida—, sabía que para mí sería una forma perfecta de pasar mi cumpleaños y una mejor excusa para no organizar nada en casa, como hemos hecho todos los años.

Nos embarcamos tras ir al supermercado a comprar la comida y la bebida que consumiríamos a lo largo de la semana. Güero y Gaby ya tenían todo bien calculado: cuánta agua, hielo, fruta, verdura e ingredientes para las comidas, pues en serio que disfrutan mucho ser anfitriones en su velero. Nos explicaron que, luego de zarpar, y en el afán de llegar hasta los lugares más bonitos, no estaríamos en posibilidades de comprar siquiera agua. Así que cualquier gusto, necesidad alimentaria o chifladura para los siguientes siete días tenía que ser prevista desde ese momento, a excepción del pescado: ése habría que capturarlo. Sólo eso hacía ya interesante el viaje, cuantimás a sabiendas de que estábamos con la gente correcta, afín a nuestro estilo. Sabíamos que sería un viaje memorable.

En cuanto salimos de la bahía de La Paz tomamos dirección norte para adentrarnos en el Mar de Cortés. Mis conocimientos sobre navegación y el alcance de la travesía eran un misterio que pronto entendí. La distancia no era tan importante, pues una vez que nos acercamos a la isla Espíritu Santo, parte de un archipiélago por completo desierto a poco más de 25 kilómetros de la ciudad puerto, fuimos recibidos con la oferta de decenas de bahías, una escondida detrás de la otra, todas diferentes y cada una de ellas dignas de postal, con esa combinación de desierto rojizo, agua y cielo de un azul intenso, sumadas al silencio, el profundo silencio.

El paisaje nos jalaba a ser parte de él, así que nos lanzamos al agua para hacer uso de todos los sentidos en el disfrute de ese escenario. La ligereza del cuerpo suspendido sin esfuerzo en el agua, lo templado y refrescante de la misma al contacto con la piel, el sabor ligeramente salado que abre el apetito, y los colores, los intensos colores del sol cambiando de ángulo y cayendo sobre el mar, amarillos, azules suaves, naranjas, toques de violeta: todo el espectro del arcoíris fue desfilando sin reservas en el que apenas era nuestro primer día.

La jornada siguiente constatamos la transparencia del agua, pues con la serenidad del amanecer el velero parecía el barco pirata del capitán Garfio surcando los cielos: los pliegues del fondo arenoso eran tan claros, a poco más de cinco metros de profundidad, que el referente de la superficie acuática se perdía. Lo que sí era muy evidente era la sombra completa de nuestro bote, con la quilla extendiéndose hacia el suelo sobre el que flotábamos, mientras que el agua pasaba a segundo término.

Durante el trayecto bajamos los kayaks, los cuales le sirvieron de base a Güero para bajar a arponear la comida del día. Nunca había presenciado de cerca esa actividad, y pese al constante movimiento del mar vi cómo mi experto amigo se sumergía seis u ocho metros en apnea —es decir, aguantando la respiración sin usar el tanque de oxígeno— y cómo, con perfecta y total calma, hacía varias inmersiones hasta localizar y esperar a que su presa estuviera a la distancia adecuada. Apuntó y disparó el arpón, con el que nos trajo en brocheta el ceviche de esa noche. Quedé asombrado por los más de dos minutos que aguantaba sumergido y quise aprender.

Los días siguientes fueron de muchas actividades, caminatas, buceo, esnórquel, playas, comidas, cenas y veladas en cubierta, en medio de un clima excelente que permitía estar en el exterior y disfrutar al máximo. Ayudado por mis amigos y mi bastón de alpinista, yo había podido realizar estas actividades, pero me había quedado hipnotizado por la visión de la pesca en apnea, así que nuestro anfitrión nos fue dando los principios básicos a Armando y a mí para también practicarlo.

Cerca del final del viaje, en la siguiente gran isla, llamada San José, nos llevaron a uno de sus lugares favoritos, que también se convirtió en uno de los míos: una bahía de poca profundidad y gran cantidad de corales a la que era imposible acercarse en el velero, de modo que descendimos tras anclar frente a la siguiente playa.

Los hombres y Gaby nos transportamos en el dingui, que es una pequeña balsa inflable como las empleadas en los ríos, aunque de piso rígido y con el motor fuera de la borda, mientras que Ale y Yolanda tomaron un kayak. El objetivo era poner en práctica toda la teoría sobre el manejo del arpón.

Conforme nos acercábamos, rodeando un pequeño cabo, la vista espectacular del lugar se abrió frente a nosotros. El labrado de la caliza formaba un perfecto anfiteatro de media luna con nosotros al centro. La pared curva, que alcanzaba más de 20 metros de altura, era como un gran telón, pero de pliegues horizontales, como labrados por el viento. Todo un espectáculo sobre el agua, que enmarcaba a otro bajo la misma.

Nos lanzamos al agua y seguimos a nuestro maestro, equipados con esnórquel, visor, aletas y un cinturón de buceo bien ajustado, con plomos a la cintura. Después de flotar un rato admirando la variedad de formas y colores de la abundante fauna, llegó mi turno. Güero me dio las últimas instrucciones mientras me hacía empuñar el arma cargada. Y luego, ¡a descender!

Con los pulmones llenos de aire, empecé por agachar la cabeza y mover el cuerpo para tomar la vertical. Me enfrenté al primer problema: no me hundía. Mi flotación normal, sin esfuerzo, aunada a la carga de aire, me mantenía pegado a la superficie, manoteando para bajar, pero sin éxito. Segundo intento. Volví a hacer el ejercicio de hiperventilación, adentro, afuera, adentro, afuera, y al final una gran aspiración. Esta vez sólo me coloqué en posición, mi maestro me tomó de los tobillos y me empujó hacia abajo. Ahora sí experimenté la presión en los pulmones conforme me hundía. El aumento de profundidad comprime los fluidos de menor densidad del cuerpo, en este caso sobre todo el aire de los pulmones, con lo que se disminuye el volumen total del cuerpo. Aquí se aplica la ley de Arquímedes: a menor volumen desplazado de agua, menor empuje de abajo hacia arriba. Esto significa que el esfuerzo necesario para descender es cada vez menor.

Llegué a una buena profundidad de pesca. Me encontraba entre las rocas forradas de coral y de moluscos minúsculos y otros invertebrados que las cubrían. Sin embargo, mi esfuerzo para mantener el equilibrio fue insuficiente, me desgasté y tuve que salir en busca del aire que ya sentía que me faltaba.

—¿Qué pasó? —preguntó Güero.

—Se me estaba acabando el aire.

—Es la falta de costumbre: el oxígeno te puede durar más de cinco minutos si no lo gastas moviéndote —me explicó—. Todo es cuestión de que tu mente esté convencida y domine los instintos. Y conservar la calma.

De eso ya me había tocado una buena dosis: en aquellos últimos meses, con la imposibilidad de hacer tantas cosas que me gustaban o que sentía como necesidades básicas, había optado —y lo digo así porque se trató de una decisión personal— por controlar mis impulsos, a veces hasta los más instintivos, como rascarme. Y eso siempre es una cuestión de paciencia y práctica.

En mis intentos de buscar la salud me había topado con propuestas de todos tipos. Como suelo decir, mi mayor enemigo es mi mente racional, que, consciente de que el deseo nos engaña y nos orilla a otorgarle valor a aquello que nos conviene, busca con desesperación el soporte científico para todo. Ante la inexistencia de pruebas rigoristas, me alineo con la postura del escéptico de mente informada. ¡Cómo me gustaría pensar menos y confiar más!

De lo que sí he encontrado pruebas es de cómo podemos sobreponernos a los impulsos: en mis sesiones de meditación —en las cuales a veces duro más de 75 minutos sin moverme en absoluto, ni siquiera un dedo ni un músculo que se tense— he descubierto que, con la práctica, la concentración se hace más profunda y más pronto te separa de los sentidos, de forma que la comezón desaparece, la incomodidad se desvanece y la ansiedad se olvida.

Al reconocer en las instrucciones de Güero esos principios, inicié de nuevo: hiperventilación, posición de inmersión, empujón y hacia abajo. Ahora sí, con menor movimiento, casi sólo dejando fluir mi cuerpo como si mi mente lo controlara, alcancé una profundidad de unos seis metros, donde sentí el peso del agua oprimiendo mi cuerpo, hasta que llegó un equilibrio: no bajaba más y tampoco subía, sino que me hallaba suspendido en esa profundidad. En lo que los peces me aceptaban como una especie rara, poco amenazante, y me permitían acercarme más, mi cuerpo dejaba de luchar contra el medio donde estaba inmerso, que no es su hábitat natural. Muy pronto identifiqué una posible presa. Restaba esperar a que estuviera a distancia, estirar el brazo por completo, apuntar y aguardar un poco más a que se pusiera de lado.

No lo conseguí al primero, al segundo ni al tercer intento. Los más de dos minutos que permanecía bajo el agua cada vez ya no se me hacían cansados. Simplemente, el pez al que le había echado el ojo no se dejaba convertir en pescado. Paciencia: necesitaba estar muy calmado y adaptarme al ambiente, moverme con la corriente. Si no eliminas los distractores, no puedes ganar la batalla. Es necesario minimizar el ambiente y concentrarse en el objetivo.

Una vez que el pez dejó ver su costado frente a mí, alargué el brazo con suavidad, para hacerlo uno solo con el cuerpo de madera del arpón, sobre el que la liga tensa esperaba ser liberada. Alargué el brazo sin pensar en el tiempo ni en que estaba sumergido hasta que, sobre el hombro, mi brazo perfectamente alineado con el arma, la letal punta de acero y mi colorido objetivo se fundieron en un solo punto. Entonces apreté el gatillo.

Algo único sucede cuando pescas tu propia comida: el ceviche te sabe a gloria.

REPORTE 8

○————————————————————————————○

Sólo buenas noticias

De nuevo les envío un reporte para comunicarles, y a la vez cosechar mediante este ejercicio, los frutos de cuanto nos ha ocurrido bajo esta nueva visión de la vida, con la enfermedad por un lado, pero tomados de la mano de Dios por el otro. Estos reportes siguen siendo confidenciales por su carácter íntimo y la complejidad que entrañaría comprenderlo para alguien sin el contexto completo. Les reitero que este escrito no pretende sustituir los contactos personales con cada uno de ustedes, sino que es una herramienta para facilitarlos.

La apertura de la información

Como saben, a principios de diciembre hicimos una comunicación pública de mi enfermedad con el objetivo de liberarnos de la tensión que implicaba no informar en forma abierta a un grupo más extenso de amistades y familiares. Por otro lado, la intención era moderar los comentarios fatalistas que ya se estaban dando entre gente desinformada.

El resultado fue que Yolanda y yo disfrutamos de una tranquilidad inesperada, de modo que aprendimos a compartir con mayor amplitud, y al mismo tiempo que estaba en nuestras manos cómo comunicar lo que queríamos dar a conocer, la forma en que la información se asumiría y la actitud que adoptarían los receptores del mensaje. Entre más clara, concisa y serena esta información, mayor paz transmitíamos.

Hemos aprendido que cada persona recibe las cosas con base en su propia experiencia, y así está bien, pero no todos necesitan la información completa ni todos son capaces de mostrar su empatía de la misma forma.

En particular, nos fue posible llegar a esta etapa porque para entonces conocíamos mucho mejor mi situación médica y lo que podíamos esperar y hacer, pero sobre todo porque nuestro grado de aceptación nos lo permitía. Sin embargo, el temor de que los rumores fatalistas afecten mi capacidad de captar trabajo para mi despacho continúa vigente, por lo que les reitero mi solicitud para que me ayuden en este sentido. Aunque siempre bienintencionadas, hay personas que acaso al reflejar sus vacíos personales exageran lo que saben o preguntan en busca de información con la que puedan llamar la atención más sobre su persona que en cuanto al mensaje, que busca una comunicación sana.

Una consecuencia de lo anterior es que Yolanda ha recibido llamadas de gente asustada o llorando en busca de consuelo ante información que no logró digerir. Y como es de esperarse que no todos nos busquen en forma directa, sería muy bueno contar con su ayuda, de ser posible haciendo lo mismo que nosotros, que hemos optado por no evadir las preguntas y contestarlas con información siempre positiva y muy bien fundamentada, como leerán a continuación.

Éxitos

Son muchas las cosas que me llenan de felicidad en este momento. Les enumero sólo cinco —como si fueran pocas.

Como profesionista, en la última Bienal de Arquitectura —un concurso estatal realizado por el Colegio de Arquitectos para destacar lo mejor que ha producido el gremio— participé con tres obras, las que recibieron mención honorífica. No obtuve la máxima distinción, aunque para ningún profesionista está mal lo que logramos como despacho en un bienio más bien marcado por las malas noticias y la inseguridad, la cual ha afectado nuestro quehacer tanto como a otros.

Aunque hemos estado bajos en contratos de construcción, en el despacho el diseño se ha reactivado en forma notoria, con nuevos proyectos residenciales y otros. Estamos participando del crecimiento que vive el Tec Milenio como sus proveedores de proyectos, además de que ganamos un concurso para hacer el proyecto de remodelación y ampliación del aeropuerto de San Luis Potosí, que para nosotros será emblemático, pues se busca que obtenga la certificación internacional LEED (siglas de Leadership in Energy & Environmental Design) de sustentabilidad en edificios, lo cual nos permite ingresar a ese mercado.

En el ámbito de organización, en la oficina hemos avanzado mucho en la implementación de procesos y mediciones que me permiten tener un mejor control de la ejecución y los resultados con mucho menor estrés.

En mi apostolado, al que decidí apoyar con más decisión en pro de la construcción de la nueva Casa Simón de Betania, hemos avanzado de manera impresionante en la captación de recursos durante los últimos meses, tanto así que estamos cerca de garantizar la terminación de la obra blanca, por lo que ya nos encontramos diseñando la estrategia para ir por el cierre y la puesta en operación mucho más pronto de lo que esperábamos.

Por último, nuestros hijos se están desarrollando muy contentos en sus ambientes individuales, pero con una muy marcada convivencia familiar y transmisión de valores. En todo momento son partícipes de lo que ocurre, están conscientes y expresan sus preocupaciones, pues me ven batallar para subir las escaleras de la casa. Me preguntan cómo estoy o cómo me pueden ayudar, ya sea para caminar o al acercarme algo: totalmente participativos y felices.

Manejo del estrés

Sin lugar a dudas, de todo este proceso, que a mi juicio concluyó con la aceptación de estas nuevas reglas del juego, la consecuencia física más importante ha sido la liberación del estrés.

Las misas, la oración contemplativa, la meditación, los dones del Espíritu Santo —que no en vano solicito cada mañana en mi oración—, la persistencia, la disciplina, los pequeños sacrificios, el control de los impulsos, las buenas lecturas, las conversaciones con mis directores espirituales y mis consejeros, así como las oraciones de todos cuantos me mantienen en sus intenciones, en definitiva han redundado en un mejor yo, más fuerte y capaz de enfrentar estos pequeños retos diarios, fijando más la mirada en el plan completo de Dios.

Todo se ha ido sumando, y el resultado es que hoy llevo una vida llena de paz y reflexión, en la que cuento con un manejo del estrés del que nunca había sido capaz y que, claro está, tarde o temprano se manifiesta en el cuerpo: el bienestar psicológico reflejado en el aspecto físico.

La visita a Houston

Lo primero que sentimos al programar esta visita fue mucho miedo. Sería nuestra primera clínica compartida con otros pacientes de ELA. Pensábamos que no estábamos listos para ver de cerca a otra gente enferma y la realidad de este padecimiento. Sin embargo, a lo largo del proceso he alcanzado el grado de no sólo sentirme con la fuerza de enfrentarme a la enfermedad, sino también de compartir mi lucha y mis logros.

Planeamos la visita sin titubeos. En el ínter nos contactó una señora de Monterrey diagnosticada en fechas recientes y en busca de información. De forma natural sentí la necesidad de ayudarla y al fin nos reunimos a tomar un jugo y platicar. Ella tiene 47 años y su padecimiento es del tipo familiar, más agresivo y que se presenta entre parientes. Su mamá y su hermana, además de otros cinco miembros de su familia, fallecieron en periodos de menos de dos años a partir del diagnóstico.

Se acercó la fecha para viajar a Houston y, antes de la visita, me hice el análisis de sangre trimestral para el control de daño al hígado debido a los medicamentos. Los indicadores ya se habían pasado del rango adecuado en octubre. En mis oraciones he pedido dos cosas con especial insistencia: que conserve la capacidad para hablar y que no se me descomponga el hígado para que pueda seguir tomando el riluzol. Sin embargo, el pronóstico no era bueno. Además, tenía la sospecha de que por primera vez en mi vida me había subido el colesterol debido a la cantidad de grasa animal que había estado consumiendo ante la necesidad de proteínas. Tardé tres días en atreverme a consultar los resultados, y qué grande fue mi sorpresa al ver que se hallaba en los niveles correctos y que los indicadores del hígado casi permanecían en un rango normal. Una enorme bendición para mí.

El jueves 9 salimos para estar a las siete y media del viernes en la que en Houston llaman "la clínica". Según nos explicaron al llegar, la metodología consiste en tomar lugar en un gran vestíbulo del piso 8 de la clínica de Neurología, con un gafete con tu nombre que te identifica como paciente. Al lugar que elijas para esperar se acercarán durante el día los diferentes especialistas, a fin de dejar tiempo intermedio para la convivencia espontánea con otros pacientes. El temor natural de la primera vez nos alejó del área más llena de gente, así como de sillas de ruedas y otros aparatos.

Nos sentamos y comenzó la experiencia. Primero nos enteramos de que ese día esperaban a 33 pacientes. Tras la evaluación médica inicial tuve el primer contacto con Keith, de 42 años, divorciado, padre de tres hijas y con 13 años de haber sido diagnosticado. En el aspecto físico, sólo sus manos se veían atrofiadas y su voz era un poco difícil de entender, pero caminaba a la perfección y me dijo que ni riluzol tomaba.

Continuó la procesión de especialistas, 12 en total, entre los que incluso figuraba un abogado que te ofrecía testamentos y asesoría legal gratis, así como un consultor de planeación económica. La prueba que más esperaba era la de capacidad pulmonar. Sé que sin lugar a dudas la fuerza de mi pierna izquierda ha disminuido mucho, y el que antes era un pie izquierdo caído ahora está caidísimo: ya no lo puedo mover en absoluto, se encuentra hinchado y los dedos no responden. El resto de las mediciones que ellos efectúan deberían informarme del proceso de mi enfermedad.

Nuestro turno llegó a las dos y media de la tarde, con una chaparrita gritona que hacía las pruebas; sumamente agradable, al igual que todos, pero muy enérgica. Ella procura que hagas tu mayor esfuerzo para succionar y soplar en el aparato, a fin de medir la presión que ejerces sentado, de pie y acostado. Terminas muy cansado y viendo visiones. No sé si porque ya le aprendí la maña, pero a pesar de estar recién comido —lo cual no ayuda a la prueba— en cada medición logré las mismas o mejores marcas que en octubre. Continúo en 125% de la capacidad pulmonar promedio: otra bendición importantísima. Todo el día fue así: muy cansado, muchas pruebas, encuestas y preguntas, si bien prácticamente ninguna reportaba un decaimiento. En el caso de la voz, no sólo consideramos que no he empeorado, sino que a veces incluso parece que voy mejor.

También nos dimos cuenta de la diversidad de formas en que actúa la enfermedad. Conocimos a Mark, de 47 años, y a su esposa Peggy. Él, diagnosticado hace seis meses, se veía muy bien y hablaba perfectamente, pero después lo notamos muy cansado. Nos explicó que la enfermedad le está afectando los pulmones y la espalda, por lo que se ha ido encorvando. También conocimos a Kelly, de reciente diagnóstico, madre de varios hijos —la menor, de 11 años—, sin síntomas aparentes pero en total depresión. Le recomendé varias lecturas y le dimos muchos ánimos. Neria, mexicano-estadounidense diagnosticada desde hace siete años, usaba silla de ruedas y tenía sus manos rígidas y secas, pero también hablaba a la perfección. Había otro Mark, más o menos de mi edad y con el mismo tiempo de inicio de los síntomas, pero con el que sólo nos comunicamos a través de su esposa y su computadora, que opera con los ojos, pues se encuentra postrado en una silla de ruedas sin la capacidad de mover manos ni pies, si bien respira sin problema alguno: todo esto en sólo dos años. Y así muchos otros casos de gente de 55 años o mayores. Dos de ellos no parecían tener nada, pero casi no se les entendía al hablar; el resto se hallaba en silla de ruedas, en muy diferentes condiciones y situaciones.

El saldo de la visita fue muy positivo. No sólo me di cuenta de que, gracias a Dios, soy uno de los casos de avance más lento de la enfermedad y en condiciones que me permiten trabajar, manejar, comunicarme y hacer casi todo lo que quiero, sino también de que el avance ha sido mínimo. Conocimos a una mujer diagnosticada desde hace 21 años que camina y habla sin gran problema. Y no sólo eso: también reafirmamos que estamos haciendo lo correcto y en el mejor lugar para darnos seguimiento, donde además nos ofrecieron una nueva prueba.

Oportunidades médicas

Tres nuevos temas brincaron frente a nosotros a últimas fechas:

- La noticia de que las pruebas en fase tres del dexpramipexole, concluidas hace poco, resultaron muy positivas en el retraso de los síntomas entre el halagador número de 800 pacientes que participaron en las mismas.
- La información sobre otra etapa de investigación en el Hospital San José de Monterrey, con células madre que en principio también han dado buenos resultados en la protección de la mitocondria.
- La invitación a participar en la pruebas de una droga para Parkinson que se pondrá en marcha entre pacientes con ELA en Houston.

No me queda sino agradecer —¡agradecer todo el día y todo el tiempo!—, en primer lugar a Dios por tantas bendiciones y a mi familia y mis amigos por tantas oraciones y consejos, compañía y muestras de amor: por tantas y tantas oportunidades de apreciar todo el bien del que estamos rodeados y su compañía para disfrutarlo.

PF

CAPÍTULO IX

Aceptación

Marzo de 2005

A quella nevada es una de las dos cosas que recuerdo con mayor claridad. En cuestión de minutos desapareció el camino y me fue imposible ver a un metro más allá de los faros. No lograba avanzar por el temor a desbarrancarme, pero tampoco podíamos perder tiempo. La temperatura bajaba con tal rapidez, que corríamos el riesgo de presentar hipotermia, porque no llevábamos ropa para la ocasión.

¿Qué habría pasado si no me hubiera arrepentido y bajado por mi *jeep*?

Desde que empecé a quedarme atrás, las cosas no pintaban bien. Había descuidado el entrenamiento para bici de montaña y mi manejo nunca había sido tan bueno como el de Yolanda. Las piedras sueltas del camino me mermaban demasiado y el simple hecho de pensar en el descenso me desgastaba mentalmente.

No fue buena idea empezar tarde y a sabiendas de que ningún miembro del grupo había realizado este ascenso en bici. Un poco más adelante del bosque petrificado yo me había rendido, al decidir que no era prudente continuar. Fue una ocasión en la que haberme rajado salvó el día, y eso hizo que no me arrepintiera. Al aceptar que si seguía no me quedarían fuerzas para bajar, aprendí a reconocer que tengo límites y que eso no es necesariamente negativo. En esta ocasión, gracias a ello los demás también salieron beneficiados, pues tras emprender la retirada dejé mi bici y, de no haber sido porque subí a buscarlos en mi *jeep*, la tormenta de aguanieve los habría sumergido en la oscuridad de la noche antes de lo previsto y quién sabe cómo habrían bajado. Parece que yo era el único prudente ese día.

Estábamos en marzo y en la cima del cerro del Potosí, a 3718 metros sobre el nivel del mar, y la llegada de un frente frío y húmedo provocó que la temperatura bajara al menos 15 grados en cuestión de 10 minutos. Pero ahora Yolanda, Juan y Mauricio, subidos y con sus bicis cargadas en mi *jeep*, resistirían el frío. Pero con el frío llegó la oscuridad, y los faros encendidos sólo reflejaban, a modo de chispazos blancos, la nieve volando frente a ellos. No se veía ni dos metros más adelante. Y no exagero.

—No veo nada del camino —dije más sorprendido que nervioso—. Necesito que alguien se baje a buscar el camino —y así se hizo, pero incluso desde abajo el reflejo de la luz en la nieve resultaba cegador.

De pie frente al *jeep*, Mauricio movía manos y pies, arrastrándolos de un lado al otro como si quisiera pegarle a una piñata con los ojos vendados, pero titubeante, como si estuviera caminando en un campo minado. No sé si fueron 10 minutos o más, pero finalmente identificamos unas piedras que bordeaban el camino. Tras avanzar unos 50 metros, la protección de los primeros pinos evitaba la caída de la nieve, lo cual permitía la visión y nuestro rápido avance.

El otro recuerdo que perdura en mi mente de ese ascenso al cerro más alto de mi estado natal fue la pareja que nos hospedó aquella noche. Al llegar al poblado que está en la base llamado 18 de Marzo, los dueños de la casa donde nos habían hecho el favor de cuidarnos los *jeeps* mientras subíamos en las bicis, en lugar de permitirnos acampar en su parcela nos invitaron a pasar a cenar y a usar las camas desocupadas. Lo de la cena no era demasiado extraño, pues en este tipo de lugares, donde es obvio que no existen restaurantes ni hay servicios turísticos, no es raro que los lugareños te brinden comida casera a cambio de un pago. El hospedaje hacía pensar que, sin proponérnoslo, habíamos llegado al lugar correcto.

Un baño caliente, con agua calentada al momento en un bóiler de leña, nos cayó de maravilla después de la enfriada. De remate, doña Raquel ya nos esperaba con frijoles de olla, huevos guisados con salsa molcajeteada y tortillas palmoteadas, todo preparado para nosotros sobre el pequeño brasero a la orilla de la pequeña habitación que fungía como cocina, comedor y sala. Mientras nos servía, apuraba a don Andrés para que fuera a comprar leche y pan dulce para tener qué ofrecernos para el desayuno.

La gentileza nos obligaba a incluir a nuestros anfitriones en nuestra conversación. Así supimos que don Andrés era afanador de una secundaria pública en Monterrey, donde tenía su casa con doña Raquel y sus dos hijas, una ya graduada de la universidad y la otra a punto de terminar Leyes. La casa donde nos recibían era herencia de la familia de ella y la habitaban como sitio de descanso, pues a ambos les gustaba mucho trabajar la huerta de la propiedad. Esta historia no tendría nada de especial si no fuera por la enseñanza que recibiríamos a la mañana siguiente, tras descansar a nuestras anchas en las amplias camas que amablemente pusieron a nuestra disposición.

Mientras terminábamos el desayuno, Yolanda fue a sacar del *jeep* una bolsa con ropa que había llevado para regalar, pues siempre le ha gustado más dar lo que ya no usamos directamente a la gente con la que se cruza en sus paseos por el campo, que llevarlo a un banco de acopio, como Cáritas, donde no siente que hace el beneficio en persona. De modo que pensó que algo de lo que traía les podía servir.

—Oiga, *seño*, ¿puedo dejarle esta bolsa con ropa? Nosotros ya no la ocupamos —le dijo mientras le mostraba el paquete.

—Ah, qué bueno, cómo no. Aquí hay mucha gente necesitada. Nosotros la repartimos —dijo doña Raquel, en lo que en un principio me pareció una forma de aceptarla sin reconocer una necesidad y rebajarse. ¡Cuán equivocado estaba!

Ese gesto de Yolanda provocó que aquella pareja, que con tanto ahínco nos servía, nos enseñara sobre su percepción de la vida.

—Nosotros, que somos tan afortunados, tenemos que ver cuando se pueda por los demás —y continuaron hablando de su fortuna, las bendiciones recibidas, lo agradecidos que vivían y cómo lo hacían.

Y así siguieron, para luego despedirse de nosotros tras negarse rotundamente a recibir pago alguno por su hospitalidad y los alimentos.

—Cómo no hospedarlos y ofrecerles algo de comer, si están las camas desocupadas y si podemos —terminó don Andrés, que hablaba desde un rincón, sentado sobre un bote de plástico: aquel barrendero y limpiador de baños de una escuela que había abierto su despensa, pagado la cena y el desayuno, quemado su propia leña, prestado su propia cama y cedido sus sillas a unos perfectos desconocidos que vio mojados y con frío afuera de su casa y no los dejó así. Todo eso porque se reconocía feliz y lo suficientemente bendecido como para dar lo que él consideraba una obligación.

En esta ocasión los "ricos" y poco autosuficientes habíamos pedido lo que podíamos pagar, pero quedamos empequeñecidos ante tal despliegue de felicidad que veíamos en personas con una visión mucho más completa de la vida que la nuestra, y no por su grado de escolaridad, experiencias, valentía o relaciones. Era sólo el reconocimiento de su realidad y la aceptación de sus vidas, no como resignación a una circunstancia inmodificable según sus capacidades, sino que expresaba una visión de satisfacción con sus personas, la humildad de declarar que aquello que se es, se debe a que recibimos la oportunidad de serlo, y el conceder poco o nulo valor a los bienes físicos, tan pasajeros y ajenos que sólo cobran sentido en la medida que somos buenos administradores en beneficio de nuestros semejantes.

Supe así que en esa casa, que por su fachada consideré limitada, había una riqueza que no sé si alcanzaré: una capacidad de amar sin selectividad, sin reserva, sin prejuicios, simplemente felices y en paz.

Ese día subimos al punto más alto de Nuevo León sólo para darnos cuenta de que la verdadera grandeza se encuentra en sus faldas: en su gente.

REPORTE 9

Escribo porque es importante

Han pasado cuatro meses sin escribir, e incluso antes de sentarme a hacerlo me parecía que había sido más tiempo. No cabe duda de que el ritmo al que avanza la vida es muy rápido y se nos va sin darnos cuenta. Ahora que estoy más consciente de que la vida no es eterna, me exprimo cada día al máximo y, la verdad, termino excesivamente cansado. Este proceso me ha hecho más sensible a lo que pasa en torno a mí y a mis propios sentimientos. Por eso les hago más caso: se los recomiendo.

Es increíble cómo, pese a que de manera constante estamos rodeados de gente, nos damos muy poco tiempo para mirarnos a los ojos, escucharnos con la atención del corazón y decirnos cosas positivas. Nos perdemos en la búsqueda de objetivos que por lo general son egoístas y no se ajustan a lo que, en lo profundo, nos hace sentir felices y plenos.

Ahora, mientras estoy de vacaciones, me di tiempo de redactar estas historias y de compartir mis sentimientos para tener más cerca a todos los que quiero de una u otra forma.

Para mí, escribir es una parte importante de este proceso y de estas nuevas reglas del juego.

La férula y Santiago de Compostela

Acepté la invitación de una comercializadora de productos cerámicos que estaba formando un grupo para ir a España a principios de marzo a conocer la fábrica de Porcelanosa. Eso me presionó para tomar una decisión que estaba evadiendo. Mi dificultad para caminar era cada día un poco mayor y necesitaba esforzarme demasiado para levantar la cadera izquierda, de modo que, a su vez, la pierna se levantara. Subía los escalones de uno en uno, sólo con la pierna derecha y la izquierda detrás. Sabía que sería un reto intentar seguir al grupo durante el viaje. Para lograrlo tenía dos opciones: pedir una silla de ruedas cuando fuera necesario —ya lo había hecho en el aeropuerto de México tras la frustración de perder una conexión por el tiempo que me tardé en caminar de una terminal a la otra— o intentar ayudarme con la férula que me habían recomendado en Houston y que Yolanda quería que me probara, pero que yo no aceptaba por miedo. Me resistía porque sentía que equivalía a aceptar una derrota. Pensaba que, al igual que cuando te pones anteojos, el músculo se relaja y te haces dependiente del nuevo accesorio. Tampoco quería la silla de ruedas ni quedarme en mi casa sin viajar, así que busqué un distribuidor en Monterrey que me ayudara a seleccionar la que más me serviría.

La férula, una plantilla con soporte en escuadra de fibra de carbono que se ajusta al chamorro, llegó un día antes del viaje. En verdad que funciona de maravilla: me sostiene el pie izquierdo y lo mantiene a 90 grados. Eso hace que no necesite levantar la cadera para avanzar y me aporta el beneficio de un movimiento más natural y mucho menos cansado; además, logré volver a subir escaleras de manera casi normal.

De última hora Yolanda decidió que valía la pena aprovechar mi viaje para alcanzarme en Madrid, con la idea de que fuéramos a Santiago de Compostela, pues dos años atrás, cuando hizo "el Camino" en bicicleta, se comprometió consigo misma a llevarme algún día y quedarse en el parador Los Reyes Católicos, frente a la Catedral. Como consiguió la reservación, organizó un *tour* rápido por el norte de España.

La parte inicial del viaje a las empresas, en Valencia y Castellón, se desarrolló muy bien. Yo caminaba lento, pero bastante bien. Nunca necesité ayuda: sólo paciencia. Yolanda llegó a Madrid el miércoles, donde nos encontramos para independizarnos del grupo a la mañana siguiente. Fue un viaje exprés de cinco días, recorriendo más de 1 300 kilómetros en coche, que, como era de velocidades —cuando lo reservé nunca pensé en pedirlo automático para estar en posibilidad de manejar—, Yolanda se vio obligada a conducir todo el tiempo.

Primero hicimos un viaje turístico por la costa norte, que resultó precioso. Nos fue excelentemente. Luego bajamos para interceptar la ruta francesa del Camino de Santiago, cerca de Astorga. Al camino sólo le dedicamos dos días y medio, pero muy emotivos.

La noche del viernes, mientras manejábamos, encontramos los primeros letreros que indicaban la ruta. Buscamos la primera iglesia para hacer una visita. Eran más de las nueve de la noche y parecía cerrada. Cuál no fue nuestra sorpresa al ver que se celebraba misa en ese momento, así que entramos justo para el sermón del padre. Como hecho para nosotros, en ese momento decía:

—Ésta es la iglesia de la Virgen del Camino, un muy buen lugar para iniciar el Camino de Santiago.

A la mañana siguiente empezamos muy temprano nuestro singular recorrido en coche. A buen paso, esa noche estaríamos en Santiago. Los dos lo disfrutamos muchísimo. Para mi sorpresa, casi todas las iglesias donde paramos estaban cerradas. Sólo entramos a la capilla de O Cebreiro, lo cual nos permitió llegar con luz a Santiago. Fue lo más espectacular, pues conducimos hasta la plaza para ver la Catedral cuando la puesta de sol pinta de dorado la fachada por unos momentos.

Lo mejor todavía estaba por venir, ya que al día siguiente era domingo y, sin planearlo así, escogimos la misa de las 12 en la Catedral que resultó ser la del peregrino.

Antes de la bendición, el padre anuncia que se hará la ceremonia del botafumeiro: un incensario enorme de 1.6 metros de alto y 80 kilos de peso, colgado del centro de la cúpula, sobre el altar. Al final de la misa el sacerdote da entrada a siete viejitos que lo traen cargando, lo montan y encienden el incienso. Luego lo levantan con unas poleas y, a base de jalones, lo van haciendo balancear a lo largo de los brazos laterales de la iglesia. A cada pasada un nuevo jalón, con lo que el pesado incensario toma vuelo y pasa sobre la gente para purificar, además de cubrir el aroma a peregrino, a modo de "acompañar a nuestras oraciones en su ascenso al cielo", como lo había anunciado el presbítero.

Verlo oscilar es todo un espectáculo y una vivencia muy fuerte: de izquierda a derecha, y viceversa, una y otra vez a cada extremo, tomando altura y velocidad con cada estirada de la cuerda, hasta elevarse más de 20 metros —que parecen 50— y pasar a más de 65 kilómetros por hora, con lo que el ambiente se llena de incienso, el cual, iluminado por la luz que entra por los vitrales y con la música del órgano monumental a todo volumen, te enchina la piel. No pudimos evitar que se nos escaparan algunas lágrimas. En pocas ocasiones me he sentido abrumado de semejante forma ante la belleza de una experiencia así, sin duda inolvidable pues te penetra por todos los sentidos.

Me quedé con este pensamiento del viaje: hay que ser agradecidos y ocuparnos en completar nuestra razón de ser, que se complementa con la que ya venía siendo mi más sincera petición a Dios, tomada del salmo: "Señor, dame sabiduría para entender mi misión y fortaleza para cumplirla".

Segunda visita a "la clínica" en Houston

El primer viernes de mayo fui por quinta vez a Houston. Ese día tenía programada la segunda visita a "la clínica", como llaman en el Hospital Metodista al encuentro mensual entre pacientes, familiares y doctores, que ahora entiendo más y con el miedo de la primera vez superado.

Ya no nos asustó la atiborrada sala, con más de 30 pacientes, sus familiares y otras 25 personas entre médicos y asistentes, donde además hay vendimia de *gadgets:* sillas de ruedas, férulas, accesorios para caminar, dormir y, los más interesantes, de escritura dirigida con los ojos, que se transforma en una voz electrónica.

Nos dimos cuenta de que este evento social sirve en forma indirecta a varios propósitos muy importantes: conocer otros casos, dar y recibir apoyo de gente con la que tanto tú como tus familiares puede tener empatía, y, quizá el más importante: perder el miedo a tantas cosas desconocidas que tarde o temprano formarán parte de la realidad que vives. La nutrióloga ocupada de ver si puedes tragar mecánicamente nos dijo que nos sorprenderíamos de la cantidad de gente que había en esa sala que se alimentaba por sonda directa al estómago, y que incluso los pacientes bromean al respecto.

Lo que nos impactó mucho de esta visita fue ver la progresión de la enfermedad en algunos de los pacientes que habíamos conocido tres meses atrás. Por mencionar sólo dos casos: la vez pasada, un compañero de mi misma edad se encontraba prácticamente inmóvil, escribía con los ojos en una computadora y sólo comía lo que le pusieran en la boca: ahora no podía mantener la cabeza erguida y lo alimentaban con sonda porque ya no era capaz de tragar. Mark, de diagnóstico más reciente, al que se le encorvaba la espalda por falta de fuerza en los músculos del dorso, ahora usaba un andador para caminar, además de que respiraba con dificultad.

Gracias a Dios y a todas sus oraciones, para mí, como para otros pocos, la historia es diferente: en mi caso particular el avance continúa siendo muy lento. La fuerza pulmonar, que es lo que más les preocupa, sigue justo en el mismo nivel de 125%. Sólo tengo menos fuerza en la pierna izquierda, ahora un poco de debilidad en la derecha y algo poco menos de fuerza en la mano izquierda. Por todo lo demás me felicitaron y me dieron cita para dentro de cinco meses, en lugar de los tres acostumbrados.

La única novedad que me traje de allá fue un nuevo suplemento, magnesio, que me disminuyó mucho la intensidad y la frecuencia de los calambres que sentía a diario en cuello, manos y pies.

Pruebas médicas y lo que estoy haciendo ahora

Desde febrero acepté participar en una prueba clínica con el objetivo de probar la efectividad de la rasagilina —un medicamento usado en casos de Parkinson— para desacelerar el avance de la

ELA. Esto requirió que fuera yo sólo una vez más a Houston, pues estamos haciendo coincidir las citas con las de control. Son muy formales para estos procesos.

He seguido también, por insistencia de buenos amigos, algunas recomendaciones alternativas, como la terapia de imanes, y estoy esperando el momento correcto para probar el sulfuro de hidrógeno, que puede resultar un poco más pesado para el hígado. A lo que le he dedicado mucho tiempo es al zhineng qigong, "ciencia" sobre la cual tomé el curso impartido por Eduardo Oceguera y a la que sus practicantes le atribuyen muchas curaciones.

Para mí, esta práctica representó, por un lado, la oportunidad de llevar una actividad física, y por el otro la gran contribución que ha tenido en el manejo de mi estrés. La práctica, con mucho de meditación y visualización, incluye sentadillas y otros movimientos encaminados a "abrir" los canales de flujo de energía internos del cuerpo, lo cual requiere de mucha paciencia y concentración.

En cuanto al sulfuro de hidrógeno, es un tratamiento promovido por un oncólogo regiomontano. Estuve con él y, aunque no hay pruebas específicas en padecimientos neurológicos y es una sustancia venenosa si se inhala, se encuentra presente en el ajo y otros alimentos de propiedades regenerativas, por lo que pienso probarlo durante un tiempo —ya recibí la aprobación de Houston para hacerlo.

Como ven, no estamos de brazos cruzados.

¿Cómo estás?

Ésta es una pregunta muy común que nos hacemos entre amigos y conocidos, como un gesto de amabilidad, pero a mí también me la hacen con una diferencia casi imperceptible en el tono de voz que revela un mayor interés en la respuesta. Independientemente de lo que conteste, la réplica suele ser la misma: "Yo te veo muy bien". Me da mucho gusto que así lo consideren, pues no hay nada más agradable que ver a una persona contenta. Yo soy muy visual y, lo acepto, algo vanidoso. Le dedico tiempo y esfuerzo a verme bien. Una gran parte del poco ejercicio que hago ahora lo enfoco en eso. Al asumir que todos poseemos una tendencia natural a mejorar, me di cuenta de que si me dejaba caer perdería el cariño y la empatía de la gente, y de ser así debería conformarme con la lástima. Por mucho, prefiero el círculo virtuoso de contagiar y dejarme contagiar con las mejores actitudes y victorias, por pequeñas que sean.

Nada es minúsculo si le pones una buena lupa enfrente: así es como quiero ver lo positivo que nos sucede. La única verdad es que no controlamos eso que nos sucede, sino lo que hacemos con esa realidad.

Para muestra, la repentina pérdida de mi cuñado en un accidente automovilístico, con lo que se invirtieron los papeles, pues tanto para él como para los demás, si alguien estaba cerca de la muerte, ése era yo. En el mismo mes fuimos testigos de la forma en que un tumor cerebral se cobró la vida de otro gran amigo nuestro, que tan sólo una semana atrás parecía totalmente sano, fuerte y lleno de vida. No estoy contra los psicólogos, pero he optado por el camino de la meditación profunda en la sabiduría contenida en el Evangelio, así como por los dones espirituales y la fe en Dios. Ésta es mi receta para sentirme bien la mayor parte del tiempo, lo cual sin duda abona mi estado físico y mi salud.

Así pues, "¿Cómo estás?" es lo primero que me pregunta el doctor De la Maza cuando lo veo, y la última pregunta del cuestionario sobre mi evolución médica durante las visitas a Houston es: "¿Cómo calificas tu estado general en la escala del 0 al 10?" Las últimas tres veces he respondido "9". No alcanzo el 10 porque no dejo de hallarme en una situación que "no está padre", pues me encuentro imposibilitado para hacer muchas de las cosas que me encantan.

"No está padre"

Sólo usaré esta frase, que le pido prestada a una muy buena amiga, para decir lo que siento. Me doy esta licencia en vista de que durante meses he cumplido a la perfección el propósito de no quejarme. Por convicción me he abstenido de lamentarme y estoy del todo satisfecho con esto, aunque tampoco se trata de evadir la realidad, que simplemente "no está padre".

En medio de tantas buenas noticias, la enfermedad ha seguido menguando mis capacidades físicas, tan lentamente que no es posible notarlo día a día, aunque al mirar en retrospectiva recuerdo cuando subía las escaleras de mi casa de dos en dos, mientras que ahora lo hago de uno en uno y apoyado en el barandal. ¡Apenas en marzo subía sin la férula! Ahora con todo y férula sólo subo con el pie derecho y me ayudo con las manos. Caminar también se ha vuelto muy pesado.

No confío mucho en mis pies, por lo que ya no ando en bicicleta. No sabría decir qué fue primero, si el huevo o la gallina: ignoro si debido a mi debilidad me es imposible hacer ejercicio o si la falta de ejercicio ha derivado en la pérdida de masa muscular. En el caso de mi pierna izquierda, es evidente que los músculos están reducidos a su mínima expresión, incluso en comparación con los de alguien que no hace deporte. En la derecha el debilitamiento es menor y tengo buena movilidad, pero si llego a la orilla de la banqueta y el escalón es de más de 25 centímetros, pienso: "¡Chin!, un obstáculo no deseado que debo vencer".

En la playa dejé de jugar con las "raquetitas" de madera. Aunque mis hijos me sustituyeron como compañero de Yolanda, no estuvieron ni cerca de poner en peligro nuestro récord de golpes sin error. Ahora cambiamos de actividad e hicimos pases cortos de futbol americano, donde la precisión de mis hijos era fundamental, pues el objetivo era mantenerme en el mismo lugar.

Tampoco "está padre" que ya no pueda ir a Chipinque para subir Las Calabaceñas por la ruta que domina y mantiene como suya Yolanda; aceptar la invitación de mis amigos de bici de montaña, o acompañar a Baby y a sus amigas al recorrido del cañón de Matacanes durante la salida que se organizó con papás e hijas —sólo una mamá fue a esa salida (adivinen quién)—. Tampoco puedo ir a las competencias y aventuras en que hacía equipo con Yolanda y donde los Ferrara teníamos un lugar bien ganado, pues éramos la pareja mixta a vencer. Por suerte mantenemos en alto el apellido porque ahora Pablo, mi hijo, la acompaña y es mejor que yo.

Debo agregar que también percibo más débiles mis manos y mis brazos, y que últimamente he experimentado fasciculaciones bajo el pecho, en el área que va de los pulmones al vientre: un brincoteo impresionante a lo largo del día, intermitente, aunque la buena noticia es que mi voz, a pesar de flaquear de vez en cuando, sigue en buen estado. Al respecto, sigo sumamente agradecido con Dios, ya que al permitirme hablar también me permite trabajar y no aislarme de las conversaciones. Vaya, incluso puedo gritar.

Tampoco "está padre" la dieta sin lácteos ni gluten que sigo, ni tener que cuidar el hígado como una joya, pues me pierdo muchos placeres. Disfruto al máximo los detalles tan especiales que tienen conmigo mis mejores amigos y familiares, que me preparan lo que sí puedo comer. Ésas son ahora las sensaciones de bienestar más perdurables.

Sin lugar a dudas, gano más de lo que pierdo, y lo bueno es mejor si lo compartes, lo cual he puesto en práctica. Ahora entiendo en carne propia esta frase de Vivian Green: "La vida no se trata de esperar a que pase la tormenta, sino de aprender a bailar con la lluvia".

Otra vez, muchísimas gracias por sus oraciones, que no dejo de percibir en cada bendición que llena mi vida.

PF

Esperanza

Septiembre de 2012

M e encanta usar mis motos acuáticas, que son siempre generadoras de aventuras. Como estoy imposibilitado por el avance de la enfermedad para desfogar mi energía corriendo o haciendo otro deporte, usarlas es mi válvula de escape. Como de costumbre, una de las dos falló, pero la otra sí funcionaba. En esta ocasión la aventura consistió en que, después de sacarla a la playa y de que varios del grupo de los arquitectos con los que había ido de fin de semana a la Isla del Padre la usaron, me fui a correrla un poco yo solo con la idea de adentrarme en la bahía. Había mucho oleaje y viento en mar abierto, frente a la playa, por lo que no podía incrementar la velocidad, así que mejor busqué protección en los canales interiores. Entré por detrás de la escollera y me dirigí hacia el canal que va hasta el puerto de Brownsville. Ya de regreso, el viento y las olas venían de frente y me impedían ver con claridad. Me fui costeando por el borde izquierdo hasta que, ¡oh sorpresa!, la moto comenzó a frenarse, haciendo fricción mientras se subía a un banco de arena que no vi. Quedé varado unos 15 metros adentro de las aguas bajas, lejos de una profundidad navegable. Me asusté, pero sabía que estaba en un punto de tráfico en la boca del canal, así que empecé por repasar las opciones.

Por primera vez tuve la sensación de estar imposibilitado físicamente. Y se siente fatal. Después de ir a toda velocidad con la motocicleta, me di cuenta de que no podía empujarla, caminar a la orilla por el fango ni nadar, pues no había profundidad suficiente.

Totalmente incapacitado, me invadió una terrible sensación de impotencia. Necesitaba ser rescatado. Pasé unos minutos de angustia, pero no dejé que la frustración se apoderara de mí. Por fortuna llevaba agua y me había puesto bloqueador antes de salir, además de que tenía otro salvavidas para hacerme sombra y protegerme de la insolación. Eran las dos de la tarde y ése era el mayor peligro.

Una vez calmado me acomodé, me hice un techito y me puse el silbato y los documentos en el cuello. Todo un náufrago profesional. Y me dispuse a esperar, sentado en mi vehículo inservible a esa escasa profundidad.

Pasaron dos barcos. El primero no me vio. El segundo hizo señas que me llevaron a pensar que me habían visto y supuse que me reportarían, pero no tenía idea de cuánto tiempo pasaría.

Al fin, un pescador solitario se aproximó directo hacia mí. Ya eran como las cuatro de la tarde. Se acercó navegado con cautela lo más que pudo para rescatarme. Él no podía meter su lancha al banco de arena, debido al motor fuera de borda, y se veía extrañado de que yo no me acercara. Me bajé, pero como no tenía fuerzas para caminar sobre el fango pegajoso, tuve que salir gateando, con el salvavidas protegiéndome las manos de las conchas rotas que cubrían el fondo, hasta que llegué a unos 30 centímetros de profundidad. Entonces me acosté de muertito y me fui flotando hasta que encontré el espacio suficiente para nadar. Me acerqué por detrás a la plataforma del pescador y le dije que me tendría que sacar del agua, pues no podía subir por mí mismo. Le expliqué cómo jalarme, usando la técnica de rescate de los caídos cuando vas en una balsa en los rápidos, sujetando el salvavidas y usando el cuerpo como contrapeso. Así lo hizo y me llevó a donde pudiera hacer una llamada.

Telefoneé al departamento donde nos estábamos quedando, pero no contestaron, pues nadie estaba preocupado por mí. Encontré a mi suegro en su departamento y él me hizo el favor de rescatarme en Puerto Isabel. Más tarde, con la marea alta del atardecer, volveríamos para remolcar la moto acuática.

Al final este episodio se convirtió en una anécdota muy divertida y, desde luego, en un golpe de realidad: no es lo mismo batallar para vestirme o subir las escaleras que reconocerme incapacitado para hacer algo, lo cual requiere mayor humildad y aceptación.

Ahora estoy más consciente de que debo actuar con la precaución que amerita mi condición.

Y acaso un poco más.

REPORTE 10

3 de noviembre de 2012

Cómo pasa el tiempo

Es increíble: me pongo a hacer cuentas y ya han transcurrido casi tres años desde los primeros síntomas, en tanto que pronto se cumplirán dos de vivir con el diagnóstico. A continuación les narro la tercera visita a la clínica de ELA en Houston y cómo ha cambiado mi percepción de la amistad en este proceso, entre muchas cosas más.

Las cinco esferas

Al ser invitado de honor a una graduación del Georgia Tech en 1996, Bryan Dyson, ex presidente de Coca-Cola, ofreció un discurso sobre lo que él había aprendido respecto al equilibrio en la vida. Para hacerlo se valió de una analogía: un malabarista intenta mantener en el aire cinco esferas, que son el trabajo, la familia, la salud, los amigos y el espíritu. De éstas, sólo una es de caucho, la del trabajo, de modo que si se cae, rebota. Es decir, siempre puede recuperarse. Las otras cuatro son de cristal, por lo que si las dejamos caer, el daño será irremediable.

Este mensaje me cuadró a la perfección. En definitiva, todos somos malabaristas que intentamos hacer maravillas con la compleja vida que llevamos. Lo que más llamó mi atención fue la importancia que Dyson le confirió a los amigos, al situarlos al nivel de las demás esferas. Aunque por fortuna he tenido el privilegio de contar con buenos amigos, si yo hubiera dado ese discurso es muy probable que los dejara fuera, sin asignarles una esfera independiente de las demás. Sin embargo, cuando la enfermedad me reveló cuán efímera es la vida, me di cuenta del poco tiempo que había dedicado a los amigos.

Claro que en los últimos 15 años mi afición por el deporte estuvo alimentada sobre todo por la oportunidad de cultivar amistades, que me acompañaron y enriquecieron enormemente. Mucho más rápido de lo que imaginé, al verse mermadas mis capacidades físicas y hallarme imposibilitado para ejercitarme como antes, renuncié también a ese tiempo maravilloso rodeado de amigos. Esto me ha causado una tristeza profunda, sin lugar a dudas mayor que la de la propia incapacidad de hacer deporte.

Desde que se generó en mí esta conciencia decidí dejar de lamentarme por haberme aislado para, al contrario, entregarme a una nueva empresa.

Mis amigos y yo no sólo nos veíamos por amistad. Acaso todos seamos muy responsables o comodinos, pero el hecho era que no teníamos mucha convivencia directa. Con todos absortos en el trabajo y la familia, el contacto se reducía a las salidas a cenar con unos y los entrenamientos con otros.

Hace unos seis años, cuando choqué, dejé inservible mi Pathfinder. Necesitaba escoger otro carro, y recordé que siempre había querido una camioneta marca Jeep para descapotarla como lo hacía un amigo en la prepa. Así que me planteé convertir el accidente en una oportunidad para cumplir ese sueño. Me la compré plateada, la levanté, le puse llantas extragrandes y la equipé para que se viera como la imaginé. Eso me causó mucho placer y no fueron pocas las personas que me dijeron: "Siempre he querido tener un *jeep*". No sé si lo decían de dientes para afuera, pues no es que no lo tuvieran por falta de dinero: era cuestión de no permitirse un gusto o quizá de dejarlo para después, quizá eternamente para después.

La adquisición de la camioneta nos llevó a Yolanda y a mí a emprender aventuras. Y vaya que han sido muchas, variadas, extrañas, extremas y, sin exagerar, muy emocionantes: como subir en bicicleta y en *jeep* al Potosí; ascender el Pico de Orizaba con crampones y *piolet* como si fuéramos escaladores de alta montaña; bajar al Sótano de las Golondrinas; bucear en diferentes lugares, como los cenotes de Yucatán en una oscuridad total, y usar las motos acuáticas que compré para la Isla del Padre, entra tantas experiencias que no sólo alimentan el ego y el individualismo, sino también el espíritu, la salud, los lazos familiares y la amistad.

Ahora, de no buscar un sustituto para el deporte, me vería privado de valiosas oportunidades para enriquecer la amistad. Si bien a excepción de tu pareja no escoges a los miembros de tu familia, lo que te corresponde decidir es cómo los amas. En cambio, a los amigos sí que los eliges, y a lo largo de la vida a la mayoría no los ganas ni pierdes, sino que más bien se acercan o se alejan. La amistad surge por afinidad, si bien para crecer se alimenta de tiempo y constancia. Por eso a los amigos de la infancia o de la adolescencia los tenemos en gran estima en nuestros recuerdos, pero muchas veces sucede que a aquellos que no hemos visto en muchos años, aunque al principio nos sintamos muy bien quizá tras algunos minutos de conversación nos desilusionamos al comprobar que ya no somos tan afines, pues cada quien siguió caminos diferentes. Tal vez por eso en las reuniones nos guste tanto recordar anécdotas de nuestras vivencias juntos.

En este contexto, mi estrategia consistió en establecer citas semanales o mensuales con los amigos que quisieran asistir. Así me hice de tres nuevos grupos: el del desayuno de los jueves, el del café de los martes y el de la cena del primer jueves de mes. Además, incrementé mis asistencias a la comida de los arquitectos del viernes y continué con la reunión mensual de mi foro.

A la postre he comprobado que todos disfrutamos escuchar y que nos escuchen, máxime que soy muy bueno para escoger a mis amigos, pues la calidad de quienes tengo el privilegio de considerar así en verdad que es envidiable.

El cambio de reglas,
las células madre y otros intentos

Quizá lo más difícil de esta enfermedad sea que, en cuanto logro adaptarme a una nueva realidad o "reglas del juego", como las llamo, de repente me las vuelven a cambiar.

Así me ha ocurrido sobre todo en los últimos tres o cuatro meses, cuando estaban por cumplirse seis del protocolo de prueba de efectividad de la rasagilina: lo único que ha probado este medicamento es la ausencia de efectos positivos y, de hecho, la prueba ha coincidido con los meses en que he sufrido una mayor pérdida de facultades.

Al preparar este reporte y releer los anteriores para recordar dónde iba, me encontré con el relato sobre lo bien que subía las escaleras de mi casa con la férula. ¡Guau!, ya ni me acordaba. Como decía, los cambios de un día a otro son tan sutiles que es como si no sucedieran, pero cuando lo ves en retrospectiva allí están. Ahora sé que subir una escalera sin apoyarme en el barandal ya no me es posible, además de que me toma más de un minuto. Antes, para vestirme, me tenía que dar un aventón con la mano para levantar la pierna izquierda, de pie; ahora uso las dos manos para ayudarme a mover ambas piernas y necesito estar bien sentado.

Y así tantos detalles diarios.

Por fortuna, el pie derecho está lo suficientemente bien como para manejar mi camioneta sin el menor problema, lo cual garantiza mi independencia.

Escuchar mi voz grabada resultó una experiencia demasiado fuerte para mí. No me daba cuenta de lo que hago pasar a los demás ni sé qué piense la gente menos informada con que me topo. En contadas ocasiones he sentido miradas esquivas, típicas de cuando algo nos sorprende pero nos avergüenza que nos descubran observando. Yo he decidido seguir adelante sin pensarlo demasiado, pues al notar cuánto me esfuerzo, por lo general el que me escucha corresponde con un esfuerzo mayor y tarde o temprano nos entendemos.

Me llama la atención percatarme de que la mayoría de la gente tiene la impresión de que estoy muy grave. Eso no deja de asombrarme, y de hecho suelo estar preparado con varias respuestas, cada una de las cuales tiene la intención de hacerlos sentir a gusto por comentar mi situación, sobre todo cuando es obvio que alguien más les dio noticias muy fatídicas. No es que pretenda ocultar la realidad, sino que sinceramente no me estoy lamentando. Una de mis mejores respuestas para los más despistados, aquellos que de la nada me ven cojeando o con bastón, es: "¿No sabías? Está de moda".

En el iPhone tengo un apartado con mis oraciones y ciertas frases con las que me echo porras, una de las cuales es: "Dejar de luchar es empezar a morir". No quería que esa frase explicara mi condición ni conformarme con lo ya hecho. Hablé con Yolanda y se lo dije:

—Ya no quiero seguir esperando: ayúdame a decidir qué más podemos hacer.

Por experiencia sabemos cuán desgastante resulta probar cosas nuevas y depositar la esperanza en cada una de ellas, ya que para empezar un tratamiento hay que creer en él o resultará inútil. Así que empecé a luchar contra mi esencia crítica para darles oportunidad a nuevas pruebas. También dejé de seguir la primera regla que yo mismo me había impuesto: no probar dos cosas al mismo tiempo, por el temor de que luego no supiera cuál había dado resultado. Poco me importaba eso ya, de modo que me entregué a una ronda de experimentaciones.

Ante tantas recomendaciones provenientes de tanta gente, el precepto con que Yolanda y yo nos regíamos era empezar por los tratamientos sugeridos por más de dos personas. Así llegué, por ejemplo, a una terapia de imanes donde, luego de cuatro sesiones y de cambiar de rasuradora y cepillo de dientes como me se indicó, me afirmaron que ya me había curado y que sólo era cuestión de que moviera mejor el pie en forma gradual.

De igual modo, me sometí a ocho sesiones de acupuntura que equilibraron mis niveles energéticos… sin ningún otro resultado adicional, y seguí el tratamiento referido de sulfuro de hidrógeno, sin tampoco percibir cambios. En un principio la meditación del zhineng qigong me hizo sentir bastante bien, relajado y en paz, aunque no aportó una mejoría en el aspecto físico. Finalmente, pese a que llevaba algunos meses con la rasagilina, era evidente que la misma no estaba ayudando en nada.

Ya habíamos constatado que la mayoría de las veces las recomendaciones de los familiares del paciente, por allegados que sean, no son iguales a las de alguien que en realidad se haya sometido al tratamiento. Las buenas intenciones de los que te llevan el mensaje tienden a exagerar lo bueno en aras de incrementar tus esperanzas.

La tercera visita

El día en que celebrábamos nuestro vigésimo primer aniversario de bodas nos tocó la tercera visita a la clínica en el Hospital Metodista. Habían pasado cinco meses desde la última cita de control con el cuerpo médico del Departamento de Neurología.

Cinco meses en lugar de tres, pues los registros indicaban una progresión muy lenta de la enfermedad. Ya se habían cumplido siete meses de tomar la rasagilina dentro del protocolo de prueba de efectividad de este medicamento.

En julio me había correspondido una visita de control relacionada con esta experimentación, para lo que hicimos coincidir una escala obligada en nuestro camino con unas vacaciones en familia en Canadá, a fin de que nos acompañaran nuestros hijos. Me pareció valioso que se sensibilizaran un poco más respecto a lo que vivíamos durante esas estancias, si bien ahora sólo se trataba de una visita rápida para cumplir con el protocolo, que implicaba pruebas de sangre y de capacidad respiratoria, y observaciones generales de fuerza y movilidad.

Tras someterme a las pruebas y mediciones, los expertos confirmaron que no había variaciones importantes en mi estado general, a pesar de que para mí la diferencia era muy notoria: nadie más parecía darle a estos cambios la misma importancia que yo.

Cerca de las dos de la tarde el doctor Appel nos recibió; su rostro contagiaba una actitud muy positiva y de seguridad. Revisó con ojo experto y rápido los reportes y me preguntó: "¿Cómo estás?" Mi respuesta en esta ocasión fue diferente: "Preocupado". Le compartí mi intranquilidad y mi necesidad de hacer algo más, pues me sentía incómodo conmigo mismo al ver pasar el tiempo y atestiguar mi cada vez mayor debilidad. El tiempo corría en mi contra.

El doctor escuchó mi solicitud con empatía y me comunicó que, si bien habíamos estado muy tranquilos ante la relativa lentitud de la progresión de la enfermedad, ya no era así, y que se trataba de algo que ya se había visto en otras ocasiones. Hizo una pausa y continuó:

—Estoy muy entusiasmado con los resultados que hemos obtenido con un medicamento aprobado para tratar la esclerosis múltiple y que yo he estado probando en dos pacientes con muy buenos resultados, porque actúa precisamente en el medio que afecta la ELA. Pienso que sería una buena opción para ti.

La complicación era el costo, pues al no ser un tratamiento aprobado para esta enfermedad, los seguros en Estados Unidos no lo cubrían, y no estaba seguro de su disponibilidad en México, además de que se habían reportado ciertos efectos secundarios.

Yolanda y yo no titubeamos ni un segundo y le pedimos la receta:

—Eso déjennoslo resolver a nosotros.

Las atenciones recibidas

Éste se ha convertido en un tema que suelo revisar, porque la mayoría de mis amigos tienen demasiadas deferencias conmigo. Claro que son atenciones que por lo general necesito y no puedo rechazar: desde ayudarme a subir una escalera, dejarme el asiento del copiloto en el carro o el de la orilla en un auditorio, y acercarme una silla, hasta leerme el pensamiento para que no me avergüence al pedir algo, preguntar qué puedo comer si es que van a cocinar, dejarme decidir a qué restaurante iremos o asignarme la recámara más amplia con la cama más cómoda y el mejor baño. Todo el trato que se le prodigaría a un rey.

Por todo esto me siento sumamente agradecido, pues resulta evidente que no lo merezco, sino que lo necesito, además de que estoy rodeado de gente con actitud de servicio. Entenderlo así me ayuda a dejar de lado la soberbia y permitir que cada quien haga lo que le venga mejor de acuerdo con su propia personalidad.

Aprovecho aquí para pedir una disculpa si no he sido lo suficientemente agradecido en alguna ocasión. Siento el compromiso de corresponder de sobra con ese gesto, aunque no siempre lo hago.

El punto más álgido en este sentido fue, en definitiva, un evento organizado por una mueblería de alto diseño, que para atraer a los arquitectos de la ciudad usaba como excusa otorgarle un reconocimiento a alguno por su trayectoria. Tocó en suerte que encuestaron a buenos amigos míos y fui el candidato elegido. Este reconocimiento, al que muchos de mis amigos más queridos asistieron, me generó más sentimientos encontrados que ninguna otra experiencia en mi vida. Por un lado, me sentí muy mal porque estaba consciente de que la decisión de hacerlo por parte del gremio de arquitectos se hallaba muy influida por mi situación, en vista de que no soy en absoluto mejor en casi ningún sentido que la mayoría de ellos. Por fortuna, de inmediato me enteré, debido a la expresión de sus rostros, de que los promotores no sabían nada sobre mi enfermedad y que la búsqueda de valores complementarios a la actividad profesional era el pretexto para el reconocimiento, en este caso mi compromiso con obras sociales —en ese momento en particular la construcción de la nueva Casa Simón de Betania y las actividades deportivas—. El hecho de que no sólo se debiera a mi trayectoria profesional, sino también a los valores y el propósito de vida, me pareció congruente y aceptable. Está de más decir cuán emotivo fue verme rodeado de tanta gente tan querida en cualquier circunstancia.

Un solo gran mérito puedo aceptar como mío: haberme rodeado siempre de gente buena, a la que siempre intento emular en la medida de mis posibilidades. Les comparto estas frases que he escuchado de buenos amigos y que me inspiran y ayudan a explicar lo que pienso:

- Un amigo es una persona con la que piensas en voz alta.
- Un amigo es un hermano que escoges.
- Para tener buenos amigos se precisa ser buen amigo.

La depresión y el Espíritu Santo

A pesar de tantas atenciones, del reconocimiento mencionado y de la gran oportunidad bajo el brazo con que regresamos de Houston, me encontraba de mal humor e intolerante en la mayor parte de los casos. Tardé dos semanas en darme cuenta de eso, hasta que de nuevo me puse a escribir para la reunión mensual de mi foro. Otra vez estaba viviendo un estado de depresión, acaso no tan profundo como el de los primeros meses tras el diagnóstico, pero con las mismas características.

Reconocerlo fue la clave, pues empecé a echarle ganas en serio. Como ya comenté, descubrir semana tras semana la pérdida de facultades, aunado al miedo que infunde la conciencia profunda de mi estado de salud, agudizado por los calambres y las fasciculaciones, resulta poco más que complicado... Así que regreso a mis principios básicos:

- Debo reconocer que, al poner mi vida en la balanza, las cosas por las que debo estar agradecido son muchas más que aquellas por las que debo lamentarme.
- Debo ser valiente y no quejarme, pues el valor es un medio en el que crecen las virtudes. El sufrimiento es parte de la

vida: nos enseña nuestras limitaciones, pero si se vive con fe se transforma en una herramienta que nos invita a superarnos.

- La oración y la meditación son indispensables para enfocarme y dejar atrás lo que me pesa y me impide avanzar.
- Hoy entiendo que las gracias recibidas a través del Espíritu Santo nos hacen partícipes del amor divino y aumentan nuestra capacidad de amar. El Espíritu Santo se ha convertido en mi gran aliado, y dejarlo actuar es algo que procuro tener presente a cada momento.

Buenas noticias

Escribía que regresamos de Houston con una gran oportunidad bajo el brazo. Les soy honesto: tomé la propuesta del doctor Appel de usar fingolimod con muchas reservas en el terreno de las emociones, por el siempre latente riesgo de una decepción, pero no quise vivir a sabiendas de que tuve la oportunidad de detener el avance de la enfermedad y la dejé ir.

Mi cabeza se concentró en pensar en todos los pasos necesarios para obtener el citado medicamento. Yolanda y su primo Alberto se pusieron a trabajar de inmediato. No puedo sino sorprenderme de que en tan poco tiempo consiguiéramos el apoyo del seguro de gastos médicos mayores, y ya contáramos con él en casa.

También fue muy importante la excelente relación entre el doctor De la Maza y el doctor Appel, que acordaron que podría seguir el tratamiento bajo la supervisión del primero, en Monterrey, y la vigilancia trimestral del segundo, en Houston. La última solicitud de Appel fue que hiciera una visita de control a esa ciudad para iniciarlo.

Como Yolanda seguía haciendo trámites con los doctores, acepté la propuesta de Miguel de acompañarme. Mike tuvo suerte, porque le tocó compartir conmigo una visita muy emotiva. Con una sonrisa de oreja a oreja, el doctor Appel vio el medicamento y dijo:

—Sí, éste es el preciso.

Me evaluó meticulosamente y me dio los pormenores. En todos los años que lleva luchando contra la ELA, siempre había querido ofrecer una posibilidad de detener el avance del padecimiento a sus pacientes. Ya había puesto a prueba el fingolimod en dos de ellos, cuyos casos eran similares al mío, y en ambos, después de atestiguar la usual degeneración paulatina, ha logrado detener por completo los avances durante más de un año.

Estamos muy contentos con las esperanzas que este medicamento ofrece, agradecidos como siempre y aplicando lo que dice una frase que tomé de una barda pintada por Acción Poética regiomontana, a la que yo agregué la primera parte: "Para el que tiene fe, lo imposible sólo tarda un poco más".

Otra vez, muchísimas gracias por sus oraciones, que no dejo de percibir en cada bendición que llena mi vida.

PF

CAPÍTULO XI

Felicidad

Febrero de 2013

Desde el subibaja del mar observo la playa: un rincón casi virgen, salpicado con sólo siete búngalos, libre de electricidad y de señal de celular, sin pavimento ni acceso vía terrestre. Prácticamente el paraíso, sobre todo porque hay servicio de mesero y chef. Ésta es la segunda ocasión que llegamos a pasar unos días en este edén. La excusa de mi esposa para esta nueva visita fue una promoción de boletos de avión para el mes del amor.

La vez anterior, en 2005, habíamos llegado de una manera más original: si bien desde antes teníamos la costumbre de llevar la bici a nuestros viajes, ahora había sido ésta la que nos hacía llegar hasta aquí. Gabriel y Maritza nos habían desafiado a cruzar desde Talpa de Allende, una población de la sierra, cerca de Guadalajara, hasta Vallarta: más de 180 kilómetros de caminos de terracería, tan sólo con la fuerza de nuestro pedaleo.

Sin demasiado preámbulo —ya habría tiempo para conocer a los demás participantes en el camino—, de los 15 que éramos sólo uno iría en Jeep para cuidar a algún rezagado, mientras que los demás empezamos el viaje cargando en la espalda lo necesario para sobrevivir durante dos días.

La primera mañana fue como un largo paseo, la mayor parte en ascenso. Horas recorriendo los caminos vecinales. ¡Con cuánta facilidad lo hacía entonces!, ajustando los cambios en las velocidades de las estrellas traseras de la bicicleta, manteniendo una cadencia suave y constante, mientras que ahora, tras haber cambiado la bicicleta por el bastón, me cuesta un trabajo enorme desplazarme desde el búngalo hasta el camastro, con Yolanda atenta para que no me caiga. La técnica de asistencia que en aquella primera aventura empleamos con el que se sintiera cansado —una mano empujando ligeramente la espalda para ayudar a subir una cuesta—, ahora sirve para que Yolanda me auxilie a escalar un montículo de 30 centímetros, a medio andador hacia la playa, que en mi condición es un desnivel que no pasa inadvertido.

De vuelta recordando aquella aventura, cuando nos detuvimos a comer el clima era fresco, así que ni sombra buscamos. Sacamos los lonches, que con el hambre que traíamos sabían a gloria; un paquete de galletas compartidas como postre, y agua tibia, que gracias a unos sobres de saborizante resultó agradable y más refrescante.

Hoy, en la playa, me ofrecen un delicioso ceviche con trozos de mango que lo transforma en un platillo casi dulce y que bajo el sol que nos broncea a medio invierno disfrutamos acompañado de cervezas frías.

Todo cambia: han pasado ocho años desde aquella épica travesía cruzando montañas y ríos, motivados con el premio de pasar unos días en este lugar, tan apartado de la rutina. En cambio ahora, y sobre todo a últimas fechas, libro a diario una nueva batalla que sufro o disfruto según la actitud con que la afronte. Convencidos de gozar este nuevo camino, en lugar de mirarlo como una gran carga a soportar, lo visualizamos como una serie de pequeños desafíos que superar. Algo parecido a una ruta con muchas pequeñas lomas que debemos subir y bajar, a lo largo de la vereda ondulante de la vida que vamos descubriendo al avanzar.

Hasta que lo viví en mí no supe que tendría la fortaleza necesaria para afrontar los obstáculos de este cambio en las reglas del juego. Como en aquella ocasión, de seguro los demás ciclistas del grupo no sabían de lo que era capaz mi femenina y deportista esposa, quien, lo intuyo, pensaron que acabaría subida en el vehículo de apoyo. Bastaron las primeras seis horas de pedalear con ella y de verla asistir mecánicamente a uno de los excursionistas para que cambiaran su percepción.

Ayer, con la emoción de nuestro primer día de playa, nos alcanzó la noche todavía en traje de baño y nos regaló una experiencia inolvidable: el viento dibujaba una iridiscencia misteriosa sobre el mar y dejaba con cada ola efímeros diamantes sobre la playa que nos atrajeron para investigar. Con los pies en el agua tibia de la orilla, descubrimos que el plancton resplandecía como astros celestes ante el menor estímulo. No resistimos la tentación de practicar algo de natación nocturna para jugar con los minúsculos organismos que emulaban la Vía Láctea flotando entre nuestros brazos.

Una noche semejante a ésta, sin luna, fue la que pasamos en la pequeña población que está en el punto más alto del trayecto ciclista, llamada Cuale, donde pernoctamos al final de la primera jornada de nuestra travesía y donde disfrutamos un cielo espectacular, cuajado de estrellas e iluminado tan sólo con su resplandor, envueltos en una atmósfera diáfana y alejada de la "civilización".

En aquel aislado caserío de menos de 200 habitantes dormimos en dos cuartos con algunos catres que no alcanzaron para todos, así que hubo que hacer una cacería y limpia de bichos antes de apagar las luces, pues en estos lugares la convivencia entre especies es habitual.

Una cómoda cama nos aguarda hoy, con una elegante red colgada sobre ella para protegernos a Yolanda y a mí de los bichos nocturnos sin quitarnos la brisa ni el sonido de las olas.

El segundo día de nuestro maratón ciclista fue casi todo cuesta abajo, cruzando decenas de veces el riachuelo que alimenta la principal vertiente del río. La experiencia de rodar sin hacer caso del agua —cualquier titubeo puede transformarse en caída— es muy divertida y refrescante, pues te salpica por todos lados y se confunde con tu sudor. Ahora Yolanda me regala el mismo efecto cuando, ante la dificultad para caminar en la arena suelta e irme a refrescar al mar, ella va y de regreso me rocía una y otra vez al sacudirse el cabello sobre mí.

La fuerza de la naturaleza es algo que a la vez que nos impone, nos permite jugar con ella: en el último tramo hacia la bahía cruzamos, con la bicicleta sobre los hombros, el caudaloso río que toma el nombre del pueblo donde habíamos dormido. Es un afluente de más de 20 metros de ancho con profundidades que alcanzan más de un metro en algunos tramos, con lo que dimos un cierre espectacular a nuestra jornada.

Hoy, al recordar esa escena mientras nadaba entre el oleaje, me disponía a salir del agua bajo la mirada nerviosa de más de un empleado del lugar, y entonces se me ocurrió divertirme y dejé que mi cuerpo flotara, en posición de "muertito", hasta ser expulsado por la marea. Una vez tendido en la arena, me senté y pedí que me levantaran para llevarme hasta mi camastro. Acostado junto a Yolanda, nos preguntábamos a quién de nuestros amigos le gustaría visitar este lugar, para nosotros paradisiaco, aunque para otros no tanto, sin aire acondicionado y ante el riesgo de que algún insecto se arrastre hasta tu cama o de que algún animal de mayores dimensiones se meta a tu cuarto. No encontramos más que a un puñado de candidatos.

Si nuestros amigos tuvieran que decidir entre alguna de las dos historia que he referido aquí, me pregunto cuál elegirían: dos días pedaleando de sol a sol, bajo la lluvia, enlodados, mojados, comiendo de bolsas de plástico y haciendo uso de nuestra excelente condición física, o un fin de semana en una cabaña con sólo tres paredes, expuestos a las inclemencias del tiempo y los mosquitos, sin televisión y, a pesar del mesero y los manjares, con limitaciones físicas que te obligan a arrastrarte por la arena y a ser cargado hasta tu lugar. Mirado objetivamente, ninguno de estos planes suena del todo atractivo, pero ambos son un reflejo fiel de las realidades que he vivido.

Yo tampoco tengo mi favorita. No son las cosas que me rodean, las personas con las que convivo ni las circunstancias en que vivo las que me hacen feliz: yo soy el que decide ser feliz bajo cualquier circunstancia, rodeado de placeres o carente de ellos, en todo clima y bajo las condiciones de mi cambiante cuerpo. Ser feliz no es sólo mi decisión, sino también mi responsabilidad con los demás.

Si me preguntaran cuál de esas dos experiencias fue la mejor, no sabría responder, pues ambas las tengo grabadas como momentos de intensa felicidad.

REPORTE 11

Muriendo y viviendo un poco cada día

Lo reitero: lo más difícil de esta enfermedad es que, cuando ya aceptaste una nueva condición, las reglas del juego vuelven a cambiar.

El lunes 12 de noviembre me interné en el Hospital San José para un procedimiento muy simple, que consistía en permanecer en la habitación con los monitores básicos de signos vitales, a la espera de que el doctor De la Maza, que había puesto por escrito al doctor Appel que se hacía responsable del tratamiento, diera las indicaciones. Llegó como a las 10 y me dijo que me tomara la pastilla. Así nada más. De modo que me la tomé. La reacción a cuidar era que no bajara mucho el ritmo cardiaco; si bien esto sólo es peligroso entre gente mayor y con problemas del corazón, había que seguir el protocolo.

Y como mi ritmo cardiaco de por sí es muy bajo, hubo que poner la alarma del monitor para que sólo pitara si disminuía de las 45 pulsaciones por minuto —cuando estoy dormido incluso llega a cuarenta—. Fue una mañana muy tranquila, acompañado de Yolanda y dos visitas más. A mediodía llegó Baby y se quedó toda la tarde, y en la noche Pablo y Adrián, para completar la familia. Nos la pasamos padrísimo: es la única palabra, aparte de la más exacta, para describir la sensación de comodidad y alegría en la convivencia de nuestro pequeño núcleo familiar. Cada uno con su estilo, sus temas, sus bromas.

Yo, por mi lado, jugaba a presumirles que, si me concentraba en relajarme, lograría bajar más el ritmo cardiaco. Mi récord fueron

37 pulsaciones por minuto, con Adrián atacado de risa y Yolanda y Baby regañándome. Se fueron tarde.

Recibí algunas llamadas. La verdad era que no había nada que reportar, a lo mucho que a las cuatro horas sentí mucho sueño y el monitor registraba una disminución en aquel conteo. Yolanda se asustaba un poco y me despertaba. Al día siguiente me tomé otra pastilla y me dieron de alta, ya que tras la primera toma no se esperan otros efectos.

Lo único que no estaba bajo mi control era el efecto del tratamiento. La descripción del doctor Appel había sido escueta —"Esperamos que la tendencia de la enfermedad se modifique y el avance se detenga"—, pero nada más, si bien representa una gran esperanza: una opción para modificar todo un plan de vida.

No niego que me sintiera más nervioso que contento, por lo que a fin de mantener en orden mis pensamientos aproveché el iPhone para escribir notas, además de que allí tengo la oración que rezo cada mañana para hacer el ofrecimiento del día y una serie de anotaciones de salmos, frases, pensamientos y muchos extractos del libro *Los 5 minutos con el Espíritu Santo* de Víctor Manuel Fernández. Estas lecturas son como vitaminas para mí o una taza de café negro para empezar bien la jornada, y en esos momentos cobraban más vigencia las recomendaciones del presbítero Manuel Varela: no perder la fe, la esperanza ni la confianza.

Sin embargo, las señales eran extrañas. La primera semana se incrementaron las fasciculaciones y los calambres; incluso, en el transcurso de las siguientes semanas aquéllas aumentaron en lugares donde antes no las había tenido, como la cara, y tuve muchos calambres en el cuello y la lengua. Estos últimos son muy extraños: no duelen, la lengua se hace un poco para atrás y se hace "taco". Sólo queda esperar a que se quite. En cuanto a los calambres del cuello, me estiro hasta que se afloje. Comoquiera, sólo eran señales contradictorias.

Lo más importante estaba en mis piernas: me daba cuenta de que batallaba más para caminar y sobre todo para subir escaleras. Pocos días después necesité planear cada subida que hacía en casa.

No podía traer nada en las manos, tanto para tenerlas libres como para no aumentar el desafío, pues, por increíble que parezca, el solo peso del iPad marcaba la diferencia.

Para visitar las obras ya recurría a un bastón de alpinismo, a fin de prevenir otra caída. Sin embargo, su uso me parecía una declaración de impotencia —esas telarañas mentales con que nos empezamos a limitar a nosotros mismos—. Algo en mi cabeza me decía que al que me viera le daría de qué hablar para confirmar que, en efecto, "estoy muy grave", y jamás he querido que ése sea el mensaje. En suma, la situación estaba causando demasiada presión en mí, tal como lo hizo en su momento mi renuncia a admitir públicamente mi enfermedad.

Ahora fueron mis hijos los que me dieron una lección: como regalo de intercambio familiar de Navidad, entre Baby y Adrián me compraron un bastón más *cool*, incluso con mis iniciales y nombre grabados en él. Sin duda, seguía llamando la atención de los más ajenos a mi condición, pero cuando me asaltaban con la pregunta: "¿Qué te pasó?", les reviraba con mi ya citado "¿¡No sabías que está de moda!?"

En este periodo de incertidumbre pasé muchos ratos incómodos. Toda la gente con la que ahora compartía me preguntaba: "¿Cómo vas? ¿Cómo te ha ido con el nuevo medicamento?" Me sentía presionado para no mentir, pero sin empezar a quejarme. Tal era el dilema: mostrarme positivo y lleno de esperanza, o desahogarme en busca de empatía y consuelo.

A la postre me mantuve ecuánime, fiel a mis principios, con una angustia casi depresiva, tratando con todas mis fuerzas de conservar al máximo la esperanza y, sobre todo, la alegría de vivir cada día. ¡Ah, cómo me costó! Sé que no lo hice del todo bien, sobre todo con Yolanda, que padeció conmigo y toleró mis desahogos. "Me está yendo bien. Independientemente del medicamento, me está yendo bien", pensaba. "Al fin y al cabo todos morimos un poco cada día, sólo que de eso unos estamos más conscientes que otros, pero en general me va bastante bien en la vida."

El sufrimiento

Este periodo me ha enseñado muchas cosas. La oscuridad es un territorio del que, si se quiere, también se obtienen muchos frutos. Como lo explora el psicólogo Thomas Moore —no se confunda con el ahora santo del siglo XVI— en su libro *Las noches oscuras del alma*, no hay por qué huir de las situaciones difíciles, pues representan una gran oportunidad de profundizar en las necesidades del alma. Muchos artistas han tenido su etapa más prolífera durante o después de una crisis depresiva, a consecuencia de alguna pérdida. La comprensión de esto me permite estar consciente para buscar oportunidades y usar mis tiempos de soledad en la escritura, que es mi forma de meditar.

Entre esas divagaciones mentales y en busca de una salida a mis angustias, me puse a analizar el porqué de mi sufrimiento y me di cuenta de que, a diferencia de la mayor parte de las enfermedades, en que el padecimiento o el tratamiento son dolorosos, con la ELA simplemente no existe el dolor físico, por lo que yo no tengo que padecer ese sufrimiento.

Tras conocer la gráfica del avance de mi enfermedad también advertí que por desgracia es poco lo que logro con mis esfuerzos, pero eso no significa que esté pensando en claudicar. Al contrario, debo aceptar que, aunque me concentre al máximo, sin importar cuánto lo desee ni cuánto me esmere, cuánto me pare de cabeza, me arrodille, rece, duerma, piense, coma o deje de comer, me importe o no me importe, el hecho es que no puedo controlar mi salud.

Aunque está en mí poner de mi parte, no está en mí decidir mi curación. Yo pongo los medios, pero el resultado no sólo depende de eso. Dios Nuestro Señor, y sólo Él, decidirá. Por eso prefiero ser dócil y aceptar esa voluntad, en lugar de vivir el estrés de la búsqueda frenética para que se cumplan mis deseos. Eso no implica que deje de pedirle por mi salud ni de desearla. No es falta de fe, pero ¿por qué sufrir pidiendo con desenfreno un milagro tan específico, como si supiera con exactitud qué se debe hacer, como si Él necesitara que le diera ideas para ejecutar sus planes? En algún lugar leí sobre la vanidad de pretender tener a Dios a nuestro servicio, pues esto nos impide entregar la vida. ¿Cómo podríamos percibir lo bueno, las bendiciones que se nos dan, si nuestra atención es miope y se concentra en una sola cosa?

La súplica sin aceptación sólo ocasiona sufrimiento. Por eso he enfocado mis oraciones en que Él me diga qué espera de mí a diario. No pido mucho más, tan sólo que me anime a hacerlo bien, pues estoy seguro de que eso es lo que más me serviría.

Finalmente entendí que mi sufrimiento sólo es psicológico, mental. Es decir, sólo sufriré en la medida que yo mismo me lo permita, de modo que no me dejaré llevar y apartaré los sufrimientos autogenerados, de autocompasión, pues sólo en mí está aceptar mis limitaciones y condiciones. Cada individuo es diferente y cada quien es el artífice de su felicidad. ¡Cada quien es el arquitecto de su vida!

Por eso hoy quiero solicitarles a todos los que piden por mí que, por favor, amplíen su perspectiva y también lo hagan por los enfermos y la gente que sufre. No seamos egoístas buscando concentrar la atención en nuestros problemas. El mundo está lleno de gente enferma y gente que sufre mucho más que lo que yo he padecido, y sin tener la fortuna de contar, como yo, con un hogar cálido y bonito, una familia estable, comprometida y siempre presente que los llene de amor como a mí, unos amigos geniales, fieles y divertidos que la acompañen y comprendan de verdad, un trabajo donde gozar y realizarse, ni unos brazos cariñosos donde descansar.

Esa gente sí que sufre.

Yo no quiero aparecer como víctima ni que la gente se compadezca de mí, pues con eso, en lugar de acercarla, a la postre la aleja. Todos evitamos lo negativo, la oscuridad, las quejas, la tristeza, y preferimos lo positivo, la luz, las buenas noticias, la alegría. "Compadecerse es sufrir contigo", y yo no quiero invitar a nadie a sufrir. Vaya, ni siquiera me parece atractivo. Deseo estar rodeado de cosas positivas y ofrecer aliento y consejo al que lo necesite, así como ejemplo a mis hijos. Una persona que manifiesta sufrimiento y la necesidad de que se compadezcan de ella es incapaz de dar el mensaje que yo busco transmitir. No es que sea el mejor para hacerlo, pero eso es lo que quiero: rodearme de gente positiva, con mensajes de felicidad, y eso sólo se logra cuando es algo recíproco.

Lejos del dolor físico y el de la pérdida, sólo sufrimos cuando nos empeñamos en vivir algo diferente a nuestra realidad. Si bien hay cosas que podemos cambiar, aquellas que no podemos es mejor aceptarlas, aprender de ellas y darle la vuelta a la página.

Aquí se aplica una máxima que se aprende en la bici de montaña: "Cuando veas una piedra en el camino, levanta la vista más allá, porque si te le quedas viendo, te toparás con ella y lo más seguro es que te caerás".

Lo mejor es levantar la vista, mirar lo bueno de las cosas y pasar a lo más importante: ser agradecido.

Sin muchas novedades en Houston

Llegamos el jueves, ya tarde. Por primera vez tuve que viajar solo, pues Yolanda venía de otro viaje y planeábamos coincidir en el aeropuerto de Houston. No fue difícil. Caminé con bastón todo el aeropuerto de Monterrey y en el avión pedí asistencia. Me fui con dos señoras en carrito de golf hasta la primera fila de migración; de ahí otra silla de ruedas hasta la maleta y el camión, donde me ayudaron a subir, hasta que llegué a la renta de coches. Yolanda me había ganado por sólo 10 minutos, así que todo estuvo perfecto, aunque cansado.

Habían transcurrido dos meses y medio de tratamiento con el fingolimod y mis sentimientos no eran los mismos que antes. Esa noche había soñado por segunda vez algo que le platiqué a Yolanda al despertar: me veía corriendo en la vereda de una montaña bastante elevada —y no utilizo esto como figura literaria para acentuar el drama, sino porque fue totalmente real y agradable—. Me desperté sintiéndome muy fuerte, como si me dispusiera a irme caminado. No fue así, y la verdad es que no me importaba. Ésa era la mejor sensación. Estaba muy contento, en paz y felizmente acompañado por Yolanda.

El viernes, después de registrarnos en el piso 8, nos encontramos a Mark, su esposa Peggy y su hija, así como a Neria y a su esposo. Había pasado un año desde que nos conocimos allí. Nos saludamos con muchísimo gusto, al fin y al cabo compañeros de equipo.

Mark había aumentado bastante de peso y se había dejado la barba. El avance de la enfermedad era muy evidente en él, pues había cambiado el andador por una silla de ruedas muy bien equipada, además de que suplía su falta de oxigenación con un tanque y un tubo que se ponía como diadema bajo la nariz. Me platicó que aún se podía parar, pero estaba batallando con las manos, por lo que le ayudaban a comer. Su actitud y la de su familia me pareció excelente. En la señora Neria percibimos poco avance. Nos confesó que le pesaba sentirse inútil. Le había costado dejar de trabajar y ahora su esposo le tenía que hacer todo. Eso la entristecía y desesperaba mucho. Aunque se veía y hablaba igual, sus manos y pies ya estaban por completo atrofiados. Yolanda le echó muchas porras.

La ronda de visitas médicas transcurrió como de costumbre. Todos son ya nuestros amigos, con la excepción del que ayuda con los problemas para dormir, pues sabe que no lo necesito. A media mañana nos llamaron y nos llevaron al consultorio de Appel. Quería verme en persona para revisar el efecto del medicamento.

Aunque las rondas de evaluación no habían terminado, me hizo todas sus pruebas de fuerza en los diferentes grupos musculares, y comprobó que mi pie derecho tenía menos movimiento y estaba un poco más gordo. Revisó el expediente —ya se vislumbraba el resultado— y nos dio su diagnóstico:

—Sigo con entusiasmo y con un buen presentimiento en cuanto al tratamiento, aunque no lo esté diciendo en términos precisamente médicos —se rio—. Es evidente que has perdido fuerza en algunos músculos de la pierna derecha desde tu última visita, pero no hemos notado avance de la enfermedad en otra parte por encima de la cintura. Como para nosotros lo más importante es la función pulmonar —lo cual no significa que no nos importe lo demás—, tu afectación en el sentido más grave de la ELA no se ha presentado y te encuentras perfecto. También es notorio que la infección te debilitó, pero ya pasó.

De nuevo nos pidió paciencia, que diéramos más tiempo para ver los efectos del tratamiento y lo dejáramos actuar. A mi parecer, por su forma de expresarse dejó entrever con toda intención una señal de fe en Dios, un gesto que considero muy humano y empático con nosotros.

Volvimos de Houston ni más contentos ni más tristes, tan sólo seguros de que somos ampliamente bendecidos y de que todas las oraciones que ofrecen por nosotros han obrado en pro de nuestra paz, nuestra fe y nuestra esperanza.

Ya Dios dirá.

¿Feliz?

En más de una ocasión mis hijos me han preguntado:

—Papi, ¿eres feliz?

Qué gran responsabilidad recibir esta pregunta y qué difícil convencer de la respuesta. Es obvio que contesto que sí, pero si te lo preguntan, ¿no será acaso porque no es tan evidente? Si lo fuera no lo harían, del mismo modo que si estuviera claro que no lo soy, ni siquiera se arriesgarían a molestarme, pues ya no son niños y se encuentran del todo conscientes de mis estados de ánimo.

El desafío no sólo es ser feliz, sino enseñarles la diferencia entre el estado de ánimo —estar contento— y el sentimiento profundo —la felicidad—. El problema es que el segundo no se enseña y cada quien lo debe construir. Lo he hecho en compañía de Yolanda, y en este tiempo de sombras también he trabajado lo suficiente en llenar mi interior de felicidad y descubrirla en todas las cosas que nos suceden.

No pretendo erigirme en una autoridad ni soy nadie para predicar lecciones. Lo que sí puedo hacer es compartir algunas cosas que disfruto y me hacen reconocer que sólo necesito lo que ya tengo para ser feliz.

Amistad y bellezas naturales

El cumpleaños de Checo, que vive en Phoenix, resultó una excelente excusa para organizar un viaje con mi grupo de amigos más antiguo y que menos frecuento. El plan era pasar el *Thanksgiving* en su casa y desde allí viajar al Gran Cañón, un lugar que tenía en mi *bucket list*. Seis parejas en total, para algunas de las cuales representaba un gran esfuerzo, pues los que viven en Estados Unidos tuvieron que "contratar" a familiares para atender a sus hijos. Si mi enfermedad aumentó el *rating* de asistencia, entonces se puede anotar como una de las cosas buenas que ha acarreado.

Ni el pensamiento más positivo hubiera alcanzado a predecir el éxito del viaje. Conocimos lugares espectaculares, de una belleza natural que parecía mentira, y la convivencia, que no es fácil en grupos grandes, fluyó en forma increíble. Cuando hay voluntad y la alimentas con experiencias tan positivas como la de estar en los lugares que visitamos, sólo falta dejarse empapar, como bajo la llovizna, pero de felicidad.

Sin mucha consulta pública, el grupo nos dejó imponer el ritmo Ferrara Saro de viaje: Sedona, paseo en *Pink Jeep* y Canyon Village el primer día, y Horse Shoe Bend, Antelope Canyon y Zyon Park el siguiente. Poco más de mil kilómetros en dos días, para llegar a dormir a Las Vegas.

Nadie repeló por levantarse para salir a las ocho de la mañana ni por tener que cargarme. Aunque Yolanda y yo habíamos seleccionado las actividades pensando en mis capacidades, nos falló el Horse Shoe Bend, pues desde el estacionamiento parecía que sólo se subía una lomita pelona —ésa me la aventé con bastón y apoyo—, pero al llegar arriba aún faltaba medio kilómetro de bajada. Allí dije:

—Aquí los espero.

Pero como yo los había llevado a todos hasta ahí, les fue imposible dejarme. Llevarme a cuestas les sacó sudor y lágrimas, pero de sobra valió la pena. Estar al borde de un precipicio de 200 metros de altura y mirar el río fluir en una "U" completa entre las formaciones de piedra colorada, como en las caricaturas del correcaminos y el coyote, es impresionante y bellísimo. Durante el regreso hasta yo, que iba cargado —en parte apoyado de los hombros, en parte "de caballito" y al final de bulto encima de cinco—, me cansé, pero fue un momento que nos unió mucho.

Aunque mis amigos habían demostrado su disposición, no quería abusar, por lo que busqué resolver mi independencia en Las Vegas y, para quitarles mi peso de encima, renté un *segway*. Me intrigaba si podría manejarlo. Había visto a un paciente en Houston usarlo, y Las Vegas era el único lugar que encontré donde lo rentaban por día, sin *tour* ni guía.

A las 10 de la mañana le dije a Yolanda que me acompañara al *lobby*, donde me esperaba ya el juguetito. Apenas intenté subirme me di cuenta de que no era nada fácil, pues necesitaba ajustar el equilibrio con las piernas. De inmediato me cansé y estuve a punto de rajarme, de no haber sido porque Yolanda insistió más que yo, no obstante que eso le implicó perseguirme en las primeras cuadras, corriendo, como una madre que le enseñanza a andar en bici a su hijo. A fin de cuentas lo dominé, y resultó divertidísimo pasear con todos sin ser una carga para nadie. Al final lo mío resultó un hándicap muy *cool*: me metía entre las mesas de juego y las rampas, entre reversas y giros. Hasta me subí al elevador y al tren elevado sin bajar un pie del *segway*. Gozamos mucho, en un ambiente de algo más que una amistad superficial, entre gente que admiro, respeto y con la que me siento correspondido.

Hacer lo que te gusta

Es un privilegio hacer lo que te gusta, y si te pagan por ello se convierte en una bendición. En verdad que me apasiona mi trabajo.

Quizá no sea el negocio más rentable que pude iniciar, pero en definitiva va con mi personalidad, enfocada en las relaciones humanas y el servicio. Para mí, sentarme a diseñar es una experiencia en la que pierdo la cuenta del tiempo. Resulta muy motivador revisar el proceso, imaginar y vivir cómo madura un proyecto.

He logrado modificar mis procesos en la oficina bastante bien, de modo que se requiere menos de mí y enfoco la energía en los momentos a los que agrego más valor. La encargada de la terapia ocupacional en Houston siempre nos dedica mucho tiempo cuando vamos, pero para platicar de carreras y viajes, pues tenemos gustos similares y corre a campo traviesa y maratón. Se divierte mucho con nosotros.

Hablando de gustos, cómo no decir que cumplí otro de mis sueños: quitarle el toldo y las puertas al Jeep para correrlo por las veredas y dejar que se ensuciara cuanto fuera necesario. Fue durante la carrera que Yolanda corre todos los años por la sierra de Villa de Santiago hasta la Huasteca. Yo ya no la puedo hacer, pero ahora la corrí en el Jeep.

Baby me acompañó todo el día, así como Gaby y Christel, pues sus esposos también participaron en la carrera. Ellas se fueron en el asiento de atrás y se divirtieron mucho, aunque no salieron muy bien libradas con los brincos del camino. La pasamos de maravilla bajo el sol y entre el polvo, siguiendo a los amigos que compitieron, hasta que se hizo de noche.

La realización

La realización suena como algo muy importante, entendida como lo que haces a través de los demás. Al contrario de acumular, esto es lo que más te llena. Me realizo viendo a mis hijos crecer en valores, capacidades y, sobre todo, en felicidad, así como en mantener a la familia unida en torno al amor mutuo. También mediante lo que hago por los demás, como terminar la nueva Casa de Simón de Betania sólo por el gusto de dar algo de mis capacidades.

Recientemente vi un video de Dan Gilbert, científico de Harvard que por medio de mediciones experimentales concluyó que, cuando tienes muchas opciones, el estrés de no saber si eliges lo mejor te puede alejar del sentimiento de bienestar. Por eso hay gente en situaciones que, sin ser las más deseables, alcanza un estado mental de mayor felicidad, una felicidad que Gilbert denomina "sintética", es decir, una que no podemos comprar, sino que debemos producir.

También me topé con esta frase de Sócrates: "Al ir paseando por el mercado, sólo observo cuántas cosas no preciso para ser feliz". Al transferirla al terreno de mis capacidades, en lugar de mirar lo que no puedo hacer, me concentro en lo que he hecho, que no es poco, y en lo que aún puedo realizar.

Estoy aprovechando cada momento, cada día, con lo bueno y lo malo que ofrezca, y siempre, siempre es más lo bueno. He decidido disfrutar el milagro de cada día. Amanecer vivos es ya de por sí un milagro, y hay que agradecer todo con cuanto hemos sido bendecidos, lo entendamos o no.

Respecto a mi enfermedad, hago lo que necesito y me volteo para otro lado, pues si me enfoco en la piedra terminaré tropezando. No siempre podemos cambiar las circunstancias en que vivimos, pero con la suficiente fortaleza, nuestra actitud será siempre la mejor.

El símbolo que mejor identifica a la gente feliz es, repito, el agradecimiento: yo sigo muy agradecido con todos ustedes por sus oraciones, cariño y amistad, que no dejo de percibir en cada bendición que llena mi vida.

"Nada te turbe, nada te espante, todo se pasa. Dios no se muda. La paciencia todo lo alcanza. Quien a Dios tiene, nada le falta. Sólo Dios basta", afirma santa Teresa de Jesús.

He ahí la clave de la felicidad para nosotros los cristianos.

PF

CAPÍTULO XII

Fe

Abril de 2013

C uando cruzamos a Nuevo México nos alcanzó la tormenta. Empezamos a conducir cuesta abajo y en cuestión de minutos la carretera se tornó blanca. Poco más adelante encontramos coches descarrilados, señal de que habían sido tomados por sorpresa. Yo sabía que era una de las últimas veces que conducía, pues mi pie derecho aún podía acelerar y frenar, pero ya me costaba trabajo y pronto dejaría de ser seguro. Conducía franco, confiado en el paso lento pero constante de los vehículos que iban frente a mí, pero mi mente iba y venía de un sentimiento a otro, del miedo a la tristeza, de la desesperación a la nostalgia. ¿De cuántas cosas más tendría que despedirme en este viaje?

La política de comportamiento con mi familia ha sido muy clara, y aunque me cuesta trabajo, casi todo mi esfuerzo se dirige a que mi esposa y sobre todo mis hijos no dejen de hacer ni de disfrutar lo que para ellos ha sido el tipo de vida familiar que llevábamos antes de mi nueva circunstancia. Sé que ilusiones como ésta son las que nos generan emociones positivas alrededor de nuestro futuro, las que alimentan la fe. Y la fe es el motor de la voluntad: una voluntad que quiero desarrollar con fuerza en mis hijos. Sobre todo por esa razón, una vez más manejábamos desde Monterrey hasta Colorado: 2100 kilómetros de puerta a puerta, hasta nuestro lugar preferido para viajar en Semana Santa y esquiar en la nieve, nuestro destino vacacional favorito a lo largo de muchos años.

Es cierto que cada día me representa más esfuerzo, que quizá trato de manera errónea de seguir siendo autosuficiente y no pedir nada que no me resulte indispensable. No puedo negar que eso implica muchas frustraciones ante los pequeños actos del acontecer rutinario que ahora representan grandes desafíos, pero es un sacrificio que estoy dispuesto a hacer para interferir lo menos posible con el transcurso de sus vidas.

Muchos años seguidos habíamos realizado esta actividad con mis suegros, cuñados y sobrinos, por lo que no era la primera vez que me tocaba llevar a mi familia en una carretera con esas condiciones. Mientras todos dormían, algunas lágrimas rodaban silenciosas por mis mejillas, unas conmovidas por la belleza del paisaje y las otras por el temor a que acaso en esta ocasión fuera derrotado por la montaña y quedara separado de ellos en el disfrute de esta actividad.

El año anterior había representado un parteaguas muy importante en el camino a mi aceptación, cuando decidí vencer el miedo de incorporarme a un grupo al que antes, bajo ninguna circunstancia, habría querido pertenecer. Para volver a esquiar, a sabiendas de que mis piernas ya no me sostendrían, me tragué el orgullo y entré a la "sección de discapacitados" de la escuela del esquiadero, tras aceptar que eso abarcaba síndrome de Down, parálisis cerebral y falta o inmovilidad de miembros. Estoy seguro de que más de uno pensó, al verme llegar sin una discapacidad evidente, que yo era el papá de algunos de los alumnos, si bien tras 12 meses de avance paulatino de la enfermedad la debilidad en mis piernas resultaba más que obvia.

Al llegar al centro turístico nos alegramos de ver que las condiciones de la montaña eran ideales, y esa misma tarde fuimos a rentar el equipo para que todos aprovecharan la nieve fresca a la siguiente mañana. La verdad yo no sabía si lograría esquiar como el año pasado. Aunque en el *monoski* donde te sientas el trabajo principal se hace con la cadera, me preocupaba que ahora mis brazos estaban bastante más débiles; es necesario usarlos mucho, pues justo en los antebrazos te amarras unos bastones que llevan

FE   165

en las puntas unos pequeños esquís para el apoyo. Ante el temor de un agotamiento extremo, tomé la precaución de sólo contratar clases para la mitad de cada día.

Mi primera cita fue tras un día de adaptación a la altura. Necesité toda la ayuda de Yolanda y mis hijos para llegar a la escuelita, pues no podía confiar sólo en el bastón. Hasta ahí permití que me acompañaran. Prefería que ellos fueran a divertirse y me dejaran sin la presión de entrenar con observadores, a fin de llegar hasta donde el cuerpo me lo permitiera.

El trabajo empezó desde equiparme. Sentado en un vagón, fui remolcado como niño en el parque hasta donde me colocaría en la concha de fibra de carbono que, como una bota ajustada, recibe al cuerpo desde encima de las rodillas hasta la espalda, a modo de unirlo al esquí que sería mi aliado de aventura. Asegurado con toda firmeza desde los pies, no tuve gran problema para mantener el equilibrio y fui empujado directamente a las canastillas para subir la montaña.

Todo iba muy bien con el apoyo de mi instructor y su asistente. Desembarqué a media montaña esquiando, con uno de ellos deteniéndome por detrás y el otro abriendo paso entre los demás esquiadores. Hicimos una pausa a fin de recapitular los principios necesarios para la actividad y empezamos. Sin embargo, la pista tenía mayor pendiente de lo que habría querido, y tan pronto comenzaba a agarrar vuelo me ponía nervioso, hacía eses para cortar la velocidad y me caía, de tal suerte que cada vez que intentaba dar una vuelta cabeceaba de lado a lado con mi casco verde fosforescente, como si fuera una campana.

Invertí las tres horas de clase en esa sola bajada. Me faltaba fuerza para sostenerme con los brazos y el cuerpo se me encorvaba de tal forma que me impedía conservar el equilibrio a esa velocidad. Un fracaso total y en exceso desgastante.

El segundo día fue casi la misma historia. Si bien alcancé a esquiar dos bajadas, como la primera transcurrió muy lenta los instructores prefirieron que la segunda fuera sólo un paseo. Me vieron tan cansado que me sugirieron cambiar a otro tipo de silla, que resultó ser un trineo como el de los esquimales, pero sin perros, donde no tenía que hacer nada, ya que el instructor tomaba las riendas por detrás y me llevaba a pasear como en carriola.

Por un momento pensé que acaso lo más sensato era despedirme de ese deporte de montaña. Sin embargo, había faltado algo: en esos dos días no me había topado con nadie de la familia y ellos tampoco dieron conmigo a tiempo. Eso me hacía sentir que no había válido la pena el esfuerzo, y con esa tristeza aguardé con paciencia hasta que me recogieron.

El cansancio y el dolor de todo el cuerpo era tal que al acostarme, después de bañarme, experimenté algo que sólo en videos había visto que le sucedía a otros pacientes con ELA. Como si estuviera sin control, la cabeza se me fue para atrás. Los músculos del cuello no podían sostenerla. Si trataba de sentarme, el peso le ganaba al cuello, y otra vez a cabecear como campana de manera involuntaria. La sensación de impotencia se convirtió en pánico. Mejor no me levanté ni a cenar. Estaba exhausto y con miedo a no recuperarme.

Tras un día de descanso, el siguiente amanecer fue precioso, después de otra fuerte nevada. Mi cuello todavía estaba muy cansado, aunque se notaba una franca recuperación. No expresé mi temor, y ante la expectativa de mis hijos y todos mis sobrinos de verme, nos fuimos a mi clase. Como sea, decidí no arriesgarme: era demasiado lo que podía perder si por ese mismo cansancio, que aumentaba mi debilidad en forma tan drástica, me rompía un brazo o, peor aún, el cuello. Lo estuve pensando mientras esperaba mi turno de ser atendido, y cuando al fin la jefa de instructores me preguntó si estaba listo, la inclinación a no darme por vencido traicionó a la prudencia y sustituí mi discurso interior con las razones para no hacerlo por una simple pregunta:

—¿Habrá alguna manera de que no se me mueva tanto el cuello?

Ella me observó un momento con cuidado y, sin decir nada, se fue detrás de los estantes del local. Tomó un pedazo de espuma de bajo alfombra, lo enrolló ayudándose con los puños, sacó una cinta plateada de un cajón, lo ajustó y, con toda naturalidad, me lo puso de collarín bajo el casco. Dos vueltas de cinta y cortó:

—¿Cómo sientes eso?

Sin parpadear, atónito por el material utilizado y la velocidad de la respuesta, inspeccioné el artefacto con las manos, moví un poco la cabeza para comprobar que había poco espacio entre el collarín y el casco, y respondí:

—Se siente muy bien… Hum: parece que el problema está solucionado.

Y así fue. Esa mañana, desde la primera caída, sentí la seguridad brindada por el ingenioso aditamento y perdí el miedo, lo que me ayudó a mejorar mi desempeño. Apenas comenzaba la segunda bajada cuando escuché el grito de "¡Paaapiii!", a la vez que una sombra en *snowboard* me alcanzó y frenó, rasgando la superficie con gran fuerza. Era mi hijo Adrián, seguido por Baby y Yolanda, que me escoltaron el resto de la bajada, muy atentos a mis habilidades, que demostraban una rápida mejoría sin que corriera peligro alguno.

Al llegar abajo había que tomar una decisión, pues sólo quedaba tiempo para una bajada más. Para aprovecharla decidí que subiéramos por la canastilla exprés, que llega hasta la punta de la montaña. Todo salió perfecto porque había poca fila. Al poco de ir volando sobre los pinos Adrián identificó a sus primos bajando por la pista, casi debajo de nosotros. Les gritó y logró hacerlos entender que se apuraran y nos encontraran arriba.

Nos juntamos con los sobrinos para la foto oficial del viaje, todos equipados con la espectacular vista desde la cumbre como fondo. Tras esa toma de orgullo compartido, encabecé la bajada ante la expectación de todos. Sentía mucho cansancio en los brazos, pero era el momento esperado del viaje y no les permití fallarme.

Los instructores revisaron que el equipo estuviera en posición correcta y bien ajustado a mi cuerpo. Tras mirarme el rostro para verificar mi estado, se alejaron a una distancia prudente. Todos me miraban. Extendí los brazos, enderecé el esquí con un giro de cadera y empecé a deslizarme sobre la nieve, que rechinaba al compactarse a mi paso. Una curva bien dada, otra en el sentido inverso.

—¡Muy bien, tío! —gritó uno de mis sobrinos mientras me rebasaba.

Fue un rato muy divertido, con todos jugando carreras, acoplados a mi ritmo, cruzándose y aventándose nieve durante el camino. Recuerdo la última curva a la perfección: era bastante cerrada y tuve que subirme un poco al peralte del costado para lograr el giro sin bajar mucho la velocidad. De ese modo dejé a varios atrás en la recta final. Fue el último descenso, y sin duda el mejor para mí de la temporada y quizá de mi vida.

De vuelta en la caseta, al entregar el equipo, la directora de la escuela de esquí adaptado se acercó y me preguntó:

—¿Lograste tu objetivo? —en referencia a lo que me había preguntado ya ella misma el primer día, cuando llegué al centro.

—Vaya que lo logré: ¡esquié con mi familia!

REPORTE 12

De retiro en Jesús María

Recibí con gusto la invitación a que nos uniéramos a un retiro de parejas en Jesús María que se estaba organizando. Tenía pendiente visitar de nuevo el santuario y los lugares donde la beata Conchita tuvo sus encuentros con Jesús y donde redactó los fundamentos que dieron origen a las Obras de la Cruz, pues a ella en particular hemos solicitado su intermediación para nuestras peticiones desde el día que me confirmaron el diagnóstico.

Desde octubre pasado buscaba una fecha para organizar un retiro para nuestra familia y nuestros amigos, pero con la poca contribución de mi parte para reorganizar prioridades nada se había concretado. En vista de que para esta fecha de marzo había lugar, no la podía dejar pasar. De modo muy precipitado hice la invitación a la familia y a algunos amigos, pero sólo estuvieron disponibles mis papás y mis dos hermanas.

A las ocho de la mañana del tercer viernes de Cuaresma ya iba manejando la camioneta de Yolanda con los seis pasajeros, algo apretados, rumbo a San Luis Potosí. Llegamos a instalarnos con la sorpresa de que coincidimos con algunos muy buenos amigos. Había parejas de todas las edades, así que nos sentimos acogidos y cómodos. Una vez que les dejas de poner obstáculos, estos eventos son siempre así de fáciles y gratos.

El padre Alejandro, responsable del santuario, amigo mío y de la familia, tenía una forma sencilla, digerible y a la vez profunda de dirigir las reflexiones. Con tres pláticas y una agenda ágil y variada nos llevó por instantes de introspección, oración, contemplación, visitas a las capillas y momentos de compartir en equipos y con la pareja hacia una profundización de la experiencia del perdón, el amor y, sobre todo, de la fe.

La visita fue más que completa porque el padre Manuel coincidió con nosotros una parte del fin de semana para acompañarnos y oficiar la misa del domingo. Él se ha convertido en un gran amigo a lo largo de muchas experiencias compartidas durante casi 20 años de conocernos, además de que también fue el primero que estuvo presente cuando requerí un consejero espiritual para mi proceso.

Para los que no la conocen, *La espiritualidad de la Cruz*, predicada en esta *Obra*, tiene un carisma especial relacionado poderosamente con la tercera persona de la Santísima Trinidad, que por lo general es la más desconocida y abandonada: el Espíritu Santo. Mi raquítico pero al menos incipiente conocimiento sobre este tema es a consecuencia del involucramiento de mi mamá en esta espiritualidad, de la que nos fue salpicando.

En mi interpretación, el Espíritu Santo actúa en una forma distintiva. No es como Jesús, que se entregó a morir en la cruz y nos dio ejemplo de vida, ni como el Padre, que es todopoderoso y todo amor, que nos crea, siembra en la creación y nos otorga la libertad. El Espíritu Santo es el amor de Dios y actúa como una lluvia ligera que, si no te tapas, te empapa. Si lo permites, se te mete por los huesos y te brinda paz, sabiduría y la conciencia de pertenecer a una realidad superior a los sentidos. Al Espíritu sólo hay que permitirle actuar. Con Él sólo hay que dejarse mojar.

Existe mucha literatura sobre el tema. Yo he leído algo y al menos la que he entendido le reconoce esa forma de actuar, para la cual además de tiempo se precisa silencio y soledad, dos valores tan subvaluados que se diría que incluso se les identifica como sinónimos de fracaso y debilidad. En nuestro ritmo tan acelerado de vida, la soledad tiene connotaciones negativas, como el rechazo y la falta de amor. ¿Por qué estar solo si puedes estar acompañado? Aun estando solos, los medios electrónicos generan la ilusión de estar con quienes queremos, aunque esas otras personas ni cuenta se den.

Al silencio, por su parte, le tenemos pánico, pues lo entendemos como algo antisocial o la consecuencia de la falta de popularidad. No nos damos cuenta de que cuando estamos solos y en silencio tenemos oportunidad de platicar con nosotros mismos. Hemos perdido la capacidad de conocernos y, en consecuencia, de automoldearnos. Ahí es cuando Él nos toca en la forma de pequeñas inspiraciones sobre las cuales construimos nuestra fortaleza. A Él hay que dejarlo que nos hable en un silencio voluntario. Debemos ser humildes y aceptar que no tenemos todas las soluciones ni somos infalibles. Es en el silencio donde aprovechamos el poder de la oración y la meditación, donde en verdad crecemos, al extraer de nuestras experiencias, conscientes e inconscientes, la luz de una sabiduría superior a la nuestra.

Mi experiencia de la fe

Recostado en una banca del huerto de la que fue la casa de Conchita, con la cabeza apoyada en Yolanda, me puse a revisar mi paso por esta enfermedad y vi cómo la fe ha resultado determinante en el proceso.

Recibí el diagnóstico un 22 de diciembre y lo conservamos en secreto mientras Yolanda y yo lo digeríamos. Debido al viaje de Navidad con la familia no hubo mucha oportunidad de pensar, y sólo hice algo de investigación por internet; a nuestro regreso nos esperaba la cita con un especialista para una segunda opinión. De modo que en esa primera etapa hubo que pasarla de viaje. Entre miedo y euforia yo rezaba y lloraba a solas, pidiendo que se cambiara el diagnóstico por el de alguna otra de las enfermedades con síntomas similares que existían. De cuando en cuando aparecía cierta tranquilidad, pues sabía que no era mi voluntad la que ordenaba. Me visualizaba como parte de un plan que simplemente no entendía, pero tenía fe, y ésta me decía que tuviera calma: que ya lo entendería.

Después de aquella tarde del 10 de enero, cuando al segundo médico especialista no le tomó más de cinco minutos confirmar el diagnóstico, descalificar los tratamientos sobre los que habíamos leído y calcular que mi expectativa de vida no era mayor a 2014, Yolanda y yo salimos mudos, golpeados por el torrente de malas noticias lanzadas sin piedad sobre nosotros. En silencio, ya en la camioneta, de nuevo mi fe me guió, y entre todas mis dudas sentí que al que debía preguntarle era al que en verdad entendiera lo que sentía. Por eso le propuse a Yolanda que fuéramos a rezar al sagrario de la iglesia mas cercana.

Arrodillado frente a la custodia que guardaba el cuerpo de Jesús, de manera similar a una máquina tragamonedas de Las Vegas, con las frutas y los dibujos de los monitores pasando rápidamente, todo me daba vueltas en la cabeza mientras oraba. Hasta que el ruido terminó, todo se detuvo y vi con claridad mis primeras decisiones. En el fondo de todo sentía paz, no sé si por ignorancia o porque no me sentía solo.

Las siguientes semanas las dediqué a investigar y conformar mi equipo de consejeros. En vista de que mi primera decisión había sido no preguntarme el porqué, sino buscar el para qué, supe que ese grupo debía integrarse por personas que compartieran mi fe católica, pues no estaba dispuesto a tomar mis decisiones sin ese "filtro" instalado en mí.

Durante ese proceso, un día, entre semana, me desperté con ganas de ir a misa. Me apuré para llegar a la de las ocho. Durante la recitación del Salmo, escuché un mensaje dirigido a mi: "Señor, ilumina mi entendimiento para que conozca tu voluntad y lléname de fortaleza para cumplirla". Sólo faltaba tiempo para avanzar hacia una aceptación verdadera. En lugar de un psicólogo, me apoyé en un director espiritual —el padre Manuel—, cuyos consejos de perseverar en la fe, mantener la esperanza y descansar en la confianza me ayudaron a recobrar mi felicidad.

Así aprendí que en los momentos difíciles, cuando no encuentras respuestas y te presionas de manera innecesaria, abandonarse a la esperanza es la respuesta. Cuando sentimos confianza hallamos soluciones, a veces diferentes a lo que quisiéramos, pero que nos ofrecen alternativas. Es entonces cuando hay que permitir que el Espíritu Santo, que habita en nosotros, nos ilumine nuevos caminos y nos llene de fortaleza, decisión, entrega y paz.

Sin la fe difícilmente estaría en el punto donde me encuentro, donde puedo afirmar que disfruto de una felicidad profunda.

La siguiente anécdota es un síntoma inequívoco de esa aceptación por medio del sentido del humor.

Hace poco le tocó a mi hijo Adrián ayudar a ponerme por primera vez la máscara del respirador que me recomendaron para dormir mejor: enorme, incomodísima, sobre nariz y boca, con unas bandas por arriba y los lados de la cabeza, a manera de bozal. A sabiendas de que mi imagen no era para nada grata —mi hijo me observaba enmudecido—, en cuanto la tuve puesta rompí el silencio con esta célebre frase de Darth Vader en *Star Wars*:

—Adri: I am your father!

Ambos estallamos en carcajadas.

No es que no funcione

Conforme pasaban las semanas estaba claro que aumentaba la debilidad en mis piernas, cuyo referente era el notorio incremento en la dificultad para subir escaleras. Desde hacía tiempo lo hacía sólo con la derecha, y la izquierda, colgada de la cadera, la seguía; pero la primera fue pasando de subir derecha a subir de lado, y luego a tener que ser levantada con la cadera, hasta verme obligado a ayudarla con la mano para alcanzar el filo del escalón. Ni que decir de la necesidad de asirme de los barandales.

Al hacer un recuento de las condiciones en que me movía, en definitiva no se podía decir que el avance de la enfermedad se hubiera detenido ni que fuera visiblemente más lento, por lo que me es imposible negar el sentimiento de frustración experimentado al ir perdiendo facultades a sabiendas de que no se trata de un proceso reversible.

Cada cosa minúscula es como una pequeña batalla perdida, y yo no gano ninguna. Cada dos o tres días mi cuerpo me sorprende con alguna nueva victoria para la enfermedad: un pie que se atora, una rodilla que se afloja, un hueco donde antes había un músculo.

Para explicarme mejor será útil dividir los avances de la enfermedad entre los que se ven y los que no se ven: cuando salgo a la calle con el bastón, todos lo ven. Quizá adviertan mi dificultad para caminar, pero nadie se percata de lo difícil que es permanecer de pie, con la sensación de inseguridad en las rodillas, ni de que me cuesta trabajo darles el apoyo suficiente con el bastón. Para los más observadores será evidente que caminar implica para mí un esfuerzo. En raras ocasiones alguien me pregunta qué me pasa o me ofrece ayuda, una atención que lejos de hacerme daño me alienta. En realidad, nadie sabrá lo complejo que resulta para mí el movimiento con tan pocos músculos que reaccionan, aunque sea débilmente, a mis órdenes. Caminar es un acto muy complicado que, no obstante, todos hacemos de manera casi inconsciente. Otra señal es el incremento de la debilidad. Dejé de ir a nadar por la imposibilidad de salir de la alberca por mí mismo, pues la flacidez de hombros y brazos también ha aumentado. Me es difícil levantar éstos por encima de la cabeza, y el hombro izquierdo se ve casi sin músculo que le dé forma más allá del hueso.

Quizá la postura más incómoda sea, extrañamente, la de estar acostado, pues la falta de fuerza en el tronco y los músculos con que movería las piernas y los pies actúa de tal forma que, una vez en estado horizontal, me resulta muy difícil voltearme o cambiar las piernas de posición, por lo que debo arrastrarlas de un lado al otro con las manos. Y como no puedo sentarme, para alcanzar y ponerme la piyama, la jalo usando el brazo como palanca.

De modo que siento como si estuviera hundido: atrapado en la cama. He optado por no taparme con la sábana, pues maniobrarla implica una dificultad adicional. El edredón es más fácil de aventar sobre las piernas, pero sobre los pies no me resulta tolerable, ya que con su solo peso se arquean y se bajan las puntas. Por lo común, siento calambres cuando trato de moverlos; de por sí ya están medio engarruñados, por lo que evito cualquier cosa que empeore su condición, como la presión de los propios calcetines. Es decir, los pies se atoran consigo mismos, sin posibilidad de sacarlos, ya que puedo empujarlos hacia abajo pero no regresarlos hacia arriba más allá de lo que los jalen los tendones. El verdadero alivio llega cuando Yolanda me da un poco de masaje y me ayuda a desenrollar los dedos: una sensación muy relajante con la que además la hinchazón del día se va reduciendo. Hasta hace unos meses esto sólo ocurría con el pie izquierdo, pero ahora pasa con los dos.

Las manos han perdido masa muscular y fuerza, mas no destreza, por lo que hago las actividades cotidianas sin problema. Incluso, con un poco de maña, hoy hasta logré cortarme las uñas poniendo el cortaúñas sobre la mesa y operándolo a modo de engrapadora.

Otra parte muy curiosa que es muy difícil de percibir son las fasciculaciones. Ocurren en lugares muy extraños donde no pensaríamos que existe un músculo capaz de ese movimiento; por ejemplo, entre las costillas, en la frente y, las más chistosas, en la nariz. Incluso los anteojos me vibran con la velocidad de los diminutos espasmos. Algo un poco incómodo son los calambres en la lengua y el cuello. Si hago cualquier movimiento "fuerte", calambre seguro. La lengua se hace taco, pero en la parte trasera, no en la punta, como muchos lo podemos hacer. Esto duele un poco mientras se relaja. El doctor dice que es bueno, pues se trata de un síntoma de la fuerza de los músculos.

Con esto que les refiero como antecedente, les cuento que la primera semana de mayo fuimos de nuevo a Houston para la revisión trimestral. Yo me sentía muy inquieto sobre lo que para mí eran, en mi limitada percepción, indicadores de que el medicamento no estaba haciendo el efecto esperado. La visita resultó diferente porque fuimos en jueves, un día distinto al del grupo y las revisiones multidisciplinarias. Pero fue bueno, pues tuvimos más tiempo de calidad con el doctor Appel. Su opinión final fue que el medicamento no hace daño ni puedo dejarlo, pues aún es poco tiempo y él sigue teniendo fe en su efecto a largo plazo. En sus propias palabras: "No podemos decir que no funciona". Me pareció una frase acaso un poco fabricada, pero me quedo con la parte que me toca: seguir medicándome y dejar que Dios nos siga sosteniendo por todos los medios que pone en mi camino.

Ser visitado

Las visitas me provocan una sensación extraña y muchas veces confusa. Gran cantidad de personas, con todo su cariño, nos proponen soluciones alternativas en su mejor entendimiento y con la firme convicción de ayudar. Quizá el desgaste acumulado me haga mostrarme duro, y no dudo que en ocasiones haya sido descortés con quienes nos expresan su amor con estas recomendaciones.

En este tema, y sin el ánimo de ofender a nadie, quiero expresarles la conclusión a la que Yolanda y yo hemos llegado en nuestra muy particular y no necesariamente popular forma de tratar este aspecto de la vida. Muchas veces nos encontramos ante la duda sobre cómo contestar a las preguntas de "¿Cómo estás?" o "¿Estás bien?", perfectamente bienintencionadas, aunque por alguna razón no reconfortan.

Creo que todos experimentamos el agobio de no saber cómo actuar en favor de alguien cercano que, según pensamos, se siente sobrepasado por alguna carga, ni cómo hacer efectivo el significado del acto de caridad que implica visitar a un enfermo. Y me siento con el derecho de decirlo pues últimamente me ha tocado estar más de este lado, por lo que sé muy bien cuáles "visitas" me resultan altamente reconfortantes.

El enfermo —que en una interpretación más amplia es el "doliente"— no necesita que lo interroguen sobre cómo se siente ni cómo está, ya que desgastarse en elaborar una respuesta rápida sobre su sufrimiento no le aporta beneficio. Ahí es cuando cualquiera siente impotencia, pues a pesar del amor por la persona, no se encuentra el modo de ayudarla a cargar con ese peso. En esa situación lo que se hacer es expresarle amor: hacer sentir amado al doliente es la mejor visita que le puedes hacer a su corazón. Puede ser con una sola frase dicha con los ojos, una atención ofrecida de modo que no se pueda rechazar, un correo sin ningún contexto pero que denote una reflexión personal profunda, una palmada más lenta de lo usual, una mirada profunda en el momento correcto, compañía, darse el tiempo de escuchar, un apretón de manos una fracción de segundo más larga de lo acostumbrado: se trata de actos que llegan al alma y se quedan allí, que dan un verdadero significado al efecto buscado con la visita.

Ahora entiendo por qué la madre Ana de Simón de Betania sólo permite ayuda directa para los enfermos por parte de gente que lo haga con empatía por su estado, pues una visita en esos términos es la única que en verdad reconforta.

Entre la calma y la acción

En cuanto a las recomendaciones y lo que hago respecto a mi enfermedad, antes de brincar a las conclusiones les relato dos experiencias que, por opuestas entre sí, resultan anecdóticas y por lo mismo es importante registrarlas.

Un jueves llegó a mi oficina un señor bien vestido, de unos 70 años de edad. Tras esperar más de una hora para ser atendido por mí sin previa cita, mi secretaria sucumbió a la presión y fue a avisarme. Un poco más tarde lo recibí. Tras contarme una historia algo imprecisa respecto a que su hijo era amigo mío de la infancia, me dijo que me quería compartir cómo él se curó de Parkinson a base de diferentes medicinas alternativas empleadas a la vez: "agua cristal", la "tarjeta rusa" y la acupuntura de un maestro de la ciudad de México.

Había insistido en verme porque ese fin de semana el maestro acupunturista estaría en Monterrey para dar un seminario, y le gustaría que le diera la oportunidad, si era posible, de que me consiguiera una cita para el sábado. Quizá ante la desesperación y la necesidad de estar abierto a escuchar, no me negué a esa posibilidad. El sábado en la mañana recibí su llamada: la cita ya estaba concertada. Más tarde me dijeron que la consulta tendría lugar en el auditorio de un colegio, durante el receso para la comida, pues ahí era el seminario. Mi hijo Pablo me llevó y el señor que me había invitado nos condujo al auditorio, en ese momento vacío, donde poco a poco entendí lo que pasaba. Le llamé a Yolanda, puesto que Pablo tenía que retirarse, y le advertí:

—Ven pronto, porque creo que pretenden convertirme en conejillo de Indias para una demostración de acupuntura.

Decidí relajarme y aceptar las cosas como vinieran, y después juzgarlas. Pasó casi una hora. Al fin empezó a llegar la gente. Yo estaba sentado en la primer fila, estudiando el escenario: mantas promocionales del doctor y de productos relacionados con la práctica de la acupuntura, pantallas, cámaras y una cama alta de masaje o terapia al centro, frente al escenario. Los participantes, unas 40 personas, tardaron en acomodarse. Entretanto llegó Yolanda. Apenas le terminé de explicar lo que pasaba cuando apareció el doctor, que se acercó a saludarme e inició lo que para él ya estaba pactado.

Se colgó el micrófono al cuello y, dirigiendo la mirada a los presentes, les explicó la sintomatología de mi caso. Luego me invitó a pasar a la mesa de tratamiento. En lo que me acomodaba, la gente me rodeó; había cámaras encendidas proyectando acercamientos en las pantallas y las personas se arremolinaban para ser elegidas como asistentes del "tratamiento".

La presentación comenzó con que yo, acostado, intentara levantar las piernas para medir la incapacidad. Acto seguido, se desenfundaron las agujas. Sin habla, Yolanda sólo alcanzaba a asomarse por entre los hombros de la gente, que se empujaba para ver de cerca los puntos exactos de las inserciones.

—Para este caso se utilizan el 85 y el 141 —y la aguja penetró en la planta de mi pie izquierdo hasta tocar mis nervios y provocar una descarga eléctrica desde los dedos del pie hasta la punta de mi cabeza, que me hizo gritar.

—¡Auch! ¡Duele!

—Sí: va a doler, porque hay que entrar profundo —dijo el doctor, y siguió penetrando en diferentes puntos sobre el empeine. Luego siguió con el otro pie y las manos.

Mi valentía pasó a segundo término:

—¡Ah, jijos, está fuerte!

Tras enterrar las agujas, les daba vuelta a fin de que se anclaran en la piel como un anzuelo, para luego picotear el nervio jalando y penetrando con rapidez, mientras seguía describiendo con números lo que hacía y los demás apuntaban deprisa, muy excitados.

El doctor hizo una pausa y me pidió que levantara las piernas, como para medir el avance del tratamiento. Como no notó nada, a pesar de mi sincero esfuerzo, reinició el proceso con mayor fuerza. Al final repitió la prueba. Ahora me pidió hacer otros movimientos que antes no había probado. Le dije que ésos siempre los podía hacer, y se lo demostré, pero ignoró mi comentario y permitió que la gente empezara a exclamar, admirada.

Como batallaba para hablar, me sentó y dijo al micrófono:

—Ahora trabajaremos la lengua.

Fueron tres agujas: una debajo de la lengua, otra bajo la barbilla y otra que penetró en la nuca. Yolanda se puso más asustada que yo cuando vio cómo la de la nuca entraba más de una pulgada.

El doctor me pidió hablar. Me acercaba el micrófono y movía las agujas como si con eso modulara mi voz. La sorpresa fue que, en efecto, ésta mejoraba. Sorprendida, Yolanda se acercó y me lo confirmó, mientras que el acupunturista seguía dando explicaciones y la gente aplaudía.

Con la expectativa general en mí, me pidió que me pusiera de pie. Así lo hice y me dispuse a caminar. Pedí el bastón, pero la gente no quería que lo tomara.

—No: ya no lo ocupas —dijo una señora, a la vez que hacía señas hacia Yolanda de que no me lo diera.

Di unos pasos hacia mi esposa, deteniéndome de la camilla, y le hice un gesto para que se atravesara. Me dio el bastón y el brazo, y empecé a caminar entre aplausos. Alcance a oír que, por el micrófono, el doctor explicaba que eran necesarias 10 sesiones para la total recuperación.

De camino al estacionamiento Yolanda me evaluaba. Había que reconocer que caminaba mejor que al llegar, pero supongo que fue por el efecto de la estimulación de los nervios, ya que a lo mucho duré así cuatro horas.

Lo he pensado mucho y no creo que valga la pena, con tan poca referencia, ir nueve veces más a la ciudad de México para un tratamiento cuyo arranque no parecía tener como objetivo principal el de ayudarme.

Lo miro en retrospectiva y me pregunto qué se habrán quedado pensando los asistentes al seminario: "Curó al enfermo", "Salió caminado, yo lo vi".

Noté que el médico, si bien no lo dijo directamente, permitía que la concurrencia lo afirmara así y aplaudiera, con lo que ahora tendrá un sinnúmero de recomendaciones de gente segura de que con la acupuntura se cura mi enfermedad. No es un chisme: ellos mismos lo vieron. Así de peligroso es el flujo de la información.

Doy paso ahora a la segunda experiencia, en el extremo totalmente opuesto.

Tuve la oportunidad de platicar con un antiguo amigo que conocí por el trabajo —el socio en un negocio de acabados que me había dado servicio—. Personalmente me contó su testimonio: después de más de 10 años de sufrir una enfermedad con algunos síntomas parecidos a los míos, pero mucho más fuertes, dolorosos y sin diagnóstico, se curó en forma milagrosa. Sus músculos endurecidos, las manos y la figura encorvadas, lo llevaron a hospitalizarse en un último esfuerzo por controlar el dolor. En la clínica donde se internó fue "presentado" con una imagen de Concepción Cabrera en su juventud, la cual lo cautivó, y tras visitar Jesús María, adonde yo había ido de retiro, se le concedió el milagro de su curación: los síntomas que lo martirizaban habían desaparecido. Los doctores tomaron nota de lo sucedido, sin ninguna otra explicación que la intervención divina.

A todos nos toca construir nuestra propia historia. Por lo tanto, mi trabajo es seguir escuchando y probando, pero sobre todo mantenerme firme en la fe, la oración, la esperanza y la paciencia.

No puedo hacer todo lo que me recomiendan, pero no puedo dejar de actuar y de seguir buscando un camino de curación.

En el tiempo intermedio de esta labor también me encuentro en la necesidad de ir buscando soluciones a los nuevos desafíos. Por eso me compré un *scooter* —"mi carrito", como le decimos—, para vencer el reto de las distancias largas de caminata. Llegó justo a tiempo, pues ya me era muy difícil mantenerme en pie, y con él incluso puedo andar de turista. Este medio de transporte al menos me elimina la barrera de las distancias. En mi casa empezamos una serie de adaptaciones —por lo pronto, rampas y elevador—, pues un problema que tengo es que no he podido descifrar cómo prever las incapacidades, de modo que resuelvo sobre la marcha las que se presentan.

Al ir perdiendo la agilidad en el pie derecho, el que usaba para conducir, averigüé y mandé instalar en mi camioneta las palancas para acelerar y frenar con las manos. El sistema resultó muy cómodo y me adapté con rapidez. Claro que ahora tengo el desafío de bajar y subir el carrito de la cajuela, pero siempre encuentro a alguien que me brinda su ayuda con gusto.

El miedo

Era martes en la noche e íbamos al cine. Cuando se abrió la puerta del elevador del estacionamiento, nos topamos de frente con una pareja que rondaba los 60 años, ambos chaparritos. Nos movimos para dar espacio a que bajaran. El señor tomó con fuerza a la señora del brazo y ella empezó a moverse por delante de una forma que no dejaba de llamar nuestra atención: yendo de menos a más, tomaba ritmo en un balanceo, lado a lado, con movimientos cortos, cada vez más rápidos, hasta más o menos alcanzar la velocidad con que se palmotea una tortilla para extenderla. Tras el bamboleo en el lugar de inicio, valiéndose de esa inercia, empezó a mover los pies uno tras otro hacia delante, apenas un centímetro a la vez, arrastrándolos. Se escuchaba perfectamente la fricción de sus zapatos contra el piso de madera del elevador. Sorprendidos del espectáculo, pero respetuosos, aguardamos sin movernos, evitando miradas inquisitivas y tratando de entender lo que pasaba.

El movimiento continuó. Mientras avanzaba sin alterar el ritmo acelerado y nervioso, sus pies cruzaron el umbral del elevador. La mirada de ambos señores no se apartaba del suelo. Al fin, tan pronto como los pies de la señora salvaron el acero del borde de acceso, sus cuerpos y sus hombros se relajaron, en señal de que la tensión había pasado, y se alejaron caminando en forma totalmente natural.

Me tardé unos segundos en comprender lo sucedido. La señora le tenía verdadero pánico a la estrecha hendidura que separa la losa del estacionamiento de la plataforma del elevador: ese abismo oscuro y profundo que la mayoría de los mortales cruzamos sin percibir siquiera que existe.

¡Qué poderoso es el miedo! Qué cantidad de limitaciones puede generar en nuestra aventura de la vida.

Yo me reconozco miedoso. Los psicólogos lo relacionan con las experiencias de la infancia. Me parece que de adultos desarrollamos más temores que no reconocemos como tales, tanto a lo que no conocemos como a lo que no controlamos. Algunos de mis miedos son a lo que no veo: la oscuridad, el fondo del mar. Así como en nuestra naturaleza animal esto nos ayuda a sobrevivir, también nos llega a impedir que disfrutemos de la vida.

Recuerdo a la perfección un viaje con Yolanda a Maui. Habíamos ido a celebrar nuestro décimo aniversario, en octubre de 2001, y cargamos con nuestras bicis de montaña para pasear, pero tras un cambio de planes debido a una larga sequía en Lahaina, nos hallábamos en el hotel sede de una carrera de triatlón de montaña X-Terra. Era la final internacional de una modalidad de triatlón *off road*, por así decirlo, que por entonces se encontraba en pañales.

Era el día previo a la competencia y nos inscribimos, pues así nos daban un descuento en el precio de la habitación, además de que sonaba muy divertido. Tras comprar unos *goggles* marinos, preguntamos cómo era el trazo para el nado en la carrera. La respuesta fue muy sencilla: perpendicular a la playa. No me lo esperaba. Yo imaginaba que siempre era cerca de la orilla, pero allí los corales lo volvían peligroso.

Así que nos paramos frente al mar, sólo nosotros dos, viendo a las olas, y dije:

—¡Ups!

Sentía cómo el miedo me recorría las piernas, pero al mismo tiempo me emocionaba la oportunidad de vencerlo. Titubeamos un poco y al fin nos lanzamos al agua. Mi mente me daba cuantas explicaciones necesitaba para justificar el temor, pero era la ocasión de cambiar ese sentimiento por una sensación de triunfo. Así que me fui nadando al lado de Yolanda mientras mi mente me decía: "Ya fue suficiente… Hasta aquí… ¡Date la vuelta!" Poco a poco me alejaba más y más de la playa y el miedo se tornaba más inútil. Sólo me servía para que no nadara bien, así que aflojé el cuerpo y seguí. Quizá sólo fueron 300 metros, pero significó un cambio de paradigma.

Este ejemplo ahora me sirve para analizar mi momento actual y cuáles son mis miedos. Y vaya que los tengo. El día que más temor sentí fue cuando vi un video de un paciente con ELA, donde ocurría algo muy simple, pero que me aterrorizó. El paciente, de 45 años, se veía muy sano reposando en una supersilla de ruedas con todos los aditamentos, hasta que su esposa le tomaba la cabeza con las manos y, como quien mueve un florero, la acomodaba y alineaba para la cámara. Ese único gesto no sólo reveló la incapacidad del hombre siquiera para voltear a donde quisiera, sino que su cara, sin expresión, puso en evidencia que los más de 50 músculos que la animaban ahora estaban inertes. Esa visión me golpeó profundamente, pues significaba la posibilidad de no valerme por mí mismo, aunada a la imposibilidad de siquiera expresar el más básico de los sentimientos. ¿Cómo dar las gracias al menos sin sonreír, sin emoción? Recuerdo que estaba solo en la cama de un hotel y me dormí temblando de miedo. Ahora, al escribirlo, vuelvo a temblar.

La experiencia de nadar no me quita el miedo al mar: la razón me sigue diciendo por qué debo temerle, pero al mismo tiempo comprendo que es la reacción natural a lo desconocido, y que una vez visto como un desafío capaz de superarse, se convierte en una oportunidad de victoria. Una a una esas batallas vencidas se acumulan y me permiten vivir sin perder la oportunidad y, sobre todo, de disfrutar.

Me puede pasar lo que dicen las estadísticas, pero cómo viviré los días de en medio yo lo decido. Tendré que vencer con acciones concretas los obstáculos cotidianos. No sé cómo me irá en el baile, pero sí que con todo y miedo seguiré luchando.

El presente es más importante, y reconozco que en esta lucha no soy perfecto, sobre todo porque las incapacidades en muchas ocasiones me hacen sentirme atrapado y me pongo de muy mal humor, con lo que afecto a los que más me ayudan, sobre todo a mi familia. Sé que no me entienden por completo, pues es difícil notar tantas pequeñas cosas que ocurren durante las 24 horas del día, pero también estoy consciente de que es mi responsabilidad hacerles a todos más amable la ruta de acompañarme en la solución de mis nuevas necesidades. Y en eso voy muy bien.

Ahora debo comentar mis últimas victorias. Recientemente inauguramos la casa del Sorteo Tec y recibimos los mejores comentarios de los organizadores y del público externo sobre nuestro diseño. Sin duda será un éxito. Además, disfruto el apoyo de tantos y tantos amigos. La nueva Casa Simón de Betania está por ser puesta en marcha y también, hace unas semanas, cerramos la compra de un terreno donde construiremos un edificio de oficinas para obtener una renta y apoyarme en tiempos más difíciles.

Todo esto demuestra que cada cosa se debe tratar por separado y en su justa dimensión. Y sí: aunque los retos son grandes, las herramientas con que cuento son mucho mayores. Estoy muy satisfecho de haber formado redes de amigos, colaboradores, socios y familia, tan resistentes que el miedo se disipa. En la soledad me siento más que acompañado, y cada día me alimento de muchísimo amor.

La próxima semana iremos de nuevo a Houston. Sólo han pasado dos meses tras la última visita, pero me quieren tener muy monitoreado. Le estoy profundamente agradecido al increíble equipo de médicos que se ha apasionado con mi seguimiento. Por nuestra cuenta tenemos muchas dudas y sobre todo queremos que nos transmitan todo su aprendizaje en los desafíos de adaptación para la movilidad. Sabemos que hay muchas herramientas y tecnología de las que nos podemos valer, y las queremos aprovechar.

Por ahora, lo que sigue es aceptar esos retos y el aprendizaje obtenido con cada uno que superamos. Aunque desde el principio de mi enfermedad la posibilidad de una silla de ruedas o algo semejante ha sido algo indeseado, parece ser hora de dejar de luchar en contra y mejor tomar las alternativas como ventajas, a modo de dedicar la energía y la atención a proyectos más importantes.

"Nada te turbe, nada te espante, todo se pasa. Dios no se muda, la paciencia todo lo alcanza. Quien a Dios tiene, nada le falta. Sólo Dios basta", afirma santa Teresa de Jesús.

Gracias como siempre por sus oraciones y los buenos deseos que siempre me acompañan.

PF

CAPÍTULO XIII

Lucha

Agosto de 2013

Por fin se acerca el verano. Después de la pequeña aventura del año pasado, cuando me quedé varado junto a la playa, sabía que debía tener más precauciones al usar mis motos acuáticas. No subirme no era opción, así que después de Semana Santa ya estaba haciendo los preparativos para, tan pronto como el clima fuera el adecuado, me las tuvieran listas para usarse. En el fondo sabía que, conforme pasaba el tiempo, mis posibilidades de subirme a ellas disminuían junto con la fuerza de mis piernas para montar, estabilizar mi cuerpo y sostener la espalda en posición adecuada. Roberto y Memo eran los cómplices perfectos para una escapada de fin de semana. Ya no quería esperar más, y como ellos disfrutan igual que yo de esta actividad, aprovechamos la primera oportunidad que se nos presentó.

El viernes en la noche, ya en "la isla", probamos las baterías y retiramos una para cargarla. Aun así, al día siguiente, ya en el agua, sólo una encendió. Ni modo: tendríamos que conformarnos con una sola moto. Decidimos que Roberto la condujera y la sacara de la bahía hacia la playa, pues es más entretenido estar allí mientras nos turnamos para usarla y pasar el día, que quedarnos en el pequeño botadero.

El plan era que Memo y yo nos instaláramos en la playa. Nos llevamos la camioneta al hotel para de allí llegar al punto convenido, y en ese momento me di cuenta de lo fundado de mis temores: caminar sobre la arena no sería lo mismo que en pavimento.

No pude dar ni un paso por mí mismo sobre ella. No tenía la suficiente fuerza ni siquiera para levantar un pie y librar el cráter de cuatro centímetros de profundidad formado por mi pisada; tampoco para arrastrarlo de frente haciendo un surco en la arena, ni para balancearme con seguridad sobre el bastón para con la otra mano levantar la pierna, jalando el muslo. Necesité de toda la ayuda de Memo, que intentaba coordinar con sus manos un pie y luego el otro, además de mi inclinación, para que tuvieran espacio. Sin embargo, no podía ni inclinado para atrás ni apoyado para enfrente. Mientras crecía la frustración para mí, mas no para él, hizo cálculos, se acomodó y al fin me levantó en brazos y me llevó como novia de película hasta la sombrilla.

Primer problema resuelto.

La segunda dificultad vendría cuando, tras esperarlo casi una hora, Roberto llegó caminando por la playa para explicarnos, muy quitado de la pena, por qué llegaba sin nuestro vehículo de diversión. Al dudar de cuál era nuestro hotel, había navegado muy cerca de la orilla y una ola lo volcó. El *waverunner* había quedado varado, lleno de agua, a unos 200 metros de allí.

Memo, que es el mecánico del grupo, elaboró un plan de acción y partieron. Yo me quedé en la retaguardia, instalado en la sombrilla dada mi imposibilidad de trasladarme, pero, como dicen, en "jaula de oro", con cervezas y ceviche en la hielera.

Pasaron al menos dos horas sin noticias. Lo que empezó siendo divertido se convirtió en angustia, cuyo clímax fue la necesidad de ir al baño. Quizá suene ridículo, aunque para mí lo fue. Incluso me decidí a resolverlo sin moverme de mi lugar, ayudado por una toalla para encubrir el delito, que perpetré a la orilla de la silla.

Segundo problema resuelto.

El tercero necesitaría algo más de logística.

Terminó el día y ninguno de los intentos de mis amigos dio frutos: el motor estaba inmerso en agua, y aunque lo botearon —pese a los toques eléctricos—, seguía demasiado húmedo y no encendió.

Decidimos terminar de disfrutar el día y esperar a la tarde, que implicaría dejar la moto en la playa durante la noche. Mi experiencia me dejaba tranquilo al respecto: además de que en condiciones normales las olas sólo empujarían para afuera de la máquina estropeada, había estudiado las mareas en el periódico del día y sabía que no habría tanta diferencia entre la nocturna y la de la mañana siguiente como para que regresarla al agua se complicara, considerando que pesa más de 300 kilos.

Dimos aviso a la policía para prevenir alguna multa y tomaron nuestros datos. Lo único que sacamos de esto fue una absurda llamada a la una y media de la madrugada, por parte de un oficial que nos obligó a ir a esa hora.

—Si no llegan en este momento el mar se la llevará —fue su amenaza.

Ante mi incapacidad de hacerme entender por teléfono con mi voz entrecortada, luchando contra su tono prepotente, fuimos al "lugar de los hechos" a poner una cuerda y una estaca para calmar al policía, que de seguro no tenía otra cosa que hacer durante su turno nocturno.

La última estrategia se ejecutó en la mañana, cuando intentamos evitar el pago de una grúa acuática. Aunque encendió, mi otra moto no tenía la potencia para remolcar, así que sólo nos quedaba tratar de prender la que estaba varada con la batería seca y cargada de la que no funcionaba.

Me quedé en la camioneta, estacionada en la calle, mientras Roberto y Memo se iban de mecánicos a la playa, cuando apenas unos veinte minutos después recibí una llamada de alerta (lo que sigue Yolanda me aconsejó que no lo escribiera, pero sin esta parte no se termina de deshojar la margarita; aconsejo a la gente pulcra y recatada que se la salte): mi vejiga, que sólo avisa cuando ya es una emergencia, me empezó a doler. Sabía que necesitaba actuar de inmediato.

En algunas ocasiones esa emergencia a media mañana, entre una supervisión de obra y otra, me había llevado al baño de la iglesia o del local más cercano, e incluso en dos ocasiones me había obligado a orillarme y esconderme en un parque y en un baldío.

Existía la posibilidad de bajar mi carrito por mí mismo y manejar hacia la farmacia cvs para luego caminar con bastón en busca del baño, pero con mi velocidad actual eso habría resultado demasiado lento y auguraba una mojada a medio camino. Por fortuna, tenía una botella de agua vacía, así que vencí los reparos de mi pulcra conciencia y la utilicé para descargar mi muy adolorida vejiga.

Tercer problema resuelto.

Justo cuando tapaba la botella, sentí a mi lado una presencia. Era una patrulla, que se emparejó a mi ventanilla. La sangre se me fue a las piernas. Me hizo una seña para que bajara el vidrio y me preguntó si era el dueño de la *waverunner* de la playa. La deducción era obvia, pues traía el remolque con otra idéntica enganchado a la camioneta. Memo y Roberto justo venían regresando, pensativos ante su derrota, así que ellos le explicaron al policía, quien además ya había escuchado el reporte de la noche anterior sobre ese vehículo varado en la playa.

La lucha por recuperar la oportunidad de usar las motos continuaba, y ahora todo empezaba a salir bien, pues nos autorizaron a meter la camioneta para subir la moto al remolque. Este otro policía, que se comportó sumamente amable y servicial, incluso se bajó a apoyar en la difícil maniobra. En eso llegó la patrulla de la playa con otro oficial, que nada más hizo bulto porque ni siquiera se ensució las manos. Cuatro personas no eran suficientes, y menos conmigo de espectador, pero no hubo problema: en ese preciso momento pasaban caminando dos chavos con pinta y peso de *tackles* de futbol americano, que se ofrecieron a ayudar. Ahora la batalla contaba con más participantes: los recién llegados se colocaron tras la moto, en posición de ataque, y prácticamente ellos solos la levantaron para subirla medio cuerpo sobre la punta del remolque. Con el malacate manual resultó fácil terminar el trabajo.

Y luego, a sacarlas de la playa. Para entonces ya había llegado el jefe de la policía y otro asistente, con radios, dando órdenes y poniendo cara de que todo estaba muy mal. Memo, con toda frescura y sin alterarse bajo esas miradas, condujo de salida, pero no con el suficiente vuelo, por lo que nos atascamos en la arena suave. Había que esperar nuevos refuerzos, que llegaron en una *pickup* enorme y con mejores llantas. Eran los salvavidas: tres chavitos disfrazados de *guardianes de la bahía*, con todo y tablas de *surf* y salvavidas como los del programa de televisión, y hasta traje de baño rojo y lentes oscuros, totalmente en su papel de héroes. De la camioneta superequipada sacaron una cuerda con la que hicieron el intento de sacarnos, pero se les rompió.

Aquello ya era todo un espectáculo de vehículos, amarres, radios, señales y mirones que tenían en alerta máxima al nervioso *sheriff*. Tras varios intentos, aquellos "héroes" con su uniforme de trabajo rojo, que no incluía zapatos ni camisa, sacaron primero el remolque, con lo que nosotros, liberados de ese peso, también salimos en la camioneta sin problema. Así concluyó el que de seguro había sido el operativo más importante del mes para las fuerzas del orden local en ese tranquilo centro vacacional.

Aparte de la diversión general, sobre todo de Memo, se dieron muchos momentos en que mi sensación de impotencia no sólo me mantenía en tensión, sino que me hundía en un sentimiento de soledad, porque ni siquiera mis amigos se percataban por completo de cuánto me afectaba resultar un inútil en la fiesta que yo había organizado. Qué difícil era para mí no explotar en un arrebato de rabia o desahogarme pataleando o aventando algo para demostrar mi furia. Pensé que en realidad ellos no tenían por qué sufrirme, cuando todo lo que hacían era resolver con una sonrisa los contratiempos de esta afición. Aquella persistencia no tenía su única gratificación en la obtención del objetivo, pues no siempre el resultado está en función de nuestra lucha, por lo que debíamos concentrarnos en disfrutar el proceso.

Al final de la aventura me tocó reconocer que de por sí había sido una imprudencia mía intentar montar en la moto. Ya se había pasado mi tiempo, por lo que debía cambiar ese sentimiento de pérdida, que no me servía para nada, por otro que me ayudara a disfrutar lo que mis amigos estaban dispuestos a hacer por mí.

Con ellos me era posible encontrarle lo divertido a esta realidad, por lo que mi sentimiento fue de gratitud.

Así daba por terminado ante mis amigos de aventura el capítulo de mis *waverunners*.

Eso no significa que aceptar la realidad no representara un golpe para mí que me acarreaba tristeza, pero al menos ahora, desde mi impotencia física, podría cerrar los ojos y recordar el viento jalándome la cara cuando alcanzaba los 100 kilómetros por hora cruzando bajo la luz del atardecer las tranquilas aguas de la bahía, o los rostros de mis hijos, amigos, sobrinos y ahijados enfrentando el temor de montarse a esquiar en el *kneeboard* por primera vez bajo mis indicaciones. En mi mente ahora revivo la sensación de los brincos y las curvas en medio de carcajadas a todo pulmón, y con sonrisas tan amplias que literalmente me acababa doliendo la cara.

REPORTE 13

Planeando un viaje especial

La salud emocional de una persona se debe, en buena medida, a la acumulación de experiencias gratas que, impresas en la memoria, revive en forma consciente e inconsciente y las cuales le brindan el apoyo requerido para empujarla hacia delante y atraerle cosas positivas en todos los ámbitos. Eso es lo que queremos para nuestros hijos.

Como papá pongo mucha atención en esto, y aunque nunca me integré en forma específica con ninguno de mis hijos en alguna actividad o gusto particular que pudiéramos compartir —como otros padres tienen el futbol o la pesca—, yo me desbordé en los viajes familiares. Allí encontré la posibilidad de convivir en un "todos contra todos" donde, a la vez que observas y modulas los comportamientos de cada uno, aprendemos en conjunto a tolerar las debilidades y a reconocer las fortalezas, a modo de estar juntos en esos momentos únicos, de fotografía, en los que imprimimos en nuestras almas imágenes del amor que nos profesamos con la fuerza de un paisaje épico de fondo.

Desde seis meses atrás yo había empezado a planear el viaje de verano de 2013. Muchos miedos me estorbaron en la toma de decisiones del concepto general. ¿Era correcto gastar en un viaje costoso sin la certeza de mi fortaleza financiera? ¿Aguantaría mi cuerpo, cuyas capacidades evolucionan de modo negativo cada semana, un viaje largo y "pesado"? ¿Qué sería disfrutable para mí en esta condición de limitada movilidad, sobre la que ya tengo algo de experiencia? ¿Sería el último viaje familiar largo? Y la peor duda de todas: ¿sería lo prudente no estirar tanto la liga, dar por cerrada esa etapa y buscar otras opciones?

No. Ése no soy yo. Y aunque algunas de estas inquietudes las compartía con Yolanda —había creído que nadie me entendería—, decidí seguir adelante. Europa fue la decisión, por si acaso era la última vez que pudiera viajar allá. Específicamente a Inglaterra. Por tratarse de "Primer Mundo", consideré que las facilidades para discapacitados me ayudarían a sacar lo mejor posible del viaje. De modo que se hizo el plan y, comprados los boletos de avión, ya no había marcha atrás en ese viaje con los Ferrara Saro.

Pero las dificultades no acabaron tan pronto. Conforme pasaban los meses, sin lograr detener el avance de mis debilidades musculares, mi angustia y la de Yolanda iban en aumento —aun sin decírnoslo— y nos impedían enfocarnos en disfrutar la planeación del viaje. Es difícil cuando te encuentras con la incertidumbre respecto al funcionamiento de los medicamentos y te preguntas: ¿qué más puedo hacer? ¿Cómo dedicar mi tiempo y enfocarme en las vacaciones, cuando ante nosotros se presenta un reto sin duda más apremiante?

En esos meses mi estado de ánimo tuvo recaídas cuando empecé a notar cómo aumentaba la debilidad en hombros y brazos, a la que se sumaba la de la espalda y el cuello, hasta el grado de que mantenerme derecho se convirtió en un trabajo arduo, sobre todo a la hora de comer. Mi autonomía se empezaba a comprometer para vestirme, bañarme y hacer las actividades más sencillas. Mi alcance caminando, incluso con bastón, era cada vez más corto, y subir las escaleras era una pesadilla, así que la limitaba de manera estricta a una vez al día.

En ese ambiente de insatisfacción preferí callar, respetando los días en que las prioridades de todos eran proyectos y exámenes de fin de cursos, convencido de que sería mejor esperar a que el ambiente del viaje fuera el propicio para que mi familia entendiera cuánto los necesitaba. Como sea, confieso que no fui del todo silencioso.

Resistencia al cambio

Me esforcé cuanto pude para rechazar la velocidad con que se presentaban los cambios. Mi resistencia natural a no darme por vencido me hacía luchar batallas que no podía ganar. Sin embargo, la dificultad cada vez mayor para caminar no sólo conlleva el cansancio por el esfuerzo, sino también el peligro de una caída.

Mis amigos me han preguntado si no me convendría hacer algo de ejercicio para recuperar fuerza. Me lo dicen con todo el cariño y porque, en sus ganas de ayudarme, me buscan opciones. Y sí, el ejercicio es bueno, pero la realidad es que en mi caso no brinda recuperación alguna. Para ponerlo de una forma simple, si un músculo tiene 10 000 células, posee 10 000 conexiones al cerebro. Al principio las conexiones interrumpidas no se notan, pues las demás hacen un mayor esfuerzo para cubrir a las que no responden. Mientras las desconectadas permanecen dormidas sin actuar frente al estímulo de las vecinas, sólo esperan al cerebro. A la postre, independientemente de lo que hagas, las inactivas se debilitan y adelgazan. Ahora bien, tampoco conviene exigirle de más a las activas, pues según los médicos si ésas se dañan, en mi situación ya no se recuperan. Por lo tanto, el ejercicio debe ser ligero para mantener en buen estado las conexiones efectivas y el cuerpo flexible. A fin de cuentas no hay más remedio que adaptarse.

Estas reglas del juego, que representan obstáculos cambiantes para mi capacidad física, tardan en ser asimiladas por mí. Hay una guerra entre mi cabeza y mi corazón. Aunque siempre intento demostrar fortaleza y serenidad, y que éstas sean las que dominen, no sólo de virtudes estamos hechos.

Mi resistencia a aceptar la cada vez más inminente llegada de la silla de ruedas a mi vida —que para mí no deja de simbolizar una batalla perdida y públicamente reconocida—, la rápida disminución de mi alcance caminando y las dificultades para hacer muchísimas actividades me llevó a un estado de ánimo nebuloso, al grado de confundir la frontera entre mis necesidades físicas y las afectivas.

Aunque durante el día he contado con mi equipo de gente atento a lo que solicito, con lo que trabajo a gusto sin siquiera acordarme de estas limitaciones, por alguna razón que no entendía el resto del tiempo quería que, de alguna manera, mis hijos y Yolanda me evitaran las frustraciones al facilitarme la solución a mis propios desafíos. Dicen que en el pedir está el dar, pero yo no quería pasar por ese proceso, sino que me adivinaran el pensamiento, miraran por mí y de esa forma demostraran su solidaridad.

Ese egoísmo incluso me hacía sufrir en silencio en lugar de disfrutar sus logros y su felicidad, ya que sentía que faltaban en su responsabilidad hacia mí. Me di cuenta de que mi comportamiento era egocentrista, pues cuando tus problemas te agobian, te ciegas ante las necesidades de los demás y no ves lo que sucede a tu alrededor. Debo reconocer que todos, amigos, compañeros de trabajo y familia siempre han estado dispuestos a ayudarme sin límites ni esperando nada a cambio, y mi familia en particular sigue necesitando a su esposo y a su papá. El apoyo y la atención no pueden darse en un solo sentido. Así que me decidí a resolver mis problemas sin toda la ayuda que me habría gustado recibir, pero siempre con la que solicité.

La maravilla del internet, que sin movernos de lugar ni tener que ser atendidos por alguien nos permite conseguir elementos facilitadores, me hacía sentir al menos una persona autosuficiente, "con el poder de mi firma", es decir, tarjeta de crédito en mano.

Lo primero que hice fue buscar el sustituto de una silla de ruedas para los viajes y las distancias largas; algo que me permitiera llegar sin sentirme tan diferente al resto de la gente; una solución para evitar la percepción asociada con el discapacitado. En Las Vegas ya había probado el *segway* —un monociclo eléctrico en el que se viaja de pie—, pero exige fuerza en las piernas y es muy pesado para subirlo al carro. También probé con un *scooter* rentado en otro viaje a Austin, útil, cómodo pero algo pesado y con la imagen de estar hecho para que lo usen los viejitos en el supermercado.

Al final encontré otro aparato que, aunque no muy atractivo, sí es ligero, tiene mucha potencia y velocidad, y, sobre todo, está diseñado para llevarlo de viaje. Lo pedí para probarlo antes de las vacaciones de verano, con el sueño de recibirlo a tiempo para ir a ver competir a mi hijo Adrián en el triatlón de Santa Lucía. El año anterior simplemente me había llevado una silla plegadiza, pero ésa ya no era una solución.

En abril recibí el "carrito", como lo llamamos, justo antes del fin de semana de la competencia. Mis hijos lo armaron y prepararon. Funcionó a la perfección. El siguiente paso era atreverme a salir en público con él, y el triatlón era el ambiente adecuado, lleno de amigos, en terreno conocido y con una fuerte motivación para no privarme de disfrutar una competencia que me gusta mucho. Por supuesto que resultaría duro ver a tantos amigos haciendo la actividad que más dominé y en la que ya no podía participar. En 2010, cuando los primeros síntomas de la enfermedad se mostraron al torcerme un dedo cuando salía del agua a causa del pie izquierdo caído, había batallado para asegurar los pies a los pedales de la bici. En 2011 también participé, haciendo relevos con mi hijo Pablo, que se encargó del trote. Y en 2012 ya sólo fui como espectador, con aquella silla portátil.

Ahora, en 2013, el carrito se pagó solo gracias a la utilidad que me ofreció. Disfruté la adrenalina desde la madrugada, acompañando a Yolanda y a Adrián al marcaje, la preparación de la transición y los comentarios del momento. Sucedían tantas cosas al mismo tiempo, que ni siquiera me percaté de las reacciones de aquellos que tenían tiempo sin verme y ahora lo hacían conmigo en el carrito. No recuerdo haber sido objeto de miradas de lástima, no sé si porque todos estaban demasiado ensimismados. La cuestión es que mi estrategia de ponerme mi camisa de *Ironman finisher* de Cozumel funcionó para que no se les olvidara quién era yo, con lo que los sentimientos de condolencia se transformaron en inyecciones de admiración —o así lo quiero ver yo—. Rodé por todo el recorrido, coseché muchas sonrisas, conviví y, sobre todo, compartí con Adrián la fiesta del triatlón, en la que ahora yo era el espectador que le echaba porras, en lugar de lo contrario, como en años anteriores.

Muy a tiempo entendí el manejo y la maniobrabilidad del vehículo, e incluso diseñé una rampa de acceso a mi casa desde la cochera, según yo planeado el futuro. Pero apenas la terminé y le puse el barandal me di cuenta de que ni la rampa resolvía el problema, así que empecé a usar el carrito para entrar y salir de mi casa. Muy pronto se convirtió en mi solución para todos los días, y más rápido de lo que pensaba dejé el bastón, que ya nada resolvía.

Convencido de luchar por mi independencia para molestar lo menos posible, a la vez de hacer las cosas con "estilo" —siempre tan importante para alguien tan visual como yo—, seguí mis búsquedas en internet. Encontré rampas desmontables para librar los escalones interiores de mi casa sin necesidad de modificar el diseño original, además de un aditamento para conducir la camioneta y una silla de ruedas muy ligera que no parecía de hospital y que, también antes de lo que pensaba, necesité para que me trasladaran del estacionamiento a mi lugar en la oficina, a fin de sólo pasarme de silla a silla.

Mis consejeros y varios amigos me criticaron por mi "necedad" de no contratar a un chofer-acompañante y negarme a dejar de manejar. Contra las expectativas, me bastó un día de práctica para adaptarme a conducir sin usar las piernas, sólo las manos.

Ahora me preguntan si no es mejor que alguien me acompañe a donde voy. La verdad es que en caso de ir a algún lugar complicado, pido compañía, pero en la mayor parte de los casos estas adaptaciones me han traído, además de soluciones, sensaciones muy gratificantes. Por un lado, de inmediato recuperé la confianza para desplazarme a voluntad, lo que simboliza libertad, y por otro fue la forma de descubrir una nueva relación con las personas, pues ahora necesito ayuda y a la gente se le facilita auxiliarme para bajar o subir mi carrito, abrirme paso o estacionarlo. Esto me da una nueva oportunidad para ser agradecido y, como ya lo he dicho, el agradecimiento siempre nos recuerda la humildad y nos inyecta felicidad al reconocernos afortunados por recibir lo que necesitamos y algo más.

Cápsula familiar

Al fin llegó la fecha. Terminados los exámenes de todos, a empacar y volar a Londres para la siguiente aventura. El carrito funcionó a la perfección en el aeropuerto. La comodidad de llegar rodando por mí mismo hasta la puerta del avión liberó el estrés y cansancio previos. Durante el vuelo, caminar en el pasillo para ir al baño no resultaba un problema, pues me agarraba de los asientos. Sólo al llegar a Londres nos encontramos con el primer desafío familiar. Contra lo que suponía, el metro no era accesible para rodar con mi vehículo: a la salida del túnel de trasbordo nos topamos con una larguísima escalera eléctrica como única opción para hacer el cambio de línea.

Imposible subirla rodando, pues era tan estrecha que había que entrar de pie por ella y ni siquiera permitía que mis hijos me cargaran, ya que no hubieran cabido a mis lados. Tuvimos que dejar pasar tres trenes mientras nos organizábamos. Una vez calculado el tiempo que la escalera pasaba libre de gente, mientras Baby cuidaba las maletas arriba y Yolanda prevenía abajo a los demás usuarios de la estación, Adrián y Pablo me subieron. Yo iba muerto de miedo de caer en la bajada por el cambio de velocidad. A la mitad del larguísimo tramo ya me sentía cansado y el final de la escalera se aproximaba con rapidez. No sabía ni por dónde empezar el movimiento de descenso. Fueron mis hijos, con su sobrada fuerza, los que me dieron la seguridad al prácticamente levantarme en vilo, pues los pies se me quedaban atrás. Arrastrado como borracho, llegamos a salvo y me movieron contra la pared, a fin de evitar el río de gente que venía tras de mí.

Así superamos el primero de muchos obstáculos que debimos manejar en equipo. El metro de Londres fue la parte más frustrante, pero nos quedaban los taxis y los autobuses, perfectamente equipados para llevar a un pasajero en silla de ruedas o una carriola. Usamos éstos con enorme facilidad, pues me bajaban una rampa en la banqueta para poder entrar y salir rodando.

Lo negativo fue que perdíamos mucho tiempo con el tráfico. Eso me estresaba mucho porque, acostumbrado a un ritmo muy intenso al viajar, cada día de visita me daba cuenta de la imposibilidad de cumplir con el itinerario que yo mismo había programado. Empezaba a dejar de disfrutar, hasta que recordé las premisas con que se había hecho el plan de viaje: podía ser el último y debía hacerse en un ambiente propicio para que, en familia, nos adaptáramos a mi situación especial. Así que me relajé, bajé mis expectativas, empecé a disfrutar y a dejar que mis hijos y Yolanda se hicieran cargo de mí. Rápidamente logramos un acoplamiento del que no oí queja alguna. Claro que ningún día fue del todo tranquilo, porque el alcance de la carga de mi carrito era de 15 kilómetros y, por la velocidad que alcanzaba, a todos los traía corriendo tras de mí.

Al cuarto día recogimos una camioneta tipo *van* que rentamos para el resto del viaje. Como decía Yolanda, era la "cápsula familiar", pues sólo estábamos los cinco en ese pequeño espacio compartiendo música y observaciones, tomando decisiones y leyéndonos información, entre otras cosas, pero como de ahí no había escapatoria, a veces era como una olla de presión. Sin embargo, la diversión fue en aumento y la cooperación familiar también. Pablo y Adrián se turnaban para subirme a la camioneta. El asiento era demasiado alto y yo sólo me apoyaba de pie a un lado para que me levantaran por las rodillas; luego me arrastraba sobre el asiento y me giraba, mientras alguien más subía a la cajuela mi carrito. Lo mismo para mover mi maleta y cargar la batería de éste en la noche: todo de una forma totalmente natural, como siempre han tomado esta situación mis hijos.

Disfrutamos enormemente cada aspecto del viaje: paisajes, ciudades, comida, museos, cultura, ambiente. Gozamos del privilegio de estacionarnos siempre en el mejor lugar y sin pagar nada, por ser portadores de la insignia de silla de ruedas que uso en Monterrey. En general, la llegada a todos los lugares era facilísima, pues mi carrito funcionaba mejor que cualquier silla de ruedas gracias a su maniobrabilidad y potencia, incluso en subidas, terreno de grava o césped. Claro que a veces había algún escalón a la entrada del *pub* o restaurante, pero ya habíamos ideado el procedimiento para librar esos obstáculos y en segundos entrábamos o salíamos de cualquier lugar.

Por supuesto que dejé de hacer algunas actividades y recorté visitas, no porque no hubiera facilidades, sino porque nuestra norma siempre había sido empujar hasta el límite y ahora no podía irme a parar hasta la última piedra a la orilla del risco más inaccesible ni subir las escaleras de la torre más alta, u otras cosas que por lo común ni de broma habríamos dejado de hacer.

Preferí que el resto de la familia sí las hiciera, para que luego me las compartieran con sus relatos y fotografías, con lo que aumentaban mi comprensión y mi goce. Así que, mientras ellos caminaban bajo la lluvia a la orilla de los acantilados de Moher o en las columnas hexagonales sobre el mar en los Causeways, en el norte de Irlanda, o rentaban bicicletas para pedalear a la orilla de un lago en Escocia, o visitaban los calabozos de un castillo irlandés sin elevador, yo me daba un premio por portarme tan bien con algún postre empalagoso, acompañado de un delicioso café, o me sentaba a contemplar a otro ritmo los detalles de lo que sucedía donde estábamos.

Eso sí, nunca perdí la sensación de ser líder, "dueño del día de campo", como digo yo, porque al subirnos en la camioneta siempre me sentaba en la posición de "control", es decir, el lugar del copiloto —en esa región, el asiento delantero izquierdo—. Allí no había volante por la terquedad inglesa de ponerlo del lado derecho, pero la costumbre me permitía sentir que yo iba conduciendo, e incluso los viajeros de atrás se quedaban con la idea de que así era, igualmente acostumbrados a los automóviles que conocemos —el trabajo de pilotos verdaderos se lo repartieron Yolanda y mi hijo Pablo.

El saldo fue sumamente positivo. Los lugares visitados superaron con creces las expectativas de todos. Por fortuna, nuestros hijos han aprendido a gozar igual que nosotros las comidas diferentes, los paisajes, el aprendizaje y la capacidad de sorpresa y satisfacción que hay detrás de la curiosidad. Hacemos un excelente equipo de viaje y nos divertimos muchísimo. Todos se dieron cuenta de que los necesitaba físicamente y de que emocionalmente aún teníamos mucho por compartir. En definitiva, esas fotografías mentales que hicimos de nuestra familia en los paisajes de Irlanda e Inglaterra son ya grabados indelebles en nuestra memoria que contribuirán a que visualicemos la unión y el apoyo familiar asociados con recuerdos de alegría y emociones positivas.

Visita a Houston en julio

Al volver del viaje ya estaban listas casi todas las adaptaciones de la casa, lo cual me facilitaba mucho el movimiento. Pocos días después nos encontrábamos de nuevo en un viaje relámpago a Houston, para la cita trimestral en el Hospital Metodista, donde me haría una evaluación general.

La llegada con mi carrito a la clínica despertó mucha curiosidad y sonrisas. Evidentemente era mucho más ligero y ágil que el resto de las sillas de ruedas motorizadas —algo así como un Mini Cooper al lado de un enorme Cadillac—. Llegamos con muy buen estado de ánimo y entablamos una conversación privada con una nueva paciente y su esposo, latinos también, residentes de Dallas. Ella, de reciente diagnóstico, estaba en su primera clínica. Prácticamente sólo había sido afectada por una mediana disminución de la fuerza en manos y brazos. La identifiqué como una persona fuerte en la fe, pero que aún vivía el proceso de aceptación.

Las mediciones y pruebas que me tomaron confirmaron numéricamente mi percepción. Durante la entrevista con el doctor Appel, nos lo planteó de una manera algo retórica:

—Aunque el ritmo de avance no se ha detenido, no podemos decir que el fingolimod —otro de los medicamentos que tomaba— no esté funcionando —dijo.

La verdad es que su argumentación no me convenció, y seguí insistiendo en lo evidentes que eran para mí los avances de la debilidad, que yo no podía medir objetivamente, pero ellos sí. Quería saber qué indicaba su expediente.

—En la última medición, al igual que en ésta, vemos que el ritmo es ahora más acelerado. Esto es común en personas jóvenes como tú, que en determinado momento sufren este tipo de cambio en la curva.

Semejante noticia no tuvo una muy buena acogida de nuestra parte. Comentamos y revisamos qué habíamos hecho diferente que se relacionara con los cambios negativos en la curva de deterioro, aunque para el doctor esto no dependía directamente de nada de lo que mencionamos.

El "todavía"

De regreso de Houston, nos fuimos de inmediato a la Isla del Padre con todos los Ferrara para convivir y relajarnos. Aunque no desde el principio, el tema, que ahora era una preocupación de todos, consistía en cómo iría yo a la playa. Por fortuna, Yolanda no se complicó y, como de costumbre, se creció ante el desafío.

—Eso déjamelo a mí —me dijo.

Tan pronto como salió a hacer ejercicio a la playa el primer día, dio con la solución: encontró un negocio que entre sus curiosidades renta sillas de ruedas para playa.

La silla resultó una estructura "hechiza" de tubos y codos de PVC de dos pulgadas de diámetro, con un asiento de lona, una rueda montada al frente bajo un *triplay* y un eje con dos grandes ruedas como donas infladas de hule flexible. Si bien a mí me eliminaba todo el esfuerzo, el trabajo era para mis hijos y Yolanda, que me empujaban y jalaban, pues comoquiera resultaba muy pesada, pero funcionaba bastante bien una vez que le agarraron la maña. Siempre estuve rodeado de gente deseosa de ayudar y que me ofrecía de comer, tomar o acercarme cualquier cosa, así que al segundo día me animé a pedir ayudar para meterme al mar.

Lo resolvimos sin problema. Me pasé del camastro a la silla, Yolanda la empujó hasta meterla en el agua y, una vez ahí, me dejé caer en las olas de muertito, braceando para atrás. Nadé hasta la parte más calmada, muy a gusto. Disfrutaba la facilidad de moverme con libertad, yo solo, sin pararme. Para salir bastó con dejarme remolcar por las olas hasta quedar varado como ballena en la playa. De ahí me levantaron entre varios para sentarme en la silla y Yolanda me rodó de regreso. Tan divertido resultó que lo repetimos todos los días.

Siempre estuvimos muy bien acompañados, en familia o con amigos, durante nuestras largas horas bajo la sombrilla. Aunque estoy consciente de que cada día es más difícil entenderme, estoy decidido a no quedarme callado. Me apoyo en las buenas intenciones y la paciencia de todos para escucharme con atención, y si el ambiente lo permite y no hay ruido me comunico bastante bien.

En los ratos a solas Yolanda y yo platicamos mucho sobre cómo ha ido evolucionando mi proceso, la fortuna de contar con muy buenos amigos que me acompañan, cómo la apertura con que actúo respecto a mi salud me ha liberado, cómo he superado la pena de mostrar mi cuerpo débil e incluso cómo, al moverme en mi carrito, estoy consciente de las miradas disimuladas, que no me molestan, pues entiendo que la gente simplemente no sabe cómo reaccionar ante la obvia sorpresa de ver a un peladote que se ve totalmente sano en un carrito bastante novedoso. También hablamos de la necesidad de mayor ayuda y del apoyo que requiero de ella y de mis hijos más que de cualquier otra persona, así como de lo que significa para mí cada pequeña cosa que hacen por mí. Estoy consciente de que las únicas armas que tengo para engancharlos, por decirlo así, son la sonrisa y el agradecimiento.

También hablamos de nuestros temores y de cómo, sin darnos cuenta, ahora usamos muy seguido la palabra "todavía", en referencia a las cosas que aún logro hacer con cierta independencia: "Todavía me puedo vestir solo", "todavía me puedo parar de la cama sin ayuda", "todavía puedo tragar perfectamente". Pero ambos sabemos que, de seguir la evolución de la enfermedad el mismo camino, tarde o temprano los "todavía" se transformarán en "ya no puedo".

Por último conversamos sobre cómo, aunque hago lo posible por mostrarme positivo y fuerte, no puedo negar la tensión en torno a esos "todavía" y a que mi subconsciente se revele mediante señales del estrés, como la caída del cabello. Por lo tanto, hice el compromiso ante Yolanda de que por mí no quedaría y que haría cuanto estuviera a mi alcance para alargar lo más posible mi vida para no dejarla sola, así me encuentre por completo inmóvil, pues mi deseo será seguir siendo su compañía. Por eso, llegando a Monterrey me propuse retomar todos mis esfuerzos de medicina alternativa, alimentación, meditación y cuanto tenga algo de sentido para aletargar la enfermedad y prolongar y mejorar mi papel de pareja y cabeza de nuestra familia, consciente de que, si bien el resultado depende de Dios, el proceso es cosa mía.

El embudo

Luis Jorge, un gran amigo de alta sensibilidad humana, acostumbrado a la acción, me invitó a conocer a un amigo suyo. Como en otras ocasiones, me dejé llevar. La cita fue entre semana, a media tarde y en casa de Juan Ángel, pues éste, cuadrapléjico a causa de un accidente que sufrió a los 16 años de edad, sale poco por depender de un respirador que lleva conectado a la tráquea. Tampoco dispone de mucho tiempo para visitas, debido a los cuidados y terapias a que está sujeto y de los que depende su vida.

En un encuentro como éste todo o nada puede suceder, y vaya que sucedió. Hay personas con mucha sensibilidad que saben hacer las preguntas correctas para que antes de darte cuenta ya estés desnudando el alma. Yo estaba sentado en mi carrito frente a la cama de Juan Ángel, instalada en la sala de la casa. Poco importaban los comentarios de su mamá o de Luis Jorge, o la presencia del enfermero. Las historias empezaron a fluir.

No podía evitar visualizarme en una situación semejante, en un futuro cercano o lejano. Es algo a lo que en definitiva no sé aún cómo enfrentarme, mientras que él ya tiene 20 años viviendo así, lo cual me hacía mostrarme muy empático. Conforme avanzábamos en la conversación, empecé a darme cuenta de que había algo más profundo que aquella identificación de circunstancia. Era una elección de camino.

Cuando Juan Ángel dijo la frase: "Lo importante no es el porqué, sino el para qué" todo me quedó claro, pues fue justo la idea a la que llegué apenas me enteré de mi diagnóstico y la que me llevó en forma exitosa por el proceso de adaptación.

Y voy más allá: la misma frase, con esas palabras exactas, la escuché de Jorge, que se curó milagrosamente tras años de sufrimiento. Esto me hizo pensar en cómo lo que a cada uno de los tres nos llegó de forma diferente resultó de gran fuerza. Como si hubiéramos caído en el mismo embudo, encontramos la misma salida, una que además nos impulsó con velocidad en el camino hacia el crecimiento espiritual. ¿Qué habría sido de nosotros si no hubiéramos optado por esa salida? ¿Acaso habrá otra?

La fortuna de elegir el camino correcto, en el que coincidimos, nos permitió entender la dificultad como un reto y no como un castigo: encontrar la paz, vivir la esperanza con fe y avanzar en el conocimiento de uno mismo y de la esencia de la vida. A pesar de tener 10 años menos que yo y de haber sido despojado de todo movimiento del cuello para abajo durante la adolescencia, mi nuevo amigo me lleva mucha ventaja.

Lo que más me tocó de sus pensamientos fue su manera de entender el desprendimiento y, sobre todo, lo malo del apego. Así lo explicó el propio Juan Ángel:

—Desprenderse del cuerpo es desprenderse del ego.

Claro que yo soy mundano y me gustan las comodidades, los bienes, los viajes, y no tiene nada de malo. De hecho, es lo que nos saca de la silla. El deseo nos mueve a hacer. Pero es muy diferente decir "quiero algo" a "necesito algo", pues necesitar las cosas materiales hace de nuestra felicidad algo muy frágil. Incluso los bienes intangibles, como el reconocimiento, la seguridad y el dominio, pasan por la misma tubería y alimentan el ego. Vivir una circunstancia en que te das cuenta de que no eres en absoluto dueño de lo que te pasa, te obliga a encontrarte con la última realidad, a lo que venimos a esta tierra: entregarnos y vivir el propósito último de nuestra existencia, que no es otra cosa que aprender a amar.

Todo continúa

Es increíble cómo, a pesar de las limitaciones físicas y de que las actividades básicas para seguir vivo me toman mucho más tiempo que el que quisiera, me siento igual o más activo que nunca. El efecto de la nueva casa del Sorteo Tec que diseñé no tiene precedentes: en los últimos dos meses me han contratado ocho proyectos nuevos tan sólo de casas, de los cuales la mitad de los clientes sólo tienen como referencia mía que visitaron aquella construcción, y en los demás al menos influyó en algo su decisión, pues me siguen buscando.

Hace poco tiempo decidimos que Yolanda se involucrara más en el trabajo de mi oficina, haciendo las relaciones públicas con los nuevos clientes y encargándose de la atención completa a quienes piden remodelaciones. Ha resultado muy bien, pues ni uno solo de los que me han buscado ha rechazado el presupuesto ni se ha espantado al verme sentado sin caminar, o del hecho de que Yolanda compense mi dificultad para hablar. También, cuanto se relaciona con la construcción del edificio de oficinas sigue saliendo muy bien y pronto tendremos el permiso para comenzar la obra.

Me despido por lo pronto con dos frases que me gustaron mucho y que describen mi vida, sobre todo en este momento en que mi tiempo está lleno de todo y lo único que no cabe es el aburrimiento:

Ser valiente no es no tener miedo, es hacer las cosas a pesar de que te dan miedo. [Nick Vujicic, un chavo serbio sin brazos ni piernas, que sólo tiene un pie y da conferencias motivacionales.]

Al final lo que importa no son los años de la vida, sino la vida de los años. [Abraham Lincoln.]

PF

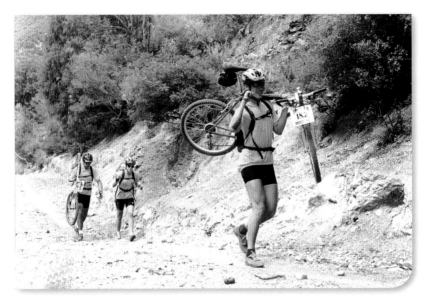

Apariencia | Agosto de 1999. Rayones, Nuevo León: Después de la caída, poso guardando las apariencias.

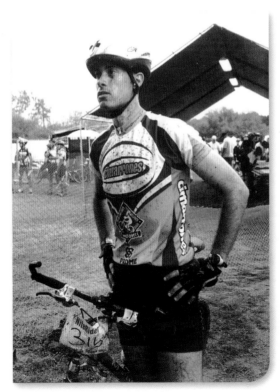

Luz | Septiembre de 2003. Rocky Hill, Texas: Exhausto, tras terminar la vuelta al amanecer del segundo día de la competencia.

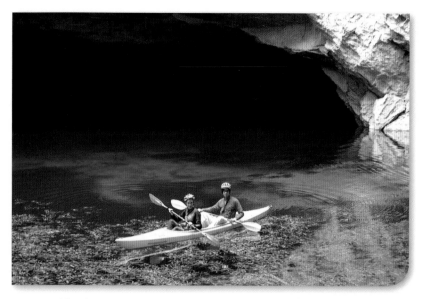

Aceptación | Noviembre de 2005. Pozo del Gavilán, Nuevo León: Bajamos Yolanda y yo en kayak para hacer un reconocimiento.

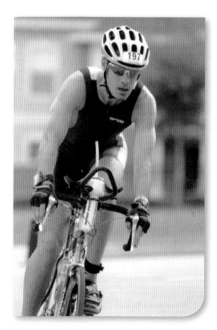

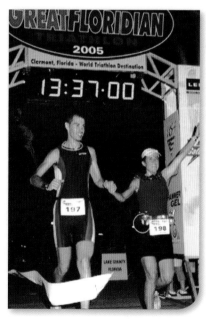

Septiembre de 2005. Clearwater, Florida: Ciclismo en mi primer Ironman.

Septiembre de 2005. Clearwater, Florida: En la meta de mi primer Ironman con Yolanda. Gané.

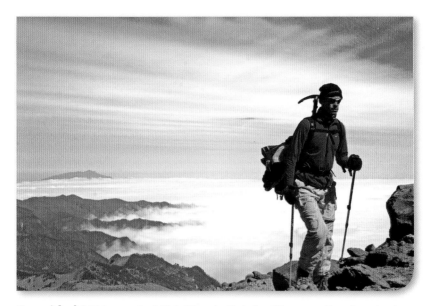

Tenacidad | **Febrero de 2006.** Pico de Orizaba, Veracruz: Rumbo a la cima.

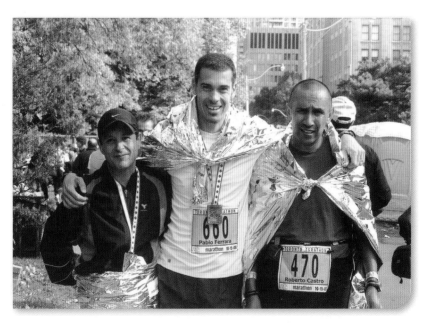

Determinación | **Octubre de 2006.** Toronto, Canadá: Celebrando las 2:58 en el maratón con mis compañeros de aventura, Ángel y Roberto.

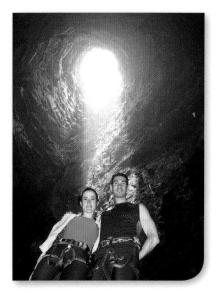

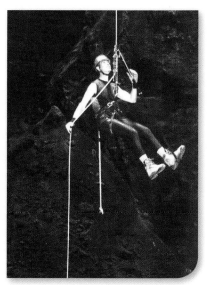

Miedo | Marzo de 2007. Sótano de las Golondrinas, Aquismón, San Luis Potosí: Yolanda y yo desde el fondo del sótano, a 380 metros de profundidad.

Miedo | Marzo de 2007. Sótano de las Golondrinas, Aquismón, San Luis Potosí: Suspendido en la cuerda a 250 metros de altura, paralizado por el miedo.

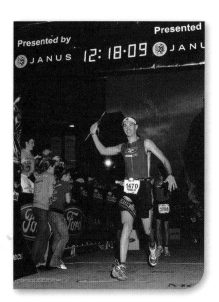

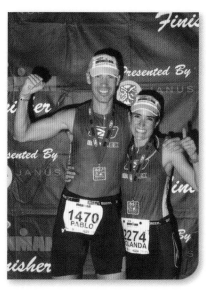

Ironman | Septiembre de 2007. Madison, Wisconsin: Llegando a la meta durante mi segundo Ironman.

Ironman | Septiembre de 2007. Madison, Wisconsin: Posando orgullosos con nuestras medallas.

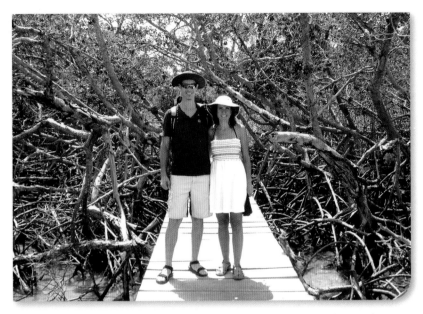

Octubre de 2007. Isla Holbox, Yucatán: Un aniversario más colmado de aventuras, explorando antes de remar en los manglares.

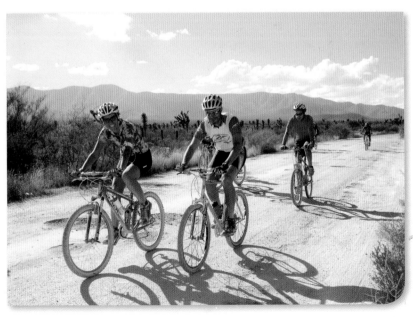

Noviembre de 2007. Sur de Coahuila: Pedaleando con Yolanda durante dos días para llegar a Real de Catorce.

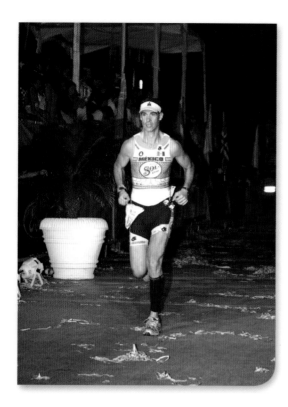

Diciembre de 2009. Cozumel, Quintana Roo: Llegando a la meta en mi tercer Ironman.

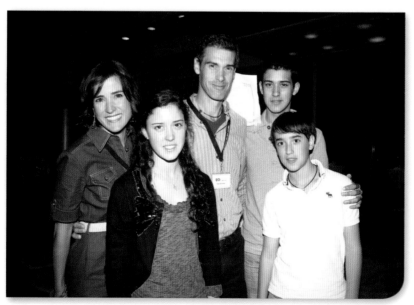

Marzo de 2010. Monterrey, Nuevo León: Con nuestros hijos Pablo, Bárbara y Adrián durante la aparición de los primeros síntomas de la ELA.

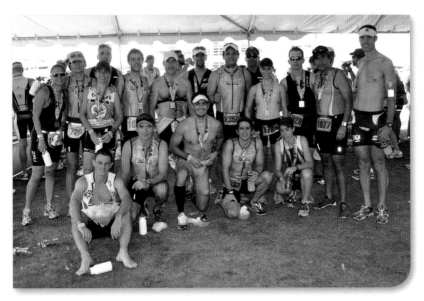

Junio de 2010. Austin, Texas: El triatlón de Austin fue la última competencia completa en la que participé, a pesar de llevar cinco meses con síntomas "inexplicables".

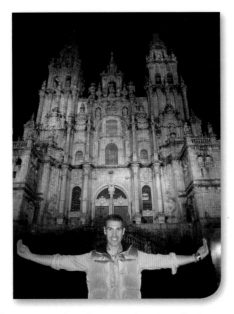

Reporte 9 | **Septiembre de 2011.** Santiago de Compostela, España: Luego de nuestro recorrido en coche, por primera vez con férula en mi pie izquierdo, Yolanda y yo fuimos acogidos por la catedral, destino de los peregrinos.

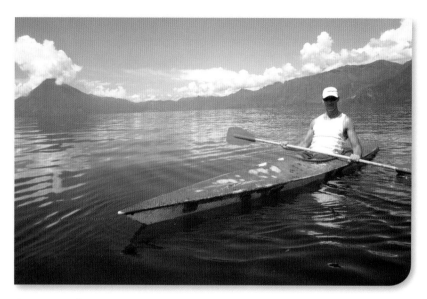

Reporte 6 | Octubre de 2011. Lago Atitlán, Guatemala: Celebramos nuestro vigésimo aniversario practicando las actividades que más apasionan a Yolanda ante la certeza de que en el futuro no podría acompañarla.

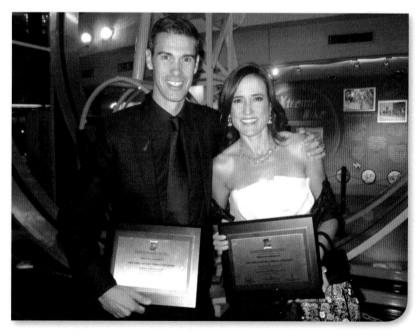

Reporte 8 | Octubre de 2011. Bienal de Arquitectura, Nuevo León: 2011 fue un gran año; a la vez que me arrebató muchas de mis capacidades, obtuvimos menciones honoríficas en la Bienal de Arquitectura.

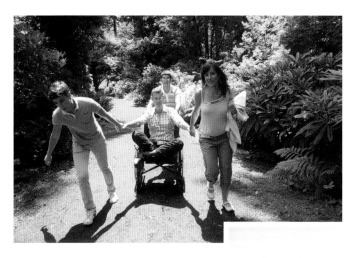

Reporte 10 | Junio de 2012.
Victoria, Canadá: Por más que
me resistí, Yolanda y mis hijos me
sentaron por vez primera en una
silla de ruedas para recorrer el jardín
botánico de Victoria.

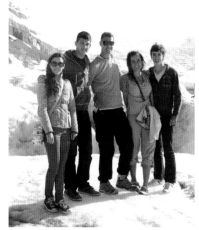

Junio de 2012.
Columbia Británica,
Canadá: Con férula
en mi pie izquierdo,
mi familia siempre
apoyándome para
seguir viajando.

Julio de 2012. Montana, Estados Unidos: Con el
apoyo de Yolanda y mis hijos, recorrimos juntos hasta
el último rincón del parque nacional de Yellowstone.

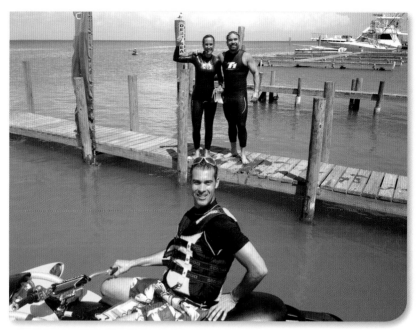

Agosto de 2012. Isla del Padre, Texas: Acompañé a Yolanda a un entrenamiento en aguas abiertas, la última vez que monté en moto acuática.

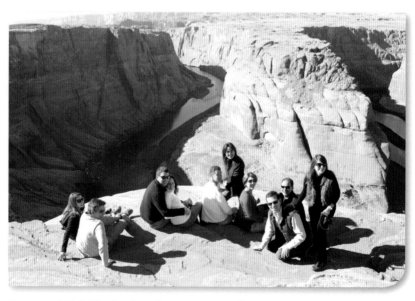

Reporte 10 | Noviembre de 2012. Horseshoe Bend, Arizona: Sabía que no podría llegar hasta ahí, pero mis amigos me ayudaron.

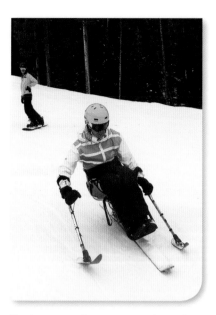

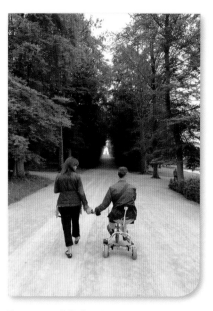

Fe | Marzo de 2013. Breckenridge, Colorado: Resueltos todos los problemas vislumbrados en un principio ¡logré esquiar solo!

Reporte 13 | Julio de 2013. Chatsworth House, Inglaterra: Paseando con Yolanda por los monumentales jardines de Chatsworth.

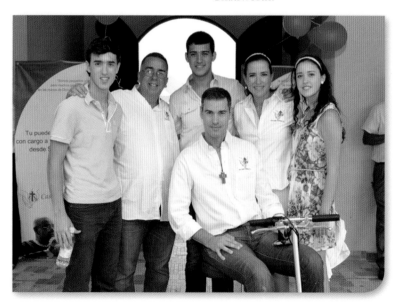

Reporte 14 | Agosto de 2013. Mina, Nuevo León: Con el presbítero Gerardo y mi familia, en la bendición de la nueva Casa Simón de Betania para enfermos terminales, que ayudé a construir.

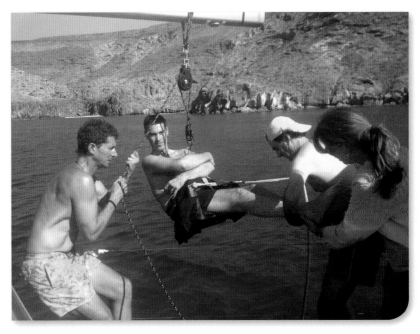

Reporte 15 | Septiembre de 2013. Isla Espíritu Santo, Baja California Sur:
Para poder bucear, mis amigos me bajaron del velero en un arnés.

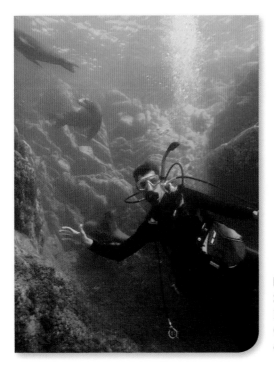

Reporte 15 |
Septiembre de 2013.
Isla Espíritu Santo, Baja
California Sur: Buceando
con lobos marinos.

IRONMAN 2013

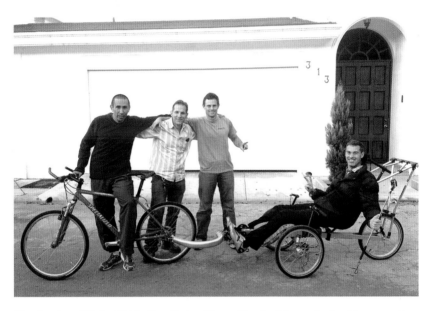

Noviembre 27 de 2013. San Pedro Garza García, Nuevo León: Con esta foto anunciamos en redes sociales nuestra intención de hacer el Ironman gracias al carrito.

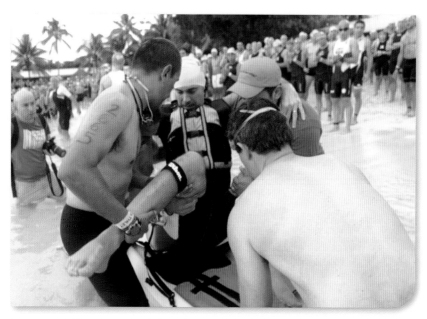

Los competidores, sorprendidos, observan cómo mis amigos me suben al kayak.

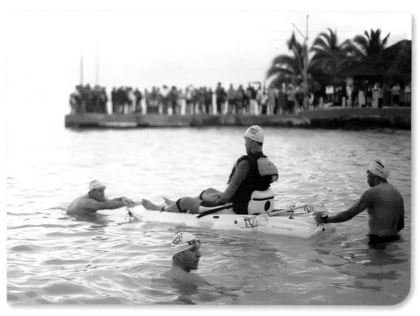

6:45 am. Memo se prepara para comenzar el nado. El resto de los competidores, aguarda.

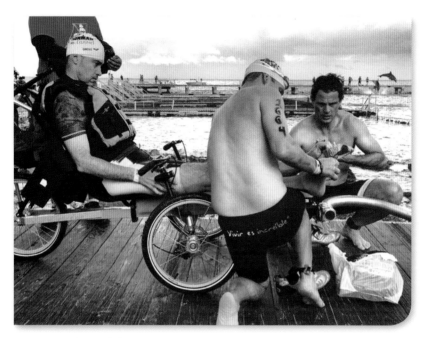

7:45 am. Salimos del agua con un tiempo excelente, hacemos la transición a la etapa de ciclismo.

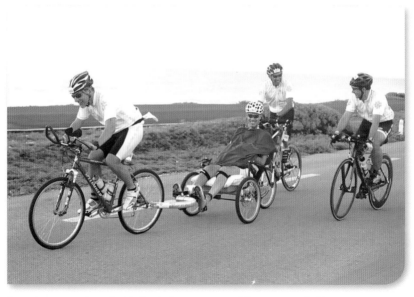

La primera vuelta a la isla la disfrutamos muchísimo. Pero la lluvia y el viento pronto acabarían con la fiesta.

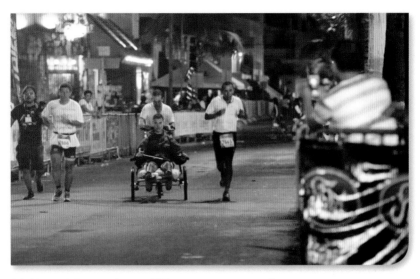

11:41 pm. Nos reunimos a 500 metros para cruzar la meta.

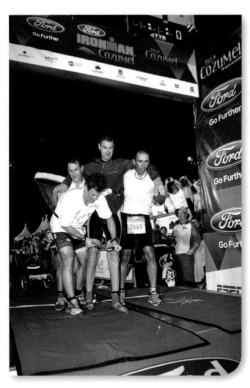

11:46 pm. A escasos
minutos de ser descalificados,
cruzamos la meta, de pie,
para cumplir el sueño.

CAPÍTULO XIV

Acción

Octubre de 2013

Con una leve seña, el obispo de Monterrey nos indicó que entráramos en procesión frente a él. Esto ocurrió el 18 de agosto pasado cuando, con una misa solemne, celebrábamos la bendición de dos nuevas casas. Él presidiría la ceremonia, acompañado de seis sacerdotes amigos de la obra, además del presbítero Gerardo, miembro del equipo de consejeros. Estábamos en el pequeño atrio. Entramos caminando con el orgullo de haber llegado a ese momento tan simbólico. Bueno, casi todos, pues yo entré rodando.

Cuando Rocío me invitó a ayudarla con el proyecto de la nueva Casa Simón de Betania hace más de cinco años, yo conocía muy poco de la obra iniciada y dirigida por la madre Ana Jaramillo, y tenía muchas dudas de que fuera una obra sostenible. Sin embargo, su semejanza con la labor de la madre Teresa de Calcuta —en la última etapa de su vida también asistió a pacientes terminales de enfermedades contagiosas que no tenían nada ni a nadie más— me hacía sentir una afinidad heredada indirectamente de mi padrino de bautizo Xavier, arquitecto como yo, que había trabajado hombro con hombro con la ahora santa en sus casas de Calcuta, India, y por el resto del mundo.

También me preocupaba que fuera una obra muy grande, sostenida de milagro y con apenas cinco religiosas y no más de ocho colaboradores, pero me decidí a adoptarla e incluso a darle prioridad, dejando un poco de lado otras solicitudes en que ya había colaborado. Al concentrarme en un solo objetivo, busqué entregarme lo que fuera necesario y no fallar, considerando que mis acciones se reflejarían en un mayor beneficio. Fueron años de muchísimo trabajo y más aprendizaje sobre cómo las obras de Dios suceden a pesar de las limitaciones humanas. Ni de cerca me considero un actor principal de esta obra, pero me parece oportuno referir mi experiencia.

En cuanto estuvo listo el proyecto y se puso la primera piedra en un terreno por la salida a Villa de Santiago, la prometida ratificación de comodato con el municipio de Monterrey se alargó dos años, tras el cambio de administración sumado a la pérdida de acuerdos y del terreno. Pero la lucha y la esperanza no cesaron, sobre todo para no romper con las ilusiones sembradas entre los niños que ya habían celebrado la ceremonia de colocación de la primera piedra de su futura casa.

Al poco tiempo, una gran impulsora de la obra puso a disposición un terreno en el desierto, cerca de Mina, Nuevo León. Como a la madre Jaramillo le pareció bien, se hizo un nuevo proyecto y nos pusimos a trabajar en él. Reconozco que siempre tuve muchas dudas de que fuera factible y miedo de que el proyecto se quedara a medio camino, hasta que la propia madre Ana me "apaciguó": en plena junta de consejo pro construcción, donde yo establecía los requerimientos básicos para el arranque exitoso de la obra, me puso en mi lugar:

—No le piensen mucho y empiecen la construcción, porque un día de éstos me voy a ir para allá esté como esté, así tenga que poner unos cartones y unos bloques, pues la necesidad está ahí. Si ya lo logré una vez, por qué no podemos hacerlo de nuevo —y remató—: éstas obras son de Dios y Él las hace a pesar de nuestras limitaciones y nuestra falta de fe. Sólo hagan lo que deban hacer y dejen lo demás en sus manos.

Así, con un consejo para la construcción apenas formado por seis personas, incluyendo al padre Gerardo, capellán de la obra, y la madre Ana, debí asumir muchas atribuciones que no esperaba, pero ahí estaba la necesidad y había que trabajar con lo que hubiera. Simplemente no existía lugar para la dudas, sólo para las acciones.

En el transcurso de esta construcción recibí el diagnóstico de mi condición, aunque nunca pasó por mi cabeza que ésa fuera una excusa para escaparme del compromiso. Más bien confiaba en que estaba haciendo lo correcto, y como se trataba de una obra de Dios, él permitiría que yo continuara. Como nuestra comunicación con Él no es de preguntas ni respuestas inmediatas, lo que a mí me correspondía era seguir apoyando. Ya llegaría la respuesta a mis dudas.

Y justo ese día llegó.

La obra consiste en una capilla que se terminó de construir hace tres años, la casa principal para 60 adultos y otra casa para 26 niños, además de sus correspondientes servicios. Entre ambas casas completamos cerca de 3 000 metros cuadrados de construcción.

Para optimizar al máximo el uso de los recursos, me puse directamente a administrar y supervisar la obra con una visita cada sábado. Conforme avanzaban el tiempo y mis dificultades para caminar, empecé a usar el bastón y a hacerme acompañar por mis hijos y mis amigos, hasta que cambié a mi *scooter* para recorrerla.

Pasaron años hasta que al fin, aquel día de agosto, rodeados por más de 600 asistentes, fuimos testigos del apoyo incondicional del obispo, con su presencia y su mensaje, invitando a los amigos de la obra que inundaban el lugar a comprometerse para seguir apoyando a estas religiosas, además de que declaró a la de Simón de Betania una obra de la Iglesia de Nuevo León.

Allí estaban las respuestas a mis temores, al mirar correr a niños y niñas por su nueva casa, escogiendo sus habitaciones. Sin duda, se trataba de una obra buena.

De remate, el momento más emotivo del evento, al menos para mí, fue cuando la madre Ana tomó el micrófono para agradecer, de manera especial a mí. Dejó colgar de su mano una cruz de las que portan ella y las religiosas de su comunidad y dijo:

—Quiero hacer el nombramiento de "hermano honorífico" para el arquitecto.

Y como ése soy yo, recibí la imposición de ese emblema que inmerecidamente me une a tan entregadas siervas del Señor de la Misericordia, lo cual cambió mi sensación de satisfacción de la obra concluida por una de refrendo ante un compromiso ineludible que yo no escogí, sino que fue escogido para mí.

REPORTE 14

Los pequeños grandes retos

Las 2:10 de la madrugada. Tras dormir poco más de dos horas en posición de muertito, totalmente simétrico, las piernas estiradas y con dos almohadas, una bajo mis hombros y otra bajo la cabeza, despierto al escuchar la fuga de aire de la mascarilla que suministra presión positiva a mis pulmones para hacerlos descansar. Empieza a chiflar sobre mi cachete izquierdo y a resoplar sobre mis pestañas, hasta que me interrumpe el sueño.

Intento ajustarla, pero rara vez lo logro y éste no es mi día de suerte. Estiro la mano derecha en busca del botón para apagar el respirador, con la boca seca y los pies fríos asomados por debajo del edredón.

Es problema de mis pies: así les toca dormir, castigados, pues no ayudan; sólo provocan incomodidad, incapaces de vencer el yugo del cubrecama que los doblega. Ni calcetines se merecen, pues no tienen la fuerza para separar entre sí los dedos una vez enfundados. Eso sí, bien que mandan las señales de estrés ante ese confinamiento.

Los talones se quejan, adoloridos por la falta de circulación sanguínea a causa de no haberse movido de esa posición desde antes de dormirme, y el peso del pie ya los agotó. Empiezo por deslizar el brazo izquierdo entre mi cuerpo y el edredón para que, haciendo equipo con el derecho, de un solo movimiento haga de lado el peso de esta cubierta que me inmoviliza. Liberado el cuerpo siento alivio.

Ahora meto la mano derecha bajo el muslo del mismo lado y lo jalo hacia fuera de la cama con toda mi fuerza, a la vez que roto un poco el tronco a la izquierda para disminuir en algo la fricción. Dos o tres intentos y, una vez con el tobillo fuera, el peso ayuda. Ahora es tiempo de meter los codos para atrás y empezar la abdominal que me permitirá alcanzar la pierna izquierda y sujetarla lo suficiente para que acompañe a la primera en su viaje al piso.

Aprovecho la inercia para enderezar un poco el tronco y, haciendo las veces de un par de pistones, mis brazos terminan el trabajo. Ya estoy sentado a la orilla de la cama. No fue tan difícil.

Me retiro la máscara con rapidez y en un solo intento desabrocho el seguro de un lado. Eso ayuda a que no se canse el hombro. Me la retiro. La lengua: pegada en la boca seca de tanto aire que pasó por ella. El vaso, igual, seco: habrá que rellenarlo. Sólo queda acomodar bien los pies con la ayuda de las manos, para garantizar un buen contrapeso y alcanzarla sin peligro de irme de boca. Con el codo bien apoyado en la rodilla, acerco el punto de apoyo a la botella de noche que descansa sobre una servilleta en mi buró, justo detrás del ventilador, que aumenta 20 centímetros adicionales la distancia entre yo y mi objetivo.

Acerco el vaso y lo lleno con el característico ruido —gorg… gorg… gorg… gurg… ¡gur!—. Ahora, a rehumedecer la boca y tomar más agua para ayudar al hígado a procesar tantas pastillas.

El ciclo ya se completó. Es momento de ir a hacer pipí. Levantarme de la cama no resulta tan complicado. Sólo es cuestión de acomodarse para lograrlo a la primera y estar descalzo para que los pies no se patinen en la duela. El bastón ya fue sustituido por el andador. Me apoyo bien para ir y venir, arrastrando los pies y haciendo, por desgracia para Yolanda, mucho ruido. No tardo y, de regreso, a descansar.

Acomodo bien la mascarilla estilo Darth Vader sobre nariz y boca, enciendo el aparato de apoyo para la respiración y pruebo el sello contra mi cara. Los cachetes un poco metidos bajo el cojín lateral ayudan a que la presión del aire no juegue con ellos, inflándolos como los de un pez dorado. Sólo falta acostarme de nuevo. Quizá sea buen momento para reacomodar las almohadas, aprovechando que el brazo más fuerte es el más cercano. Listo. Cada mano enfrente de cada rodilla, presionando hacia mí como si fuera a tirarme un clavado "de bomba". Dejo caer el cuerpo hacia atrás y, sin soltar las piernas para que se alcen con el contrapeso, me giro sobre la columna para subirlas a la cama. Por un momento aprovecho que no traigo calcetines, pues así es mucho más fácil deslizar los talones con el peso de las piernas para estirarlas. Con calcetines es mucho más difícil. Hay que hacer muchos más movimientos, pero que no se vayan tan lejos, porque ahora he decidido dormir de lado.

Qué bueno que aventé lejos el edredón, pues queda suficiente espacio para la maniobra. De nuevo pistoneo con el brazo derecho. Mi tronco se gira un poco, pero no alcanza a vencer el peso del cuerpo. Ojalá que Yolanda no despierte, aunque la tome del brazo como ancla, con la mano izquierda, para completar el giro de 90 grados. Ahora sigue cruzar la pierna derecha sobre la izquierda para afianzar la posición.

La maniobra es todo un éxito: qué bueno que no se me olvidó jalar la manguera del respirador desde antes y dejar suficiente tramo sobre mí. Ya me ha pasado que tumbo el aparato del buró o la máscara se me desacomoda.

Sé que, además, esta posición fetal que aprendí en las clases de yoga es ideal para descansar y sirve para descomprimir las vértebras, así que jalo ambas rodillas hacia el vientre, con lo que siento un gran alivio general. Ahora sí puedo taparme por completo y calentar los pies. Todo lo que requiero es un buen tiro. Localizo con el tacto la orilla más cercana de una esquina del cobertor, la doblo para tomar vuelo y lo aviento rumbo a la esquina inferior. Es raro que necesite más de un intento para conseguir una buena cobertura de las piernas. Por lo común, con todo este ajetreo algo de la careta se desacomoda, pero más vale maña que fuerza y sé cómo acomodar el costado de la cara contra la almohada. Con esto aprisiono entre ambas las partes que suelen tener fugas después de un rato de uso, y con eso quizá garantice las próximas cuatro horas de sueño sin interrupciones.

Suena el despertador: las 6:50 de la mañana. Abro los ojos, pero el cuerpo está anclado, pesado, fijo en la misma posición en que permaneció absolutamente inmóvil las últimas horas. Cuesta trabajo decidirse a empezar la rutina matinal. Empiezo por repetir la ceremonia para hacer pipí y tomar más agua, pues la boca está desesperantemente seca. Aprovecho el silencio momentáneo del respirador para leer el contador de tiempo. Quiero saber qué tan cerca estoy del objetivo de ocho horas por noche. No falta mucho.

Tomo los audífonos y el iPhone y me preparo: otra vez me acuesto perfectamente derecho, ahora con sólo una almohada. Se trata de reproducir lo mejor posible la posición de estar incorporado, con los pies juntos para hacer los ejercicios de zhineng qigong. Consagro mis pensamientos al Señor de la Misericordia, observando la imagen que colgué junto a mi cama. Invoco su presencia e inicio la grabación. Los pies se abren como los de un pingüino. No tengo ya la fuerza en los músculos para girarlos y mantenerlos en posición. Comoquiera, me enfoco y hago los ejercicios de concentración, moviendo brazos y manos, mientras me enfoco en la voz de la grabación: 30 o 40 minutos y luego los códigos curativos, que repaso durante 10 minutos. Después la oración y el ofrecimiento del día.

Estoy listo para comenzar a prepararme para salir de la casa: otro proceso muy demandante que les platicaré en otra ocasión.

¿Y el culpable?

Sigo topándome con gente que, sorprendida de verme en mi carrito, pregunta en voz alta:

—¿Qué te pasó? —hasta que, por lo general, llegan solos a la misma respuesta—: Fue por tanto ejercicio —concluyen.

Sé que mucha gente lo ha pensado y algunos han sido más intrépidos como para preguntármelo. Estoy seguro de que muchos más se interrogan en silencio y responden a sí mismos. De alguna u otra forma lo relacionan con el deporte, pues es la respuesta más fácil: esto "me pasó" por hacer "tanto" ejercicio.

Debo aceptar que también pasó por mi mente que acaso el ejercicio durante casi 30 años de alguna forma fue un factor para que se detonara este mecanismo mediante el que el cuerpo se hace daño a sí mismo. Para mí no es muy importante esa explicación y decidí no dedicarle atención a ese "¿por qué?", pero me parece válido que otros se lo pregunten. Sé que la gente que hacía ejercicio conmigo o entrena con regularidad o va a competencias no necesariamente piensa que ésa fue la causa, aunque vale la pena ayudar a despejar dudas y darnos la oportunidad de conocer un poco más sobre la enfermedad.

En Estados Unidos se le conoce popularmente con el nombre de Lou Gehrig, un famoso beisbolista de los Yankees de Nueva York de la década de 1930. Eso provoca que se le relacione con el deporte como causante del mal. ¿Pero acaso esta enfermedad la inventó Gehrig? Por supuesto que no: a él se le diagnosticó al presentar síntomas ya identificados. Lo cierto es que, por tratarse de una persona que dependía del funcionamiento de su cuerpo, desde los primeros síntomas el tema se hizo del conocimiento público y su retiro forzado fue noticia de ocho columnas. El proceso en él fue muy agresivo y difundido.

En 2005 salió a la luz el hallazgo de que los jugadores profesionales de futbol en Italia tenían hasta seis veces más casuística de esta enfermedad que la población común. De nuevo con base en la relación causa-efecto, todo parecía bastante concluyente, hasta que se investigaron otros factores, como los insecticidas del pasto, las drogas para el alto rendimiento y hasta los cabezazos y los golpes en las piernas, todos presentes en ese amplio grupo del estudio. Nada fue concluyente. Así que, por desgracia, no podemos prevenir a nadie de que jugar futbol profesional "en Italia" sea peligroso. En todo caso, el futbol es peligroso para las rodillas, y no sólo en Italia, sobre todo si tienes más de 30 años y quieres jugar con la misma condición que un niño.

Para dejarlo claro de una vez, cuando me examinaron para darme un diagnóstico en Baltimore y después en Houston, el cuestionario no incluía si practicaba deportes ni si tomaba algún suplemento alimenticio. En cambio, sí me preguntaron si era militar o trabajaba en algo relacionado con químicos, pues en esos dos grupos hay una mayor incidencia.

Quizá en esta búsqueda del "culpable" deberíamos ampliar un poco más la mirada y señalar el estrés, como el que experimenté en demasía el año previo a mi diagnóstico. Mi actitud perfeccionista, el huracán Alex, que afectó varias de mis construcciones, y mi falta de capacidad para controlarlo todo, aunados a mi necedad de querer que todo sucediera como me gustaría, me tenían alterado por debajo de mi fachada de que todo estaba en calma. Pensándolo bien, no recuerdo ningún año en que no haya sufrido estrés.

Si relacionamos más eventos contemporáneos —por ejemplo, en los análisis de cabello que solicitó el nutriólogo salió un alto índice de algunos metales pesados—, puedo "acusar" a la dentista que me empastó una muela, cuya aleación no solidificó bien y se desintegró a lo largo de varios meses. Los metales se liberaron hacia mi estómago y de ahí a mi torrente sanguíneo. Sin embargo, los médicos que me hicieron exámenes de sangre para el diagnóstico no me dijeron nada al respecto.

¿Y por qué no señalar el *shock* alimentario que experimenté antes de cualquier síntoma, cuando mi cuerpo se rebeló contra los lácteos? También pudo haber sido el detonador, pues aunque no está contemplado entre los posibles causantes, a decir de los médicos sí lo está el trauma, y aunque yo no sufrí ningún *shock* físico destacado, también se considera en esa categoría un golpe emocional o biológico, manifestado en mi caso por las reacciones de intolerancia. No puedo pasar por alto que, como todo deportista, tomé algunos suplementos alimenticios, pero bajo la supervisión del nutriólogo, máxime que cada cuerpo es diferente.

Si tantos expertos han empezado a reconocer en las ondas magnéticas el origen de muchas enfermedades autoinmunes y degenerativas, acaso podríamos concluir que el "villano" fue el teléfono celular que siempre guardaba en la bolsa izquierda del pantalón, lo cual coincidió con que los primeros síntomas fueron en esa pierna.

Para ir todavía más allá, podríamos multiplicar lo anterior con el efecto de las radiaciones por los cruces de las líneas de Hartmann —postulados por la radiestesia, que los relaciona con los efectos que provocan en el cuerpo los estímulos eléctricos y electromagnéticos provenientes de la Tierra—: de haberlo sabido antes, las habría neutralizado, además de proteger mi cama, ya que supuestamente mi lado está justo sobre unos de esos cruces.

En suma: si no podemos identificar plenamente al culpable, digamos que fue una combinación de factores o, mejor aún, todo lo anterior. Así no fallamos en nuestra impartición de justicia.

Sin embargo, ahora correspondería preguntar: "¿Cómo fui tan irresponsable?"

Esta búsqueda frenética a toro pasado por encontrar al culpable apunta, a final de cuentas, a un solo lugar, y ese lugar soy yo: el que tiene el problema. Precisamente allí radica el error de organizar esta cacería de brujas, pues al sujeto del problema este análisis sólo le acarrea remordimientos y lo hace sentir culpable, lo cual no sirve para nada.

Me pregunto: ¿acaso soy la persona con más estrés entre toda la gente que conozco, la que peor duerme, la que más deporte practica y toma más suplementos, o la que se alimenta peor y cuida menos qué se mete a la boca, o la que más se expone a químicos que contaminen su cuerpo? ¿Acaso cometí el error de tomar muchos más licuados de proteína de soya con la peligrosa leche, o de no llevar a tiempo a alguien a revisar la "salud magnética" de mi casa y mover mi cama de donde la puse?

¿Cómo puedo ser culpable de la enfermedad si, como alguien me dijo atinadamente, todas mis decisiones previas a padecerla se tomaron precisamente en el sentido contrario y con la conciencia plena de lo que hasta ese momento era mi mejor entendimiento sobre las cosas?

Ser responsable y tomar en serio el trabajo no es algo que ni siquiera en este momento considere como un error. Mi decisión de entrenar con regularidad y disciplina para mantener mi cuerpo ágil y joven, a la vez de liberar el estrés en la forma más sana y en plena convivencia con amigos, es algo que sigo y seguiré recomendando incluso a mis propios hijos.

Dedicar tiempo a conocer y atender mi cuerpo e ir con regularidad al nutriólogo para mantenerme bien alimentado, comer bajo la supervisión de especialistas los suplementos adecuados: en conjunto no es más que un llamado a la salud. Y esto lo puedo afirmar con pruebas, pues el médico que me hizo un examen clínico completo a los 40 años de edad concluyó, tras graficar mis datos en sus tablas, que estaba listo para vivir 150 años.

Así, me niego a reprocharme o a sentirme culpable, y pese a que de una forma u otra en términos biológicos yo solo llegué a esta circunstancia de salud, nadie, ni siquiera yo, puede decir que tomé las decisiones equivocadas. Y aunque se demuestre que uno o varios de los factores mencionados o no aquí fueron la causa, eso sólo es importante para los médicos, de modo que una vez relacionada la causa con el efecto se obtenga un aprendizaje que les permita prevenir más casos semejantes.

No cometamos el error de juzgar nuestras decisiones del pasado con base en los datos arrojados por los resultados del presente. No se vale: simplemente porque en el presente ya sabemos cómo nos fue. Claro está, habrá que tomar nota y no esperar diferentes resultados si seguimos haciendo lo mismo. Si te vas a dormir borracho, amaneces crudo. Pero hay realidades más complejas. ¿Acaso no conocemos cuadros de cáncer pulmonar en gente que jamás fumó? No puedo decir que haya hecho mal en probar un medicamento tras darme cuenta de que no funcionó ni después de que me lo sugirió algún médico que, probablemente, ha dedicado más tiempo a investigar mi enfermedad.

No me arrepiento de haber tomado las decisiones que tomé, pues las adopté porque la información disponible hacía pensar que era la mejor opción para obtener los mejores resultados. En la complejidad humana, tus acciones no garantizan los resultados, sino tu paz interior.

Un poco de todo

¿Qué piensa la gente que nos hace recomendaciones? Creo que todos imaginan más o menos lo mismo: "De seguro ya hace muchas cosas y no quiero molestar, pero cómo no decirles, si quizá esto sí sirva". Por eso seguimos tomando sugerencias con respeto y agradecimiento.

Si bien en un principio probaba sólo una idea a la vez para saber si funcionaba, a últimas fechas, para no esperar más, he intentado muchas cosas en forma simultánea, tantas que hasta parece increíble. Durante tres meses lo hice con mucha disciplina.

Sin embargo, a pesar de mi empeño y fe ciega, nada de esto probó efectividad. Después de tres meses fui a mi cita en Houston y confirmé, con las mediciones, lo que para mí eran perceptibles avances en la debilidad, además de que se siguió afectando el hígado, por lo que suspendí en definitiva el riluzol.

Claro que esto desanima, no sólo por el esfuerzo y el tiempo invertidos, sino por la esperanza frustrada. Claro que puedo decidir no hacer nada, pero eso no me daría paz. Además, estos intentos no se pueden considerar como pérdidas, pues fortalecen la voluntad, y mantenerla es muy valioso para mí, pues me faltan muchas batallas por pelear.

A pesar de haber hecho casi de todo, aún quiero seguirle dando la oportunidad a más ideas. Quiero, por ejemplo, profundizar más en el efecto de la mente en las enfermedades, pues acepto que el subconsciente influye en lo que somos y vale la pena atenderlo. Sólo que no quiero probar aquello cuyos principios y valores sean incompatibles con los míos.

De todo esto, lo más rescatable es que me siento bien, tengo mucha energía y ánimo para seguir luchando, yendo y viniendo, trabajando, disfrutando y, sobre todo, agradeciendo.

Querubines

En varias ocasiones me pregunté si debía seguir haciendo actividades no indispensables para mí, pues quizá lo más recomendable sería conservar la mayor energía posible para sentirme "mejor después".

Primero hay que definir ese "mejor" y ese "después".

Ante la decaída progresiva de mis capacidades físicas, y al darme cuenta de que acaso ayer hice algo por última vez, pues hoy ya no lo hago igual, me siento como si tuviera una oportunidad finita para algunas cosas: un número preestablecido de pasos a dar que en forma irremediable se agotarán, una cuenta regresiva que avisa de su cercanía con el final. ¿Por qué no dosificar estas cosas y guardarlas para ocasiones especiales? ¿Por qué no reservarlas para llevar a mi hija al altar el día de su boda? ¿Por qué no optar por el silencio hacia los extraños con que me topo a diario, para tener voz y decirles más veces a mis hijos cuánto los amo y transmitirles mis pensamientos sobre la vida, mis experiencias y todo lo vivido? ¿Por qué no dejar abajo mis brazos en lugar de ponerlos a trabajar, si así garantizo su fuerza para cargar a mis nietos?

En definitiva esto suena muy dramático y corresponde a una mente negativa preguntárselo. Yo ya no doy por descontados esos hitos de la vida. Claro que me duele, y mucho, el hecho de no tenerlos garantizados, al menos no como me habría gustado. ¿Cómo no preocuparme ante la posibilidad de fallar en momentos tan importantes?

Ése no es el caso. Mi cuerpo no está preprogramado ni tiene escrita ya su historia. Ésa la escribo yo. Acaso yo esté un poco más consciente de que tenemos un fin, y de que antes o después ningún acto en ninguna persona será infinitamente repetible. En mi caso, mi cuerpo se cansa más rápido, y en tanto no le exija un desgaste físico mayor al que puede tolerar, no lo dañaré. La diferencia es que yo sí percibo a diario cómo aumenta la dificultad, como en un proceso de envejecimiento acelerado.

¿Cómo detenerme de hacer algo *hoy* que sí puedo hacer, cuando quizá mañana no lo tenga garantizado? ¿Cómo decidirme por atesorar fuerzas, guardarme besos, abrazos, pasos y palabras para un futuro incierto, en lugar de gastarlos durante el día que sí tengo a mi disposición? ¿Cómo dejar escapar el presente en pos del futuro?

El número finito de veces que haga lo que haré apenas se limita por la oportunidad que yo mismo me dé para concretarlo, y desde cualquier perspectiva eso es mejor que conformarme con añorarlo.

En su homilía a los jóvenes durante una misa masiva en la playa en Río de Janeiro, Brasil, el papa Francisco dijo:

—No se sienten a ver la vida pasar frente a ustedes: involúcrense.

Aludía a la forma en que, en la era de las comunicaciones, nos engañamos al sentir todo lo que vinimos a experimentar en este mundo a través de la luz que emiten las pantallas, que al final de cuentas son sólo imágenes de la realidad física. La realidad existe en cuatro dimensiones y se experimenta con los cinco sentidos, además de que nos exige acción.

Quizá mi forma de involucrarme termine matándome, pero ¿cómo voy a dejar de ser quien soy si los valores que considero como verdaderos son los que me rigen?

¿Acaso debo cambiar mi escala de valores para sobrevivir?

¿No sería esa negación una traición?

¿Acaso quiero vivir cobardemente, protegiéndome, o más bien quiero hacerlo con valentía, decidiendo y actuando hasta el último día en la que considere mi misión, mi deber, mi razón, aquello que da validez a mi vida y que hace que cada día valga la pena?

Tal vez lo más normal sea decir frases cargadas de buenas ideas y con las mejores intenciones: "nos vemos", "hay que hacer", "hay que organizar", "en cuanto tenga chance", "siempre he querido", "ya va siendo tiempo de", y después dejar que esos deseos, siempre honestos, nos dejen satisfechos a nosotros sólo porque con imaginarlos nuestro cerebro secretó las endorfinas que nos hacen sentir nuestra dosis de humanidad. ¿Y luego qué?

No conozco la razón e ignoro si es bueno o malo, pero a mí las endorfinas no me salen con la imaginación ni me satisfacen. No soy así y nunca me he sentido así. Cuando digo algo es porque estoy pensando cómo o cuándo lo haré, y en mis condiciones actuales con mayor razón. Cada vez que se presentan esas situaciones a futuro, me interesa más aterrizarlas en el presente, con una fecha y hora, porque no tengo *toda la vida* para hacerlo.

La siguiente frase describe mi forma de pensar al respecto: "De buenas intenciones está empedrado el camino del infierno".

En ese tenor, continúo tomando los compromisos profesionales que me apasionan, entre ellos los de la obra de Simón de Betania, e incluso hace unos meses acepté la invitación de la nueva presidenta de la Academia de Arquitectos a participar con ella en la mesa directiva, para trabajar en favor del entendimiento y la difusión de la buena arquitectura contemporánea y la responsabilidad social de los arquitectos.

Soy de la idea de que se hace más daño al decir que harás algo si luego no lo cumples, que decir no desde el principio para no generar expectativas. Si Dios nos hubiera creado para tener buenas intenciones, nos habría hecho como los querubines del barroco: esos angelitos con los que se decoraba todo tipo de elementos religiosos, una cabeza con dos alas, sin cuerpo, sino la pura carita de mejillas sonrojadas y semblante muy en paz. Los querubines no tienen mucho que hacer pues, según dicen los estudiosos, resguardan la gloria de Dios. Y como supongo que Él no está en peligro, no se ocupan de hacer mucho y literalmente sólo sirven de adorno. Por lo tanto, si hubiéramos sido creados para esa función, tampoco necesitaríamos pies ni manos, como ellos. Obviamente no fue así: tenemos pies, manos, voz, voluntad y libertad, y son para que hagamos algo.

Por mi parte, seguiré comprometido, trabajando, colaborando, ayudando, participando en cuanto considere útil y que sea valioso para alguien, consciente de que no sólo puedo dedicarme a mi beneficio personal, de modo que aprovecharé cualquier capacidad que tenga disponible para ello.

Les agradezco a todos de corazón sus oraciones y ofrecimientos por mí.

Yo trato de ser recíproco con ustedes.

PF

CAPÍTULO XV

Aliento

Septiembre de 2013

Después de la maniobra de aproximación, Eduardo dejó caer más de lo que me esperaba la vertical de su "pájara", como él la llama. No era que mi opinión les importara mucho a los que iban en la cabina de pilotos, y comoquiera "hicimos" un muy buen aterrizaje en La Paz, Baja California Sur.

Al final se concretaba el tan esperado viaje en velero con Eduardo y Gaby, que nos invitaron a ir por segunda vez junto con Armando y Ale, todos compañeros del deporte de aventura, a disfrutar de paisajes, playas, fauna y deportes en la Baja. Como el origen de nuestra amistad eran las carreras de aventura, todos somos generadores de ideas, que sobre todo disfrutamos al hacerlas juntos.

Éste es un pequeño y extraordinario grupo de amigos, porque compartimos pasiones, habilidades, creatividad y el gusto por las actividades extraordinarias, gozando de la naturaleza y los espacios abiertos, pero sobre todo la misma visión de los problemas, que no son más que oportunidades de una nueva aventura. Mi capitán Eduardo ya había ideado la solución al primer desafío, y con un arnés y un juego de poleas, que podían correr por la botavara —la percha horizontal donde se atiesa la parte baja de la vela—, me dio la bienvenida, izándome directamente del muelle hasta mi asiento en cubierta. Entonces zarpamos.

Alargábamos los días gozando de un clima increíblemente agradable, madrugando para disfrutar del amanecer y desvelándonos para exprimir hasta la última gota de la oportunidad que nos brindaba la vida, y en medio, claro, llenos de actividades.

Apenas habíamos entrado a una de las innumerables minibahías inaccesibles por tierra, características de esa costa del Mar de Cortés, cuando el agua cambió de un azul profundo a uno cielo, y conforme el velero, tras apagar el motor, perdió el vuelo que llevaba, el silencio se convirtió en el protagonista de la escena.

La profundidad disminuía hasta evidenciar la transparencia del agua, y al igual que el barco del Capitán Garfio en el cuento de Peter Pan, que navegaba en las nubes de los sueños, nosotros surcábamos con una sensación mágica, como de aliento ingrávido, flotando en el aire, mientras la sombra perfectamente clara y definida del casco del velero se ondulaba y deslizaba sobre el rizado fondo arenoso, a poco mas de cinco metros bajo nosotros.

—¿Quieren nadar? —preguntó Eduardo, no sé si fascinado por la escena o ansioso de probar la efectividad de su invento.

Todos aceptamos y yo, por mi parte, accedí a convertirme en el "juguete" del momento, pues no querían que hiciera nada. Retiraron el toldo que nos protegía del sol, me colocaron el arnés, y de nuevo me levantaron, ahora a la inversa. Volé sobre cubierta hasta librarla, me alinearon, tomé la cuerda para nivelar el cuerpo y no quemarme con ella la cara, y fui bajado hasta tocar el agua. En verdad me sentía muy seguro, así que me zambulleron. Entonces sí me les adelanté, pues con mi flotación, maximizada por el agua salada, me bastó con empujar el arnés en horizontal un poco hacia mis piernas para quedar libre.

El día terminó a cero grados —"ni frío ni calor"—, con ron y tequila, hasta que se metió el sol, mientras cerrábamos el plan para el día siguiente: bucear con leones marinos.

Antes de desayunar navegamos hasta el punto más cercano a las loberas, donde habíamos acordado reunirnos con los guías. Allí recibimos y revisamos el equipo y nos pusimos los neoprenos. A mí me colocaron el equipo dentro del agua para librarme del peso. Eduardo se quedó a mi lado para asistirme y me mostró un pizarrón y un crayón que, amarrado a su muñeca, nos serviría para comunicarnos. Mientras él verificaba que todas las piezas de su equipo y el mío funcionaran bien, yo pensaba con preocupación en las piezas de mi propio cuerpo que no funcionaban.

La primera herramienta a probar fue mi garganta. Desde hace tiempo no tiene la fuerza suficiente para bloquear y dirigir el aire hacia la boca o la nariz a voluntad, y si, por ejemplo, intento inflar un globo, el aire, por más esfuerzo que haga, se me escapa por la nariz. Ni los cachetes se me inflan en el intento debido a la fuga, que incluso hace un ruido como si bufara mientras se me escapa por la nariz. Me di cuenta de que la presión de la máscara sobre mi nariz generaba vacío al inhalar. Yo succionaba con toda mi potencia por la boca, aunque la fuerza parecía insuficiente para romper el sello de la válvula, que debía permitir el flujo del aire del tanque por la boquilla. Jalaba y succionaba, pero no le sacaba nada. A Eduardo se le ocurrió que quizá el equipo estaba muy nuevo. Es la ventaja de nunca darse por vencido. De modo que sugirió al guía que me cambiara el juego completo por otro y, en efecto, como estaba más desgastado, logré aspirar adecuadamente y nos dispusimos a iniciar el descenso.

La segunda preocupación era respecto al uso de mis piernas para desplazarme, pues en el buceo no se permite bracear: para empujarse sólo se usan las aletas. Tan pronto como nos separamos del barco, los primeros lobos se nos acercaron y demostraron su curiosidad girando a nuestro alrededor, subiendo y bajando para no perder detalle del intruso. Luego se alejaron. Fue el momento de iniciar el descenso. Bajo la supervisión del guía y el cuidado de Eduardo probamos señales, liberé aire del chaleco y bajamos a 10 y luego a 20 pies, estabilizados para esas profundidades y con la presión del agua empujando hacia dentro hasta casi reventarme los tímpanos. Luego probé a ecualizar las presiones interna y externa del aire.

Por lo común no es necesario usar las manos, pero al pellizcarme la nariz por los lados empujé aire hacia las fosas nasales y funcionó. Reporté con un OK de mi mano que lo había logrado y me autorizaron a desplazarme. Con esa prueba superada, lo que seguía era dirigirnos hacia las faldas del islote, pues la vida siempre está mas activa en su cercanía y así sería posible apreciarla. Mis movimientos no eran tan eficientes y me empecé a poner nervioso al ver que me quedaba rezagado, a lo que respondí haciendo uso de concentración mental para reducir el pulso, que, advertí, traía acelerado, lo cual provocaba una respiración más agitada que consumiría el aire de mi tanque más rápido de lo deseado. Antepuse a la tensión todas mis ganas de lograrlo, bajé el ritmo de mis pulsaciones y manejé con mayor suavidad mi aliento compartido con el tanque a mi espalda. Me visualicé disfrutando la ingravidez de mi cuerpo desplazándose en ese elemento y en ese mundo, y lo dejé ir.

El guía indicó el camino para acercarnos más a la roca y al lugar donde nos encontraríamos con más fauna. Intenté patalear moviendo mis piernas con las pesadas aletas desde la cadera, estirándome como el hombre de hule de los Cuatro Fantásticos tanto como podía, usando la mente y la visualización. No me importaba si mi cuerpo estaba en una perfecta posición horizontal. Estiraba la cabeza a donde indicaba el guía y me empecé a mover siguiendo al grupo. Descendimos a 40 pies.

Me sentí más tranquilo. Busqué a Eduardo, que se había quedado detrás. Me hizo la seña de OK y continuamos: 50 pies. Empezamos a perseguir a un pequeño grupo de leones que se acercó a jugar y a retarnos, aventando bocanadas de aire frente a nuestras máscaras, para después alejarse. En nuestro afán de seguirlos, continuamos buceando junto al arrecife, donde disfrutamos a otro pequeño grupo de esos mamíferos que nadaba con agilidad, cuando empecé a sentir cansancio al respirar. La necesidad de hacer más esfuerzo del normal para aspirar me impedía sentir que mis pulmones se vaciaran adecuadamente, así que lo traté de compensar al exhalar más fuerte para lograr una mejor inspiración. El primer intento funcionó, pero al segundo el regulador se bloqueó y por un momento me quedé perplejo.

Lo primero que pensé fue en cambiarlo por el de emergencia, que colgaba de mi espalda, así que en lo que intentaba una nueva inspiración hice la maniobra para tomarlo, girando mi brazo izquierdo, que es el más débil, para recuperarlo, pues de ese lado estaba, pero topé con algo más sólido que la manguera y mi brazo se atoró.

Mientras averiguaba, me arqueé un poco hacia atrás en busca de llamar la atención del guía, tomando un poco de verticalidad, en lo que el cambio de posición aligeraba la presión sobre la válvula y el aire entraba para llenar mis pulmones. El alivio fue inmediato y me detuve a probar varias respiraciones. Entonces noté que el bloqueo de mi brazo era ocasionado por el de Eduardo, asido a mi tanque.

Aunque la emergencia estaba bajo control, me sentía acelerado y procedí a revisar mi consumo de aire. Estaba bien, pero no me sentía a gusto y se lo comuniqué a Eduardo mediante el pizarrón. "Estoy cansado", le escribí, y él me respondió, pero como su letra no es de arquitecto como la mía, no le entendí.

Le hice un gesto de interrogación y me preguntó a señas si quería subir. Entonces iniciamos el ascenso, con la debida pausa de descompresión.

El resto del grupo continuó con el guía. Fue la primera vez que sentí que me faltaba el aliento. Me pregunté si era debilidad de mis pulmones a consecuencia de la enfermedad. Lo comenté con Eduardo y me señaló su marcador de profundidad. Fue cuando me di cuenta de que nos habíamos acercado a la marca de los 80 pies. En definitiva eso era parte de la explicación, pero me quedé con el miedo latente en cuanto a si habría sido la primera señal de disminución de la fuerza del diafragma, típico de la ELA, por lo que decidí que ya no los acompañaría en el segundo descenso, programado para esa tarde.

A la preocupación se la llevó la risa a carcajadas de todos cuando, ilusamente, comenté que estaba feliz de cómo había logrado manejarme dentro del agua y cómo, con mi visualización y los ligeros movimientos que mi capacidad permitía, había controlado mis desplazamientos durante el buceo. Sólo escuché risas.

—Sí, mucha visualización, además de que Eduardo te llevaba agarrado de las mangueras del tanque y te movía como títere

—dijo Yolanda, atacada de risa, pues todos lo habían visto menos yo, que creí que se había quedado atrás para vigilarme.

Los días pasaron o más bien pasamos los días en cubierta, cruzando esos paisajes de mar y desierto eternamente estáticos, con sólo el sol como factor de cambio, reflejando diferentes colores al modificar su ángulo de incidencia sobre el agua, el aire, la tierra y las rocas. La inmersión en el paisaje se disfruta más que de ninguna otra forma desde un velero, que, en mi forma de ver, supera a la experiencia desde un yate. Si bien en el segundo tienes la comodidad de una cabina interior más accesible, el velero es para vivir más en contacto con la naturaleza y gozar la vista de 360 grados: una panorámica redonda y completa como nuestra experiencia a bordo, con pescado fresco, comida deliciosa, actividades en el exterior, sol, clima perfecto, amigos, conversación, brazos y abrazos en que apoyarme para descargar mis temores.

REPORTE 15

Actividades normales

Estar rodeado de tan buenos amigos, activos como yo, me da la oportunidad de seguir relacionado con mis actividades "normales", aunque sea ocasionalmente.

Tal es el caso de Arturo, compañero de largas horas durante incontables entrenamientos para todo tipo de competencias, a veces compañero, a veces rival. Él me invitó a comer, pues mi inactividad deportiva hacía que sólo nos viéramos contadas veces. Tuvimos una plática y actualización sobre temas comunes, muy padre, como se lo dije y agradecí, pues disfruto mucho cuando mi dificultad para hacerme entender es asistida por una mayor atención, en un lugar escogido por el poco ruido y buena acústica. Tras concluir con los temas generales, me propuso un par de planes, uno a largo y otro a corto plazo, para ayudame a seguir involucrado en el deporte y, sobre todo, en la actividad con los amigos.

El primer plan lo reservaría hasta que no se hiciera realidad, y el segundo lo ejecutamos a las seis de la mañana del siguiente viernes, hora a la que él va a nadar. Yo ya le había sacado la vuelta a esa actividad desde el noviembre anterior porque, aunque Mike me insistía mucho, no sólo le tenía miedo al frío, sino también a la salida de la alberca, pues ya no confiaba en que mis piernas me brindaran el apoyo necesario. A sabiendas de que en el entrenamiento de Arturo habría un grupo mayor de amigos para ayudarlo, dejé el miedo en casa esa mañana.

Primer paso: entrar a la alberca. Tras ayudarme a subir a mi carrito, que transportó en su camioneta, Arturo me dirigió para llevarme rodando en él hasta la orilla.

—¿Y ahora? —me preguntó.

—Ya lo tengo previsto —le contesté.

Me puse de pie junto a la alberca, apoyándome en sus hombros, con sólo media pisada en el suelo y el resto en el vacío, con las rodillas firmes y las piernas bien extendidas. Sin mayor preparación dejé caer el bulto al agua. Un estilo acaso no muy estético, pero a prueba de raspaduras con la orilla.

—¿Y ahora? —me tocó preguntar a mí.

No tenía idea de qué podría hacer. Las piernas se me habían debilitado mucho en los cerca de 10 meses que habían pasado desde la última vez que había nadado en forma. Claro que me había dado cuenta de que conservaba suficiente habilidad en los brazos cuando me metí a la alberca del departamento de la isla en verano, y me desplacé bastante bien, pero no es lo mismo seis que 25 metros.

Como en todo, lo más difícil es empezar. Y en mi circunstancia, empujarme de la orilla con las piernas ya no es una opción, ante la ausencia de control de la posición de cuclillas y la débil extensión, así que me valí de mi nueva condición, adquirida, supongo, por la pérdida de fuerza equivalente a músculo, pero no de volumen, expresado en panza, que me da una flotación en verdad impresionante.

Con el cuerpo extendido, paulatinamente tomo la posición horizontal por su nueva tendencia a buscar la superficie, así que decidí emular la infalible técnica del nado estilo libre que han venido usando todos los grandes: un brazo primero, luego el otro, y a repetir el ciclo una y otra vez. Nada más simple que eso.

Para mi sorpresa, y contrario a mis capacidades fuera del agua, la extensión de mis brazos sobre mi cabeza era bastante buena, y aunque sin movimiento en las piernas, podía rotar el tronco sobre las caderas para que fuera más fácil sacarlos del agua. Así completé mis primeros 25 metros. Claro que los amigos que nadaban en el carril vecino ya estaban por completar los 75 metros, pero eso me daba igual. Lo mejor es que no me sentía cansado, así que, tras una pequeña pausa apoyado en la orilla, asumí de nuevo la posición y de regreso por otros 25.

El tiempo corría, la gente llegaba, el sol empezaba a colorear el cielo, dibujando las siluetas de las nubes, oscuras aún, sobre el fondo de un rojo que empezaba a tornarse naranja, y yo, braceando boca arriba, admiraba los colores que de seguro a esa hora de la mañana poca gente conocía.

Mientras me recuperaba, el entrenador del club me empezó a explicar los ejercicios del día. Sólo le di las gracias y le hice ver que eso no era para mí en ese momento. Como no me había visto entrar al agua, no conocía mis capacidades.

Los amigos y amigas que llegaban me saludaban con entusiasmo y yo continuaba llevando la cuenta mental de los metros que acumulaba con cada una de mis lentas pero no tan ineficientes brazadas. Después de los 500 metros empecé a notar cómo disminuía el alcance de mis brazos y a sentir el cansancio, sobre todo en el hombro izquierdo, que fue el que empezó a adelgazarse primero, más o menos hace dos años, y que después del cambio de mi voz había sido la segunda señal del padecimiento en mi parte alta del cuerpo.

Hice un ajuste: pausas más prolongadas y más tiempo flotando en lugar del braceo, como en las clases de "total inmersión" que tomé seis años atrás. Y mi terquedad continuó, distraída por el espectáculo de los colores y las formas cambiantes que había sobre nosotros. Para cuando el cielo ya era azul y las nubes blancas, estaba por lograr el objetivo de completar mi meta.

—Mil metros —anuncié.

Me quedé disfrutando mi hazaña, tomado de la orilla como rana, con el cuerpo a la deriva, con todo el espacio del carril para mí, mientras mis amigos, amontonados en uno solo, terminaban su entrenamiento. Salieron los primeros y, tan pronto como se dieron cuenta de que yo ya había terminado, se ofrecieron a ayudarme a salir.

—Dinos tú, ¿cómo te ayudamos?

Me puse de espaldas y sugerí:

—Uno, desde abajo, me levanta de las rodillas, y otros dos, por detrás, me toman de las corvas de los brazos.

Sin siquiera pedir permiso ni cantar el típico "a la una, a las dos…", con un par de jalones me sentaron primero en la orilla y después en la plataforma de salida del carril de nado, y de allí yo solo me pasé al carrito.

Otra vez las cosas sucedieron de una forma mucho más sencilla de lo que las había imaginado. Tantas neuronas quemadas haciendo planes quedaron ridiculizadas por el trabajo en equipo, que llegó más deprisa a los resultados que esperaba.

Revisión de los pulmones

La visita a Houston estaba programada poco tiempo después, a principios de octubre, coincidiendo con el fin de semana de nuestro vigésimo segundo aniversario. En esta ocasión Yolanda y yo viajamos con mayores dificultades.

La última vez podía subir y bajar escaleras con la ayuda de Yolanda, cosa que ya no era capaz de hacer, y como el avión es de los chicos, no entras por rampa, sino desde la pista. Para mí era un misterio cómo le haríamos, pero estaba seguro de que el aeropuerto ofrecería alguna solución. Y en efecto, una vez frente a la escalerilla, me pasaron a una silla muy chistosa y angosta, con cinturones cruzados sobre los hombros. Entre dos empleados me cargaron semiacostado y, una vez a bordo, descubrí que el ancho de la silla era para que pudiera rodar entre los asientos. Claro que los hombros no pasaban, pero comoquiera siempre me ubican en la primera fila: otro de los privilegios de mi nueva condición, así como el de no hacer fila en la sala de migración del aeropuerto, a lo que Noemí, una gran amiga, comentó en una ocasión a Yolanda:

—¡Ay, qué paaadree! —y tras el comentario sentirse avergonzada, cuando se dio cuenta de que entre líneas sugirió que era fabuloso andar en silla de ruedas, en tanto que Yolanda pasó de la sorpresa a la risa ante la cara de su amiga.

A esta visita yo no llegaba preocupado por lo que dirían sobre mi capacidad pulmonar, pues a los médicos siempre les daba alegría constatar que calificaba con 125 sobre los 100 esperados, y, como siempre decían, en ese índice veían una noticia tan buena que le restaban importancia a las demás mediciones.

Tuvimos las visitas de rutina, pero en esta ocasión me sentí diferente con las respuestas. Más que darme soluciones, me dejaron en claro detalles importantes. Cuando la doctora de la terapia del habla me escuchaba hablar, por lo general me hacía recomendaciones para hacerme entender mejor. Sin embargo, como en esta ocasión me pedía que repitiera, me dijo que a los que estamos en mi situación la mente nos engaña; es decir, al hablar creemos que se escucha correctamente, aunque la mente llena los sonidos faltantes y en realidad no somos tan claros como pensamos. Eso me pegó fuerte, pues sentía que si Yolanda no me entendía, era porque no me había puesto atención. Esto confirmaba lo que ella ya me había advertido: la gente fingía entenderme para no hacerme sentir mal.

La terapeuta con que siempre platicábamos de deportes —también practica actividades de fondo— trató de ayudarnos con un dolor lateral en la espalda, al colocarme cintas kinesiológicas que cooperan con el esfuerzo muscular que se hace al caminar con el andador, y me sugería hacer menos esfuerzo. A eso no pensaba hacerle mucho caso y no me quitaba el sueño un poco de dolor. Lo que sí me afectó fue que, cuando le mostré los hombros, ya casi sin músculo, y le pregunté qué me recomendaba de ejercicio, me dijo que nada y que en todo caso no intentara recuperarlo, para evitar lastimarme. Aunque mi vanidad se ha deteriorado junto con mis músculos, yo aún quería salir bien en las fotos, por lo que la proporción entre mi creciente vientre y mis adelgazantes hombros no me parecía muy agradable.

El día transcurrió sin nada positivo que reportar en el aspecto médico, sólo en la parte humana. Me tocó ocuparme por mi propia voluntad de animar a otros tres compañeros de circunstancia.

A una señora que venía de México, recientemente diagnosticada pero ya en silla de ruedas y hablando muy poco —más por falta de ánimo debido a su edad—, la cual visitaba la clínica por primera vez con su esposo y su hija, la orientamos para que no se generara falsas expectativas y que en cambio aprovechara el apoyo para vivir mejor cada etapa de la enfermedad.

Lo que más me gustó fue platicar con un estadounidense, profesor de universidad padre de dos hijos pequeños a los que todavía ocultaba su realidad y al que noté aún en la etapa de depresión. Le contamos cómo para nosotros ha sido muy liberadora la apertura y lo que he aprendido en los diferentes libros que he leído, los frutos de las depresiones, descubrir el sentido en la vida, la sustitución de actividades, capitalizar a los amigos cerrando filas con ellos e invitándolos a subirse al tren, como mis principales herramientas durante mis ya tres años de aprendizaje.

Al final del día nos recibió el doctor Appel. Ya habíamos hecho las pruebas respiratorias con la "gritona", como le digo yo —se esmera tanto en que demuestres al tope tu fuerza pulmonar, que grita fuertísimo: *Pull, pull harder!*, cuando succionas en la mascarilla conectada al manómetro y la computadora—. Hacía tiempo que no nos atendía ella, pero nos contó que el otro técnico había fallecido en un choque, con lo cual dejó en claro que no era necesariamente yo el que moriría primero de los que estábamos en ese cuarto.

Con gran cortesía y empatía, más allá de su perfil de médico, Appel nos instruyó sobre la gran importancia de usar al menos ocho horas diarias el VPAP —o respirador— en esta etapa de la enfermedad. Con esas sencillas instrucciones confirmó mis temores, pero a la vez me dio una nueva tarea para concentrarme: cuidar cada aliento.

Los frutos de la oración

Siento un compromiso con toda la gente que pide por mí, porque aunque al atenderte y tenerte consideraciones especiales te hacen sentir bien, al acumularse en demasía y darte cuenta de que eres el centro de todas las atenciones te empiezas a sentir raro. No es que no las quiera ni que no me convenga recibirlas, pero me pongo en los zapatos de los demás, que de seguro también necesitan su dosis de cariño, por lo que no para todos resulta tan agradable que yo sea el que acapare los reflectores.

También acepto que lo que ocurre a mi alrededor no puedo controlarlo, y que para muchos es su única forma de mostrarse empáticos conmigo, por lo que sería peor si los frustrara. Al menos me di a la tarea de buscar cómo recompensarlos de una manera activa. Como me resulta imposible hacerlo en forma física, decidí emplear la oración, de la que algo he aprendido en las largas horas atrapado en mi cama.

En más de una ocasión he escuchado comentarios de menosprecio sobre la vida contemplativa en conventos y monasterios. Supongo que tienen su origen principalmente en que no se entiende el valor de la oración.

No sé si sea algo común para todos, pero decenas de veces al día oigo: "Estoy pidiendo por ti", "te tengo en mis oraciones", "rezo mucho por ti". Si bien hay numerosos tipos de oración, todos válidos, dudo mucho que toda la gente que me lo dice se acuerde cotidianamente de hacerlo, y más bien se limita a pensar que la intención equivale a la acción. No lo digo con afán de criticar, sino para destacar cuánto valoro a los religiosos y las religiosas contemplativos que, metódica y estructuradamente, oran y adoran al Creador. No es una tarea fácil ni significa que se escondan del mundo porque le tengan miedo, sino que se alejan del mundo para establecer la comunicación suficientemente profunda que enriquezca su espíritu. Ellos mantienen abierto el puente de entendimiento entre el ser humano y Dios. Es obvio que tampoco se trata de que sólo debamos hacer oración, pero estoy seguro de que, con el ritmo de vida que llevamos, nos falta mucha intimidad y sobre todo docilidad para dejarnos inundar de esa paz, fortaleza y sabiduría que llega con la buena disciplina de orar, contemplar y meditar. El que ora bien también confía, acrecienta su fe y aprende a amar. Al menos así lo siento yo.

Desde los primeros meses que empecé a convivir con la ELA decidí intensificar mi oración. Entre otras prácticas, escribí unas líneas en mi iPhone que fui depurando y enriqueciendo, y que repito cada mañana como invocación, agradecimiento y ofrecimiento del día, al alinear con tanta repetición mi consciente y mi inconsciente, de modo que se encuentren listos para escuchar y entender lo que se espera de mí. Ahora he decidido aprovechar este puente de comunicación para agradecer a cuantos rezan de la forma que lo hagan por mí y por mi familia con algo que, si bien no puedo garantizar, ofrece mi firme empeño de obtenerlo. Para eso agregué una pequeña línea al final de mi oración de la mañana que encierra el mejor de mis deseos y mi empatía hacia todos los que con tanto amor nos apoyan por este medio.

Por eso los he invitado a seguir rezando por mí, y ahora porque les conviene.

Les comparto la oración:

Padre, a ti toda la gloria por el amor que derramas sobre mí a través de tus creaciones, sobre todo mi familia.

Amado Espíritu Santo, consagra todas mis acciones de hoy y ayúdame a que, con la gracia de tus dones, sea instrumento de cosas buenas.

Jesús, concédeme el favor de imitarte dignamente y que por mis actos recibas consuelo de los agravios del mundo.

Virgen de Guadalupe, intercede a favor mío y de todos aquellos que amo, para que merezcamos el perdón de nuestras faltas y que sean premiados con el cielo nuestros sacrificios.

Señor, escucha a todos los que rezan por mi familia y por mí; reconoce en ellos su amor, y en mí la aceptación amorosa de esta enfermedad que ofrezco junto con el divino sacrificio de tu amado hijo, y concédenos la salvación de nuestras almas.

Amén.

PF

Docilidad

Octubre de 2013

Sábado en la mañana: abro los ojos aún con el antifaz puesto y no me lo retiro. Hoy me espera un día muy tranquilo en casa. Yolanda sale a entrenar y yo me quedo meditando y orando sin moverme de posición como una hora y pico más, hasta que el aumento de la presión interna en la parte baja de mi vientre trae a mi mente un panorama más mundano y me levanto al baño.

Tomo el andador que está al lado de mi cama, me incorporo y me voy arrastrándolo junto con mis pies. El aparato es el típico de los viejitos y no cabe en un estrecho de mi baño que permite que el inodoro esté oculto, así que lo dejo a un lado para los últimos pasos. De pie, me quito la inquietud ante esta necesidad orgánica.

De salida, doy la vuelta apoyado con las manos en ambas paredes y regreso al andador. Sólo son dos pasos y un cuarto de giro pero, mala suerte, paso el apoyo a la pierna izquierda sin extenderla por completo y no hay nada que hacer: me caigo sobre ese lado hasta el piso. Por fortuna, alcanzo a doblar un poco las rodillas en el camino para no caer con tanta fuerza.

Me quedo en el suelo, casi de espaldas. Congelado en la posición, recorro mentalmente de arriba abajo cada parte de mi cuerpo en busca de daños. Me siento satisfecho porque al parecer no los hay. Por lo pronto qué bueno, pero los retos apenas comienzan.

El primer esfuerzo es con los brazos, mientras intento apoyar los antebrazos para hacer palanca y levantar el tronco. Ni de cerca logro levantarme y ni siquiera me es posible doblar los codos lo suficiente.

Tendido boca arriba no hay mucho más que hacer, pero me doy cuenta de que puedo voltearme boca abajo y así lo hago.

Así empieza el segundo intento. Sé que gatear ya no me es posible, pero ignoraba que ni siquiera pudiera ponerme en la posición para hacerlo. Para eso hay que jalar, con los muslos y las manos, las rodillas hasta la posición de gateo, y ni aun de forma lateral, tendido sobre mi costado, me es posible. Así que bajo mi ambición y pretendo hacerlo como los militares, arrastrándome con los antebrazos. Los meto con bastante esfuerzo por debajo de mi tronco y, con brazos y codos bajo el pecho, me levanto un poco, pero no me alcanzo a sostener bien. El problema es que sólo mis brazos están dispuestos a ayudar con la tarea, mientras que el resto del cuerpo sólo aporta peso, por lo que no avanzo nada.

Debo regresar a la posición boca arriba porque levantar la cabeza me cansa mucho, y tendido mientras veo el hermoso cielo de mi baño, descanso.

No hay muchas opciones. Sólo me resta pedir ayuda. Por seguridad siempre cargo conmigo el celular, pero la piyama no tiene bolsa y lo dejé sobre el lavabo.

La siguiente opción es que alguien me escuche. No grito, porque a la fuerza de mi voz actual no le quedan esas prerrogativas, pero sí hablo en voz alta. Tal vez, con la puerta del baño abierta, alcancen a oírme.

—¡Pablooo, Babyyy! —los llamo con la cara al cielo, como si de ahí fueran a bajar— ¡Pablooo!

El tiempo pasa sin resultados. Y yo ahí, disfrutando de la vista desde un ángulo poco usual, esperando en vano. Repito el intento sólo para darme cuenta de que cada vez mi voz se cansa más, ahogada en la bóveda del techo. Tras aceptar que de nada me sirve desesperarme, respiro sereno, veo que no estoy incómodo —por el momento otra ventaja— y empiezo a hacer estimaciones sobre la hora y cuánto faltará para que Yolanda regrese, pues mis hijos difícilmente me extrañarán y la muchacha que asea mi cuarto no sube si yo no he bajado.

Por un momento identifico mi situación con la de un montañista con las piernas fracturadas por una caída, sin más remedio que esperar a ser rescatado antes de ser atacado por un oso, aunque mi panorama de peligro se reduzca a alguna cucaracha que salga por debajo del lavabo para pasearse dentro de mi piyama, entrando por mis pies, que no alcanzo a ver.

Me sorprendo a mí mismo al no inculpar a nadie de mi abandono ni por no permanecer atentos a mis llamados, e incluso al no mostrar repulsión ante la posibilidad de que un insecto rastrero se pasee por mi cuerpo. Sé que en algún momento seré rescatado.

Aquello es una prueba de mi docilidad para aceptar lo que no puedo controlar sin que las circunstancias cambien mi estado de ánimo.

Luego de pensar tan bien de mí, decido agregar a mi lista la virtud de la inteligencia, pues es cuando se me ocurre tomar el andador, que tengo a mi lado, y golpear el piso lo más fuerte que puedo, a sabiendas de que el cuarto de las muchachas que nos ayudan en casa está debajo de mi baño.

Ellas al fin los escuchan y avisan a Pablo, que aparece para rescatarme.

REPORTE 16

16 de noviembre de 2013

Ropa nueva

La pérdida paulatina de independencia y batallar mucho más para las cosas más simples empezó causándome un fuerte conflicto emocional conmigo mismo y con Yolanda. Finalmente, tras apoyarme un poco con la única mujer de mi grupo de consejeros, buscando el punto de vista femenino en la interpretación de algunas situaciones específicas, me di cuenta, por sus comentarios entre líneas, de que no era una cuestión atribuible al conflicto eterno a consecuencia de que los hombres son de Marte y las mujeres de Venus. Es simplemente que, como regla general, las personas que requerimos cuidados que no escogimos voluntariamente descargamos nuestras frustraciones donde podemos, lo que resulta en que damos muy mal trato a las personas más cercanas y que más nos ayudan. Por más que me trato de convencer de que soy una blanca paloma, hay señales claras de que no es así, por lo que, aun refunfuñando, acepto que debo poner más de mi parte.

Claro que espero comprensión ante la frustración de no poder hacer las cosas, aunque desgraciadamente no siempre la busco por el camino correcto. Por ejemplo, nos sucedió que fuimos a comprar ropa aprovechando una visita a Houston e impuse como regla —en lugar de pedirlo por favor— que durante ese rato de la mañana Yolanda me ayudara absolutamente todo el tiempo, casi como caballo de carretonero, incluso con anteojeras para no distraerse, a cambio de que después ya no la molestara y le permitiera hacer sus propias compras.

Por supuesto que yo lo sentía del todo justificado, frustrado por la deformación de mi cuerpo tras la prolongada postura sentado y la nueva flacidez de mis músculos, que sin haber aumentado de peso me provocan una abultada cintura. Incluso se me dificultaba bajar un gancho del exhibidor, y ni pensar en chutarme con mi voz, de por sí difícil de entender, la *averiguata* con algún dependiente de nuestra raza de bronce que con falso orgullo recita "Nho hablao vien el spaniol".

Muy colaboradora, Yolanda me ayudaba en todo a pesar de que yo estaba "enmimismado" —palabra que no existe aunque debería, para describir la forma tan egoísta en que decidimos vivir—, además de que toleraba las no sé cuántas caras que le ponía. Tanto así, que para cuando llegamos al probador la atmósfera se sentía más que tensa. Entramos cargados de pantalones, dos tallas más grandes que la habitual porque de seguro me quedarían mejor.

Mientras Yolanda hacía malabares para ayudarme a incorporarme y sentarme cada vez, haciendo equilibrios desde el asiento de mi carrito —la banquita del probador estaba muy chaparra—, se me salió reclamarle algo y entonces...

—¡Cómo se te ocurre! —me dijo en tono molesto— ¡Deberías besarme la mano en lugar de necear!

Así que obedecí y procedí a darle un beso en la mano o el brazo cada vez que me probaba un pantalón, hasta que nos regresó el buen humor. Dejamos atrás nuestras frustraciones y nos reímos del fandango que habíamos hecho para que terminara comprándome un solo pantalón.

Con acciones como ésa hemos tenido muy buenos resultados para ambos. Es necesario que mantengamos entre nosotros un ambiente alegre, pues debemos usarlo para influir en los demás miembros de nuestra familia, a cada uno de los cuales le toca vivir, desde su punto de vista, su pérdida.

Esta enfermedad no es un invitado bienvenido en casa y sería muy miope verme como el más afectado, pues a cada quien, según su escala de importancia de las cosas, le fue quitado algo suyo. Cada uno vive su proceso hasta llegar a la aceptación de que no podemos controlar todo. Las cosas son como son y, junto con eso, hay que aprender a vivir cada día como lo que es: otra oportunidad de gozar y disfrutarnos, apreciando lo que sí está a nuestro alcance, hasta sentirnos satisfechos con lo que sí tenemos, en lugar de añorar lo que no es.

He entendido que lo mejor que puedo hacer por ellos es estar bien, con la actitud y el ánimo que los guíe. Lo que sea que haga yo o hagamos como pareja define el estado de ánimo general en la casa. Yo visualizo la dinámica familiar como un platillo chino, de esos que los malabaristas mantienen girando en una vara: se necesita que lo empujes y cuides con atención, y mientras le sigas dando vuelo desde abajo, con un leve movimiento, seguirá girando en equilibrio y sin caerse, impulsado como por arte de magia, pero si lo dejas de alimentar con la energía en el sentido positivo del movimiento, pronto perderá la inercia y se caerá.

Como resultado, tenemos una vida familiar entre normal y excelente, a pesar de este "inquilino" en casa. Todos colaboran cuando se les necesita, sin reflejar ellos ni nosotros, en ningún momento, que merezcamos una consideración especial. Por el contrario, mis hijos siguen cumpliendo con sus obligaciones y nosotros, los padres, exigiendo resultados.

Extrañamos a Adrián, que se fue todo el semestre, y cuando regrese será el turno de Pablo de salir de intercambio, también un semestre, y quizá luego el de Bárbara, que se marcharía por segunda vez. Yolanda y yo decidimos no poner cortapisas a su crecimiento ni aceptar más límites que los que estrictamente nos pone la enfermedad. Sólo yo estoy enfermo y sólo yo tengo limitaciones. ¿Para qué generar otras? Decidimos que esos viajes eran lo mejor para que no se pierdan de esa experiencia en su educación. Además, la comunicación actual no es como cuando Yolanda y yo nos escribíamos cartas, mientras estudiaba mi especialidad en Italia. Ahora podemos vernos a las caras y hablar tan seguido como queramos, pues con la tecnología actual el costo es nulo.

Salí, pues, con mis pantalones nuevos, no en la talla que desearía para mi cintura, pero tanto yo como el resto de la familia estaremos mas cómodos si aceptamos ese nuevo "pantalón" que nos toca vivir para seguir con nuestra vida sin preocuparnos por cuál talla nos tocó.

Pérdidas

De la cartera de Yolanda cayó un pequeño papel. Era el papelito de una galleta de la suerte que había guardado. Lo tomó y le pregunté qué decía, intuyendo que era algo que le había gustado. Lo leyó:

—*You can conquer everything with a strong will.*

—Me gusta —dije, y lo aplico.

Por ejemplo, anoche me senté en la cama y, como sé que con fuerza de voluntad lo puedo hacer, me lo propuse y logré acostarme solo.

He pasado por pequeñas crisis, frustraciones ante cosas al parecer irrelevantes, al fin y al cabo dolorosas para mí. Son cambios que sólo yo noto, señales del progreso de la enfermedad. No olvido aquella vez en que, tras bajarme de la camioneta, me di cuenta de que la fuerza de mi pulgar izquierdo no era suficiente para oprimir el botón del control remoto para poner la alarma. Uno, dos, tres intentos y nada. Me quedé viendo mi mano un momento y decidí aceptar el hecho, así que con el pulgar derecho oprimí sobre el izquierdo para entre los dos lograrlo.

No sé si la vanidad o el orgullo me han dificultado tomar decisiones más que convenientes, como aceptar usar el andador frente a todos en la oficina. Era una cuestión de orgullo, pero ya me resultaba demasiado peligroso andar sólo con el bastón los largos seis metros que debo caminar por el pasillo desde mi lugar hasta el baño. En la primera semana con el andador, por querer aparentar que lo usaba por seguridad y no por requerir de él estiré mal un brazo y se me doblaron las rodillas. Para no darme en la cara me tiré de espaldas y azoté cuan largo soy en el pasillo. Desde allí, acostado, no tuve más remedio que aceptar mi dependencia absoluta de los demás para incorporarme. Al menos conservé el privilegio de dar las instrucciones.

—Acerquen una silla, doblen mis piernas por las rodillas para apoyar las plantas, tómenme de los brazos para sentarme y ahora déjenme, que yo me paro solo —como si con ser el jefe se solucionara el problema.

Esto me hizo aceptar que ya no podía andar sin compañía en ningún lugar. Adiós a mi independencia con tanto esfuerzo conservada y, ahora, a agradecer las soluciones que tuviera a la mano. Le pedí a Emilio, el chofer de la oficina, que no se fuera en las tardes hasta que yo estuviera en mi camioneta. En la casa mis hijos, conscientes de esa necesidad, se organizaban con Yolanda para que, si yo me quedaba, siempre estuviera alguien conmigo.

Me costaba mucho trabajo aceptar —con varias discusiones de por medio— que la voz que yo me percibo al hablar no es la misma que escucha la gente. Como me explicó la doctora de Houston, la mente llena los faltantes de inmediato y crea una ilusión auditiva para el emisor. Oír mi voz grabada en un video tomado con el teléfono representó una impresión muy fuerte para mí, al grado de que ni siquiera lo terminé de ver. Tras tales golpes de realidad, reflexioné con qué facilidad podría convertir eso en una excusa para lamentarme de mi situación, empezar a cortar mis actividades y, con ellas, mi libertad, en aras de proteger mi imagen.

Sin embargo, justo contra eso lucho. Si ya había aceptado que la apariencia de mi cuerpo no es la que había cultivado, y a fin de cuentas no pasó nada, ahora tampoco me limitaría, por lo que seguí hablando sin vergüenza, convencido de que la gente me haría el favor de poner de su parte y de imprimir un esfuerzo adicional para entenderme.

Yolanda empezó a ayudarme a vestirme cada mañana, pues me tomaba demasiado tiempo. En muchas ocasiones, actividades como abrocharme los botones implicaba una frustración con la que no quería empezar el día. Le tomó trabajo adaptarse a esa tarea, ya que resulta mucho más difícil asistir a otro que vestirse uno mismo. En el caso de los botones, nuestras manos suelen abrocharlos en un sentido. Esto fue motivo de muchas risas, empezando porque aprendió el arte de hacer un *zookie,* como llamábamos de niños a la broma del "calzón chino": de plano no atinaba a subirme la ropa interior sin entender que para estar bien puesta no es necesario cortarte la respiración. O las veces en que, con toda la dedicación para ayudarme, pero sin la costumbre de hacerlo, tras el triunfo de introducirlo por varias presillas del pantalón le decía que el cinturón se empezaba a colocar por el otro lado.

A final de cuentas, una vez fuera de casa, pasadas las pequeñas y difíciles actividades cotidianas, el resto del día es una maravilla. En la oficina me divierto mucho diseñando y revisando avances, controlando desde mi muy cómoda silla las operaciones generales y atendiendo mis asuntos por correo, pues prefiero no contestar el teléfono para no batallar con la voz. Al mediodía comida familiar y luego a inventar algo para la noche, siempre con las ganas de seguir haciendo cuanto pueda: mientras el cuerpo aguante.

Después de Houston

Tras la visita de octubre, de vuelta en Monterrey, dejé pasar unos días antes de escribirle al doctor Luis Lay, miembro del equipo del doctor Appel, que por ser de origen cubano lleva una relación muy abierta con nosotros. Le pedí que me proporcionara los datos duros, es decir, las mediciones del avance que van integrando a mi expediente después de cada evaluación.

Me contestó una semana después:

Pablo:

Qué gusto haberlo visto en clínica. Aunque su fuerza muscular ha disminuido, su función respiratoria sigue muy buena. Esta última es la indicación principal de supervivencia. En julio su capacidad pulmonar era de 100%, con 5.29 litros. En octubre de 102%, con 5.83 litros de aire. El Appel *score* empeoró 10 puntos entre julio y octubre. Éste era el mismo cambio (10 puntos) entre febrero y mayo. Sí hubo una pausa en progresión por dos meses, entre mayo y julio, pero esto es común para la enfermedad.

El doctor Appel estará revisando el efecto del fingolimod en su caso y lo llamará.

Un cordial saludo.

Luis

También me pasó los puntajes, según la medición del doctor Appel, registrados en el expediente de todas mis visitas a Houston. En esta evaluación muy particular del equipo de ese hospital, los cambios se califican al acumular puntos con el aumento de la debilidad, hasta 165 como máximo. Observé así cómo los datos, aunque no representan una progresión lineal, sí muestran una tendencia clara, en particular mis mediciones, que hasta 2012 indicaban una capacidad pulmonar de 125%, en tanto que la función respiratoria mostraba un debilitamiento, un aspecto del que teníamos la esperanza de que se tardara más o simplemente nunca llegara.

La confirmación de esto resultó un duro golpe, porque en los últimos tres meses les había dedicado mucho tiempo y energía a las opciones "no médicas" que consideraba con mayores posibilidades de funcionar —medicina alternativa, alimentación, meditación y oración—, con el objetivo específico de logar un cambio en aquella tendencia, el cual no se dio.

La atención

Seguir escribiendo representa para mí una parte de mi encuentro conmigo mismo, de poner en práctica mi observación y mi análisis de cuanto ocurre, a fin de aprender más. Acostumbro tomar nota de lo que me hace pensar, como esta frase del padre Patrik durante una homilía dominical:

—Estamos en el mundo para conocer, servir y amar. Esto puede ser a Dios o al mundo: en los dos niveles se aplica.

Para conocer, necesitamos observar, poner atención. En algún lugar leí que a principios del siglo pasado, en un convento, el padre Pío se quejaba de que el demonio lo distraía para impedirle hacer su trabajo. Ahora, con el exceso de comunicación al que estamos expuestos, qué difícil resulta enfocar la atención en un solo tema a la vez. Creemos que somos multifuncionales, cuando está comprobado que eso no es cierto: ni siquiera nuestros ojos pueden observar a detalle lo que está fuera del centro de nuestro campo visual.

Un monje budista dijo que "el regalo más preciado que podemos ofrecer a otra persona es nuestra atención", y me parece que estamos de acuerdo en eso, porque nos encanta que nos pongan atención ¡pero qué difícil es ponerla en los demás!

A mediados de noviembre me visitó mi amigo Luis Jorge, acompañado de un monje juanino llamado Juantzin. Él me habló de la meditación, que ellos practican postrados en el suelo, en una postura semejante a la que emplean los musulmanes para orar, y me explicó que fundamentan sus meditaciones en las enseñanzas de Fátima, enfocados en una idea simple y muy completa a la vez:

—En la meditación me repito: "Yo creo, espero, amo y te adoro, y creo, espero, amo y adoro por los que no lo hacen" —me explicó el religioso.

Al verlo arropado en una vestimenta muy sencilla, pero muy cómoda, y constatar que su sonrisa nunca se borraba de su rostro ni de su mirada, comprobé la autenticidad de los beneficios de la meditación: un acto tan simple de comunicación entre Dios y uno mismo, que permite concentrarse en lo más importante y prescindir por completo de lo demás.

Hay mucho que aprender, aunque por lo general no hay tiempo para hacerlo. Por fortuna yo ahora sí lo tengo, pues el fin de semana me quedo en la cama muchas horas, sin hacer las cosas de antes.

El objetivo que se busca con cualquier tipo de meditación es siempre el mismo, felizmente algo tan sencillo que no puede estar equivocado para nadie. Contra lo que piensan aquellos que no la han practicado, la intención no es alejarse de la realidad, sino, al contrario, tomar un respiro para estar conscientes del presente y de *nuestra* realidad, tanto material como espiritual, del aquí y el ahora, y de que nuestra misión es trascender.

Cuando fui al curso de zhineng qigong, apenas nos habíamos sentado cuando el profesor dijo:

—No se muevan: si les dan ganas de rascarse, aguántense y no lo hagan.

Pensé que le faltó decir que en receso lo podríamos hacer, pero no: era un no tajante. Por supuesto que me dieron ganas de rascarme, y ésa fue una de las más grandes enseñanzas que aprendí. Solemos darle al cuerpo lo que pida, ya que es nuestra reacción inmediata y natural.

¿Qué tiene de malo que posea lo que me gusta en tanto no le haga mal a nadie, si se trata de mi cuerpo? Pues lo malo es que así no controlamos la voluntad. La fortaleza se desarrolla con las cosas pequeñas, al hacer que el espíritu domine sobre la inclinación a rendirse a escoger siempre lo cómodo, el camino fácil, la satisfacción personal e inmediata.

Cuando sentí comezón y no me rasqué, le dije a mi cuerpo que él no mandaba, que yo decidía. Para mi sorpresa, la comezón pasó y no volvió.

Ahora, cuando uso la máscara del ventilador para descansar mis pulmones, es normal que sienta comezón en la nariz o que me quiera limpiar la baba que se sale de la boca, pero el acomodo de la mascarilla es tan complicado, que si la muevo un poco ocasiono fugas y genero un caos, así que me aguanto: ya comprobé que es lo mejor. Todos mis demás deseos los dejo en segundo plano y le doy prioridad a mi terapia. No siempre puedo, pero cuando lo logro me siento bien conmigo mismo y sé que eso me hace más fuerte para la siguiente prueba.

Ya no

Viví los meses de octubre y noviembre con muchos cambios, pues el debilitamiento de mis piernas llegaba a un punto en que no era seguro cuánto más podría permanecer de pie. Recuerdo a la perfección cómo en julio, durante la ceremonia de bendición de la casa del Sorteo Tec que diseñé, permanecí de pie durante cinco minutos con mucho esfuerzo, apoyado en mi bastón y poniendo mis chamorros contra el sillón que tenías tras de mí para hacer palanca. Ahora eso ya no era posible y me sorprendí ante la rapidez del cambio.

Tal vez mis esfuerzos para no provocar lástima sean negación, sobre todo si estuviera acompañada de cerrazón, pero vistos en conjunto, al hacer justo lo contrario a aislarme, aunados a la propagación y el sentido de unión que han tenido estos reportes compartidos con ustedes, recupero una actitud de paz conmigo mismo, pues ya informé qué estoy haciendo y cuál es la situación que estoy viviendo, qué necesito, qué puedo ofrecer y lo bien que me siento de ánimo, de modo que sólo me queda seguir siendo el que soy: una persona convencida de que rendirse nunca será una opción.

No puedo adivinar qué tanto sabe o piensa de mí cada persona con la que me encuentro a diario. Lo cierto es que soy objeto de muchísimas atenciones y que, de manera importante, con esta comunicación más abierta he cambiado las miradas de soslayo, que intentan ocultar la pena que algunos sienten al verme, por unas frontales que buscan cruzarse con la mía para regalarme una sonrisa, a la que siempre correspondo. Mi objetivo ha sido que no me vean con lástima, sino con envidia, al comprobar que soy una persona capaz de sentirse plena y feliz, aunque aparentemente viva una situación más adversa que el promedio de la gente o de los mismos que me observan sin acaso conocerme. Intento demostrar con acciones que la vida no es sólo para vivirla, pues también hay que celebrarla.

Llegó mi cumpleaños 47, y con el año que se fue se fueron mis últimos pasos. Ya no tenía la fuerza suficiente para mover las piernas en ningún sentido. Estar de pie ya no me era posible sin apoyarme con firmeza con ambas manos, y sólo por algunos segundos.

Debí renunciar a ir al baño en la noche y empezar a usar el "pato": ese recipiente que usan en los hospitales quienes no se pueden levantar.

Tuve una reunión con mi consejo y me insistieron en que era momento de dar el siguiente paso: contratar a un enfermero para asistirme constantemente, pues ahora era un factor de tensión, riesgo y afectación para toda la familia. No le dimos muchas vueltas: tenían razón y yo había aprendido que entre más postergo la toma de una decisión, sólo prolongo la angustia.

Así entró Pedro a escena, después de sólo dos mañanas de prueba en las que me ayudó a bañarme y vestirme y en las que, más que probarlo a él, me probé a mí mismo que estoy listo para acoplarme a ese estilo de vida. Así que le pedí que dejara sus otros compromisos para quedarse conmigo de tiempo completo.

Los beneficios de reconocerme incapaz y aceptar esa ayuda fueron inmediatos. Por un lado, Yolanda ha vuelto a sus rutinas de ejercicio en la mañana y yo planeo mejor mis actividades, con lo que me siento menos cansado y sin frustraciones, además de para cualquier movimiento que, estoy mucho más seguro de que no sufriré un accidente.

No sé si ya se me hizo costumbre ni si sea bueno o malo, pero ahora me cuesta menos trabajo aceptar las nuevas pérdidas. Prefiero pensar que enfoco mi tiempo y mis energías en cosas positivas más que en preocuparme por lo que me sucede.

El deterioro es una realidad. Al fin y al cabo a todos nos sucede, sólo que en mi caso va más rápido. Confío en que encontraremos la manera de detenerlo, en vez de invertir el tiempo en pensar que sobre mí pesa una sentencia de muerte, cuando todos, por el solo hecho de estar vivos, cargamos la misma condena. No puedo consumir el tiempo ni consumirme a mí pensando en eso, pues resulta muy angustiante, sobre todo cuando no obtienes resultados positivos pese a las promesas que te da alguna terapia en la que pones todo tu esfuerzo. Me parece que el problema radica en depositar la esperanza, así como las metas, en caminos que no son consistentes con los objetivos más importantes, los más esenciales y puros.

Las palabras del padre Manuel Varela aún resuenan en mi cabeza y en mi corazón, cada vez con mayor sentido de vida y mayor claridad. Estoy viviendo con base en los tres elementos a los que él me recomendó asirme: fe, esperanza y confianza: con la fe absoluta de que esto no es un castigo y de que Dios no se ha olvidado de mí —si no estuviera bajo la tutela de un Dios amoroso, no tendría la paz con que afronto la incertidumbre del futuro—; con la esperanza en que cada día que pasa es un día más para que la ciencia avance en el desarrollo de un tratamiento efectivo, con la confianza de que seguiré teniendo las gracias, habilidades, bendiciones, ocurrencias y amor de mi familia y mis amigos para seguir superando a cada nuevo desafío que se me presenta.

Agradezco como siempre sus oraciones por nuestra familia y les aseguro que a diario pido que Dios los recompense con la salvación de sus almas.

Como dicen en la película *La vida de Pi*: "No puedes conocer la fuerza de tu fe hasta que se pone a prueba".

PF

CAPÍTULO XVII

Ironman

Noviembre de 2013

La invitación

L as semanas pasan sin que dejen de cobrar su cuota —otro movimiento que se dificulta, la necesidad de recibir algo más de ayuda— y, con esto, un poco de tristeza.

Hoy en la mañana llegué a la oficina y me puse a hojear un catálogo en busca de las luminarias para un proyecto, trabajo que me tomó una hora en la que el solo esfuerzo de sostener el libro y mantenerlo abierto con la mano izquierda, mientras copiaba números de catálogo con la derecha, me hizo pagar la factura.

Cuando me pasé a la computadora para revisar el correo, los dedos de la mano izquierda estaban débiles y lentos. El meñique ya no lograba pulsar la "A": le daba la orden y no alcanzaba a vencer la resistencia del teclado; sólo se apoyaba y se doblaba, a pesar de mi esfuerzo, como si intentara empujar la mesa, y ni modo que no escribiera las dos "a" de Ferrara.

¿Acaso había llegado el momento de enfrentar ese problema? ¿Sería necesario cambiar la que por 30 años había sido mi forma de teclear? Durante la siguiente media hora intenté con diferentes dedos para comprobar una realidad que, al menos ese día, aún no era definitiva.

No estaba muy feliz con tales novedades. Ni siquiera el clima ayudaba: el típico día de noviembre con el chipichipi y algo de frío. Por fortuna, cerca del mediodía recibí un WhatsApp de Memo.

La víspera él y Roberto me habían dejado plantado porque a ambos les salieron pendientes, así que me cancelaron el café que desde hace tres años comparto con ellos cada martes, después de comer. Ahora tenían la intención de compensar el mal manejo de agenda y me citaban con mensaje urgente a una reunión a las 15:45.

Me quedé en el estacionamiento subterráneo para evitar mojarme y los llamé para que me ayudaran a bajar. Ambos llegaron —suelen ser más puntuales que yo—, sacaron y armaron mi carrito de la cajuela y lo pusieron cerca de mi alcance.

Les dije:

—Me subo solo: todavía puedo —y así lo hice.

En cuanto entramos al café y entre los dos me pasaron al sillón, Memo fue al grano. Sentado frente a mí, dijo:

—Ferrara: quiero hacerte una invitación, pero primero necesito que me digas que sí y luego te digo de qué se trata.

Lo dijo con su típica voz fuerte, que todo el mundo escucha con claridad a 10 metros a la redonda. Le costaba contener la risa porque estaba seguro de mi respuesta y esperó.

—Sí, está bueno, ¿de qué se trata?

—Ya oíste, *Robert*, dijo que sí: ahora no se puede rajar —sentenció Memo.

—Saben a la perfección que si digo sí es porque lo cumpliré. ¿De qué se trata?

—¿Cozumel o Los Cabos? ¿Qué prefieres?

—Cozumel, creo. Allí el mar está más padre para bucear o para el *snorkel*. Bueno, la verdad es que ya ni puedo… ¿Cuál es el plan?

Roberto cambió el tono de voz a uno más serio:

—Quiero hacer un Ironman contigo.

Se me enchinó la piel. De nuevo esa propuesta. Ya no me sentía en condiciones de hacer planes a largo plazo. Le daba vueltas a esa idea desde que Arturo me la había propuesto hacía unos tres meses, un día que me invitó a comer. En esa ocasión me dijo que le gustaría planear algo para vernos más seguido, lo que yo quisiera, como salir a nadar o, incluso —¿por qué no?—, regresarme el favor por motivarlo a hacer su primer Ironman en 2007.

Si yo me atrevía, él se ofrecía a llevarme ahora a hacer de nuevo esa competencia.

¡Cómo era posible! Yo le había pedido a Arturo con toda claridad que, si bien aceptaba la propuesta, lo más prudente era mantenerla en secreto para no generar expectativas, y tres meses después mi solicitud seguía vigente: tenía miedo, porque desconocía si en algunos meses mi debilitamiento me permitiría estar sentado a lo largo de la prueba. ¿Cómo saber si en un futuro no muy lejano mi salud se encontraría tan mermada que me obligara a estar en casa, en vez del exterior; peor aún, durante las 15 o 16 horas requeridas para ese megatriatlón? Tal incertidumbre me había impedido explotar de emoción tres meses atrás y me lo volvía a impedir sentados en aquel café.

Tras hacerme la propuesta, pese a que nos habíamos hablado con alegría y en tono bromista —pero muy en serio—, percibí en la mirada de Memo un dolor interno ante la realidad de no poder hacer nada para detener el debilitamiento de su amigo: un cuerpo que se le estaba yendo de entre las manos, una angustia que lo entristecía tras esa fachada de actitud positiva y fortaleza con que nos tratamos.

No quise arruinar el tono alegre de la charla y, haciéndole saber con un pequeño silencio que entendía el porqué de su invitación, le reafirmé mi respuesta con tres frases:

—Te diré tres cosas: la primera, que sí, acepto; la segunda, que Arturo ya me había hecho la misma propuesta; la tercera, que el reporte donde cuente esta aventura será espectacular.

Hablamos un poco más sobre el tema y de otras cosas. Luego cada quien se dispuso a irse a trabajar. Quién mejor que ellos, que se habían sensibilizado con mi situación en vista de que la habían vivido a mi lado a base de vernos rutinariamente. Habían vivido a mi lado el desprendimiento paulatino de mis capacidades, empezando con esta reunión semanal que había evolucionado desde que me veían subiendo la escalera como cualquier otra persona hasta que estuve obligado a recurrir al ascensor, y luego al bastón y al ascensor, hasta ahora, cuando debía llegar sobre ruedas tanto por facilidad como por necesidad. Ellos dos habían sido testigos de esos cambios paulatinos pero inevitables.

Me acompañaron a mi camioneta para bajarme de mi carrito y subirme al asiento. Llegamos al costado de la camioneta. Para ponerme de pie, Roberto improvisó y me sostuvo por atrás mientras Memo me sujetaba como podía de los brazos para ayudarme a que alcanzara la vertical, diera la vuelta y entrara de reversa. Antes de acomodarme frente al volante aproveché para despedirme. A Memo, por la proximidad, le tocó un abrazo, al que él correspondió y agregó un beso en el cuello —no alcanzaba mi mejilla porque, además de lo elevado de la camioneta, soy bastante más alto que él: contrariamente al beso con que Judas selló su traición a Jesús, con este gesto Memo sellaba su compromiso y me decía: "Jamás te abandonaré, amigo".

Ayuda

Sentado frente a mi computadora la mañana se acaba rapidísimo. ¿Cómo es posible? Ya son más de las dos y hoy es día de café. Quiero terminar de contestar los correos pero, ¡chin!, ya me dieron ganas de hacer pipí otra vez. No hay nada más incómodo que eso. En verdad que me arruina el momento. Me empujo para atrás y le digo a Pedro, mi todólogo, que necesito ir al baño. Todavía me da vergüenza que me tengan que llevar al baño. Pedro lo sabe y, discretamente, acerca la silla de ruedas y me cambia a ella. El problema es que el baño está junto a la recepción, así que debo pasar frente a todos. Hay una visita y un cobrador en la entrada, y yo con esta pinta.

El procedimiento ya lo tengo muy bien definido. Me coloca frente al lavabo y me pongo de pie. De ahí sólo necesito mover los pies unos 50 centímetros para después, frente al inodoro, sujetarme de la repisa con ambas manos.

—Yo puedo —le digo a Pedro y me deja solo.

Aunque me cuesta aceptarlo, ya no es suficiente: al equilibrarme con una mano apoyada en el marco de la ventana, con la otra empiezo a desabrocharme, pero se me dificulta demasiado. El pantalón está apretado y las manos no tienen la fuerza necesaria. Como ya empezaba a relajar el cuerpo, ahora la emergencia es mayor. Empiezo a correr peligro. Mejor pido ayuda. Pedro entra al baño, cubriendo con su cuerpo la vista al interior, y se da cuenta de mi angustia. Cierra con rapidez, me desabrocha y, pues, ni modo: en un baño de metro y medio por metro y medio dos hombres hacemos todo un escándalo a plena hora pico en la oficina. Pero no hubo de otra.

¡Qué difícil es sentir esta impotencia! No es algo que acepte con facilidad. La bendición de contar con un asistente durante todo mi horario de actividades diurnas implica, a la vez, una aceptación de la pérdida y el deseo de recuperar mi independencia. Esa dualidad es real y vivo con ella a diario. Si bien se trata de una solución que me libera del estrés, no me deja con una sensación de triunfo. Nunca será lo mismo que hacer las cosas por ti mismo. En el contexto de vida asistida es necesario aceptar que todo se vuelve más lento y que para que cualquier cosa ocurra necesitas concertar voluntades, y eso no siempre ocurre automáticamente. Sin embargo, cuento con el privilegio —y lo agradezco— de que me brinden la opción de elegir lo que me sucede al menos en el día a día.

Sigo con el propósito de no mostrarme grosero cuando las personas ofrecen favores no solicitados. Aunque eso las hace sentir bien, no siempre es lo más aconsejable, pues debido a mi voz gutural no me entienden, por ejemplo, cuando les explico cómo ayudarme a moverme para no lastimarme. En consecuencia, he pedido a Pedro que entrene a mis hijos y mis amigos para que ejecuten los mejores procedimientos sin que se pierda la cercanía entre el que auxilia y el auxiliado.

Déjate llevar

Arturo ya pertenecía al selecto grupo de triatletas que hemos sido distinguidos con el título del Ironman, una palabra que de seguro más gente relaciona con el superhéroe de traje metálico rojo de los cómics y las películas que con el certamen deportivo, el cual se considera uno de los más exigentes del mundo en el aspecto competitivo en la categoría *amateur*.

La prueba fue creada en 1978, en un bar de Hawai, por tres amigos que nunca imaginaron lo que provocarían cuando apostaron cuál de ellos era el deportista más completo: se les ocurrió juntar las tres competencias más demandantes y ponerlas en práctica en ese archipiélago del Pacífico sureste: cuatro kilómetros de nado en aguas abiertas en Waikiki, 180 kilómetros de vuelta ciclista en Oahu y, por último, los 42.195 kilómetros del maratón de Honolulú. Hoy, 35 años después, Ironman es una franquicia que licencia más de 140 carreras anuales alrededor del mundo, en cada una de las cuales participan más de 2 000 competidores que pagan 600 dólares por la oportunidad de cruzar la meta y escuchar su nombre, seguido de la frase *You are an Ironman*.

En 2005, cuando un día Roberto, mientras corríamos, nos propuso la idea a Memo y a mí de hacer por primera vez uno de estos megatriatlones, dijimos que sí. Yolanda, Oswaldo y otro Memo se sumaron al proyecto y, sin mayor referencia sobre qué debíamos entrenar más allá de lo averiguado por internet, empezamos con las largas jornadas en la bici y trotando.

Dos años más tarde, en 2007, conscientes de que un grupo mayor de gente nos haría disfrutar mejor de esta hazaña —para la que se necesita mantener alto el ánimo y el compromiso, a fin de cumplir con las horas de entrenamiento—, nos sumamos a la iniciativa de Luis Álvarez, que desde la ciudad de México organizaba un grupo de al menos 250 mexicanos para competir en el Ironman de Wisconsin, Estados Unidos.

Aunque en Monterrey ya había algunos inscritos a la carrera, nos dimos a la tarea de promover el grupo de Luis para hacerlo mucho más divertido. Con esa intención busqué, entre otros, a Arturo, que mantenía un nivel muy competitivo. No se animaba hasta que le mostré un video del Team Hoyt —como se le conoce a la pareja del señor Hoyt y su hijo, en la que el primero lleva a competir esta carrera al segundo, que padece de parálisis cerebral—, con el que de inmediato se enganchó, pues es un sentimental y no logró mostrarse ajeno a un suceso tan fuerte y emotivo. Con él completamos la docena de triatlonistas. Wisconsin fue un gran evento con casi 300 mexicanos.

Para 2009, nuestra siguiente participación oficial estaba programada en Cozumel, y el grupo de 12 regiomontanos que competimos en Wisconsin había aumentado a veinticinco. Por medio de reuniones sociales organizadas en mi casa fortalecimos el ánimo y la unión del grupo, incluyendo a las parejas de todos.

En 2011 me volví a inscribir junto con el grupo para competir, ahora en Woodlands, Texas, pese a que ya estaba diagnosticado. Tenía la esperanza de que la enfermedad se detuviera y que el ejercicio atenuara mis discapacidades. No fue así, por lo que mi participación se limitó a motivar al grupo desde un aspecto más social que deportivo, así como a acompañar a Yolanda y a los demás a competir, y lo mismo hice al año siguiente en el Ironman de Mont-Tremblant, Canadá.

En 2013, después de aquella reunión en el café, Arturo se inscribió para el Ironman de Lake Tahoe, que se llevaría a cabo en septiembre de 2014. Nuestro grupo de triatletas de fondo ya había decidido hacer de ése su evento. Era una sede que no tenía los lugares agotados y eso permitía que el creciente grupo con el que compartimos el gusto por esta aventura asistiera, lo cual me ilusionaba, pues imaginaba el ambiente que se generaría con mi participación.

El martes 12 de noviembre, cuando nos volvimos a reunir para el café, yo llegué muy normal, con temas que comentar, sobre todo de los planes de mi hijo Pablo, que ya había amarrado los detalles de su semestre de intercambio en Inglaterra, y de cómo estaba muy ilusionado de ir a una de las universidades mejor calificada en su carrera, la ingeniería química. Comentaba este tema con Roberto mientras que Memo atendía una larga llamada por celular antes de entrar. Cuando al fin colgó y entró, se sentó frente a nosotros e interrumpió mi plática con poca delicadeza:

—Ferrara, cómo andas. Mi invitación sigue en pie, ¿eh?

—Sabes que si digo sí, es sí. ¿Por qué? ¿Alguna novedad? —le contesté.

—Necesito saber si estarías de acuerdo en que nos tomen video para material interno de la compañía de seguros.

Memo pensaba que ésa sería una buena forma de fortalecer mi relación con la empresa GNP, donde tengo los míos y de la que él es agente, y la cual bien podría patrocinarnos los gastos de la competencia.

—Pues me parece que está bien, Memo.

—Tan pronto como se me ocurrió la idea, hablé en la oficina con Luis —un amigo de ambos— y le pregunté qué opinaba de llevarte a un Ironman y que portáramos el eslogan de "Vivir es increíble" de GNP a cambio de patrocinio. Le pareció una gran idea y ya se armó una revolución en la oficina. Incluso contactaron a la dirección en México y parece que hay muchas posibilidades.

—Si ése es el plan no le veo problema, y si a ti te sirve, con mayor razón —le dije con toda sinceridad.

—Y hay más: parece que si permitimos que ESPN nos filme sería más fácil que nos den el permiso de participar.

—¿Por qué tanto relajo, Memo? No era mi plan, pero si quieres lo analizamos.

Si bien he procurado mantener hasta cierto punto públicos los detalles de mi salud y mis acciones al respecto —aunque sí dosificados para no dar lástima ni que me "pobreteen"—, sé cómo pueden ser los medios en busca de una nota que venda. Por lo tanto, no me habría gustado que echaran a perder mi imagen frente a la gente, de bastante respeto, ni que convirtieran mi circunstancia en una nota rosa para el gran público.

—No hay mucho tiempo para pensarlo, Ferrara.

Entonces me di cuenta de que estaba pasando algo por alto. Mi idea sobre el proyecto se fundaba en una muy auténtica expresión de amistad, ante la propuesta de llevar a cabo algo deseable, pero tal vez imposible. Esa imagen mental, lo confieso, me llenaba de gusto, pero era sólo eso: un sueño bonito entre la nube de incertidumbre de mi condición futura.

—¿Por qué tanta prisa? ¿No me dijiste que Los Cabos es en marzo? —le recordé.

—Amigo: estamos pensando en ir al evento de Cozumel de este año, el día primero del mes entrante. ¡Y faltan menos de tres semanas! —explicó Memo.

No sólo me asusté por su intención de participar en una competencia de esa magnitud con tan poco tiempo para los preparativos, sino también porque aquello me descobijaba de mi excusa basada en la "prudencia" ante mi debilidad futura. Ante mi cara de asombro, Memo comenzó a explicarme cómo, desde que una semana atrás me había propuesto lo del Ironman, habían sucedido muchísimas cosas de las que yo no estaba enterado:

Ese día, al salir del café, se había quedado pensando en que Arturo ya me lo había propuesto también, por lo que comentó con Roberto —todo a mis espaldas— que lo mejor sería hacerlo en equipo. Así que habló con Arturo para proponérselo y sugerirle el adelanto de fecha.

—Me quitas un gran peso de encima —le contestó Arturo, aliviado, y le confesó—: Escribí solicitando el permiso de llevar a Pablo al Ironman de Lake Tahoe y me lo negaron: el argumento fue que esa carrera no ofrecía las condiciones adecuadas para esta situación y yo no me atrevía a decírselo a Pablo. Además, pensé que era una locura y que yo solo no podría llevar toda esa distancia a alguien mucho más pesado que yo.

Después de hablar con Arturo, Memo había explorado todos los caminos posibles y estirado todos los hilos de sus contactos —tiene años de ser un atleta destacado—, en busca de obtener el permiso de participar en una carrera para la cual las inscripciones ya estaban cerradas y cuya organización dependía de instituciones apostadas en la ciudad de México.

La última llamada que había recibido, momentos antes de entrar al café, había sido de un directivo de la Federación Mexicana de Triatlón, que con más de 20 años de conocer a Memo como deportista le ofrecía su apoyo. Conocedor de las estructuras internas de la competencia, de él había sido la idea de permitirle a

ESPN explotar nuestra imagen para que, en su calidad de patroci-
nador del evento, desatara cualquier nudo que nos impidiera inscribirnos.

—Necesito que consigas una carta de tu médico en la que
indique que estás en condiciones de participar y que no compro-
meteremos tu salud —me dijo Memo—. Con ella será posible
continuar el trámite del permiso.

No me dio oportunidad de hablar: su determinación era clara y
no pensaba aceptar excusas. Miré a Roberto, que sostenía mi café, y
le puse un puño sobre la rodilla en busca de que me sacara de la incertidumbre. Con su acostumbrada forma de leer la mente, me dijo:

—¡Déjate llevar!

Así firmó mi "sentencia". No más dudas. No más divagaciones ni razonamiento "lógicos" para evitar un plan que costaría a
todos demasiado tiempo y esfuerzo. En realidad, me preocupaban
las opiniones que recibiría. ¿Qué respondería cuando me preguntaran qué pretendía demostrar con esa "misión imposible"? En
ese momento sólo sabía que no podía poner más trabas a la demostración de amor de estos amigos, los cuales, tras acompañarme
durante años en las buenas y ahora en las malas, no me abando-
naban a mi suerte. Al contrario, estaban dispuestos a construir una
en común para todos.

Tiempo después Roberto me comentó que en ese momento
se subió al barco y empezó a participar en los preparativos, pues
antes, cuando Memo le dijo: "Compadre, hagámoslo en equipo",
no lo había tomado como algo "tan" personal.

Cerramos el tema y cada quien volvió a su trabajo. Yo me llevé
dos palabras retumbando en mi cabeza: "déjate llevar", justo algo
que me ha costado trabajo aprender, pero que resultó clave en la
búsqueda de paz en medio de la revolución de pensamientos y
angustias que oprimían mi estado de ánimo desde los primeros
meses en que me enteré de que mi cuerpo me traicionaba en forma irreversible para enfilarme gota a gota hacia la muerte.

Dejarme llevar significaba la tranquilidad de estar a flote, a
salvo en el río revuelto. Luchar a contracorriente es demasiado

agotador. Es mejor aceptar la realidad objetiva y actuar con prudencia, permitiendo que el espíritu conduzca lo más valioso a mantener a flote, que es el alma. En aquel dejarse llevar está la lucidez del que domina sin controlar, la humildad de reconocerse pequeño, pero a la vez saberse inmerso en una realidad mucho mayor de lo que la soberbia permite ver: una realidad que, aunque no comprendamos, al llenarla de amor actúa a nuestro favor, sin importar que no veamos por dónde continúa el río.

Mirando hacia abajo

No pensaba quedarme sin hacer lo que me gusta hacer, y una de esas cosas es mi trabajo. Así que le pedí a Pedro que se las ingeniara para subirme al segundo piso de una casa en construcción. Eran los primeros días con su ayuda y no dejaba de compartirme su currículum: guía del cañón de Matacanes, rescatista de la Cruz Roja y asistente de ambulancia, además de estudios y práctica de enfermería con pacientes difíciles: todo eso a sus escasos 24 años. Mi caso le resultaba más interesante que el de con sus pacientes anteriores, recluidos en sus casas, así que me pareció bien proponerle el desafío de subirme allí.

Cuando tienes una incapacidad física permanente, las personas te ven con lástima porque no puedes hacer lo mismo que ellas. Ese sentimiento distante, en el que te miran para abajo, resulta doloroso, y aunque puedo ignorar sus mudas expresiones, es importante hacerles entender que esas miradas no sirven para nada. La típica postura de pensar "qué afortunado soy de no tener un problema así" es egoísta y a la vez refleja una probable incapacidad de manejarse en circunstancias semejantes.

La gente que no ve a las personas que sufren dificultades mayores como personas con habilidades mayores, sino como inferiores —ni siquiera como iguales—, está equivocada, pues nosotros —y hablo en plural porque lo he comentado con otros nuevos amigos— no queremos que nos vean para abajo, simplemente porque no nos sentimos así. De hecho, hacemos tantas o más cosas que los demás, a pesar de que nos cuestan mucho más trabajo.

—Pedro —le dije—, si quieres pasamos por la silla de ruedas de transporte de la oficina para que me subas al segundo piso de Las Montañas —la casa que teníamos en construcción y que visitaba los miércoles.

—No, arqui —respondió—. Déjeme subirlo como yo sé.

Y me dejé llevar.

Me bajó mi carrito para hacer el recorrido y, mientras supervisaba la planta baja, Pedro aprovechó para instruir a Emilio, chofer de la oficina, que estaba entregando unos materiales. Cuando llegamos a la base de la escalera, todavía de concreto y sin barandal, me puse frente a ésta y le dije al jefe de la obra:

—Alex, vamos a subir. Pedro, estoy listo. ¿Cómo le hacemos?

Pedro decidió emplear técnicas de rescatista. Entre él y Emilio entrelazaron los brazos para hacer una silla en la que me senté. Sin más preámbulo, como si nada especial ocurriera, me llevaron al segundo piso. Alex subió detrás de mí con el carrito, donde me senté para recorrer las habitaciones igual que en la planta baja.

Al salir de la obra, sintiéndome capaz de todo, volví a pensar en la invitación al Ironman y recordé la que por el momento era mi única asignación: conseguir el permiso médico para participar. Llamé a Susana, mi asistente, para pedirle que me programara una cita urgente con el doctor De la Maza, ya que no sólo era necesario que elaborara la carta, sino además que hablara con el responsable médico de la carrera. Y aquí empezó el trabajo en equipo, pues Arturo se ofreció a coordinar la llamada: el doctor que daría la autorización también es triatleta, y lo conoce por competir en su misma categoría.

Aunque me habían dicho que ellos se encargarían de todo, para mí la primera gran ganancia de la invitación era que participaría en un evento deportivo, donde la planeación siempre es una etapa muy divertida. Para dejar en claro que mi capacidad de metiche es mayor que mi obediencia, inicié el *chat* en WhatsApp para comunicarnos Arturo, Roberto, Memo y yo, y sobre todo para mantenerme enterado. La verdad es que no me hicieron gran caso, porque ellos sí que tenían mucho que hacer, así que me abandoné a la suerte de mis amigos y me concentré en mi trabajo.

Ese jueves organizamos una cenita a manera de "patada de salida": por primera vez los cuatro *ironmen* pudimos hablar del proyecto en vivo. Había muchísimo por hacer y muy poco tiempo para lograrlo.

Dos semanas al vapor

"¿Cuánto pesas?", fue la primera pregunta que recibí por Whats-App. Así me enteré de que estaban batallando porque no encontraban un vehículo para transportarme suficientemente versátil, con la capacidad de carga para mi peso y de resistencia durante un periodo prolongado. El único antecedente era el de los Hoyt, aunque el peso del hijo con parálisis cerebral, si bien adulto, es muchísimo menor que el mío: a él lo transportan en una canastilla montada sobre el manubrio de la bicicleta. Yo les *googleé* unas ideas: una bicicleta con jaula de carretonero y un diablito tipo plataforma de carga de cuatro ruedas, como las de las tiendas de autoservicio para la construcción. Entre tanto, los otros tres se quebraban la cabeza buscando una solución para el más difícil de los cuestionamientos: ¿en qué vehículo me transportarían?

Al final encontraron varias bicicletas de tres ruedas, al parecer una nueva moda en Estados Unidos, llamadas *trikes*, que se pedalean sentado con las piernas al frente en una silla de lona. Éstas tienen la ventaja de ofrecer la opción de un soporte para la cabeza, que me era indispensable. No era el vehículo más ligero ni el más barato, aunque parecía el más cómodo para mí. Esta solución no representó del todo un alivio, pues el equipo se hallaba en una encrucijada, ya que sólo había dos semanas para los preparativos previos al viaje en lugar de los cinco meses que nos habíamos tomado con los otros Ironman.

Ni siquiera se había obtenido el permiso de participación. No había una idea concreta de los gastos ni de si el nuevo juguete serviría para lo que necesitábamos. Además, las inscripciones a la competencia estaban agotadas, la fabricación de la *trike* se tenía que pedir a la medida y, a 15 días de la competencia, no sabíamos cuánto se tardaría en llegar desde Virginia ni qué adaptaciones necesitaría. Todo indicaba que el tiempo resultaría insuficiente, y peor aún si no se hacía ya el pedido. O se actuaba o se perdía la oportunidad, por lo que Roberto lo solicitó por internet después de malabarear con tarjetas de crédito, tiempos y direcciones de entrega. Pensó que, de cualquier modo, si las cosas no salían como esperábamos al menos tendrían en qué sacarme un día de paseo.

Por su parte, Arturo hacía los arreglos de viaje para todos y conseguía un kayak en Cozumel, de donde hasta opciones le mandaron. A Memo, que por si fuera poco estaba terminando una maestría, le llovían llamadas todo el día en relación con los permisos, las inscripciones, las personas interesadas en filmar la participación y las posibilidades de patrocinio.

Yo tenía una boda en Austin de uno de mis sobrinos, así que me fui con toda la familia el fin de semana. La verdad, Yolanda y yo habíamos hecho planes previos de viajar a Phoenix y Las Vegas con mi grupo de amigos más antiguo el mismo fin de semana de la competencia, y aunque les avisé que existía la posibilidad de que acudiera al Ironman, les pedí que no cancelaran nada, pues estaba muy difícil que se lograra el permiso de participación. Así lo hicieron y con gusto me dijeron que no les importaba perder los boletos de avión, pues el Ironman les parecía más relevante.

Al día siguiente de la boda estábamos desayunando muy contentos en el hotel: la noche anterior se había aprobado nuestra participación, gracias a la intervención de la doctora Lourdes, directora de la Asociación de Triatlón de Nuevo León y amiga de muchos años, además de miembro del Comité Nacional de Triatlón. Ella consiguió que se nos confirmara el permiso y se nos dieran las claves de acceso para inscribirnos, tarea que completé antes de subir de nuevo a mi habitación.

Los siguientes días todo empezó a acomodarse a la perfección: Roberto recibió la confirmación de que el paquete con mi vehículo había llegado a Laredo, al PO Box de Memo, así que se puso de acuerdo para recogerlo con Arturo el siguiente lunes. Esa tarde, mientras veíamos un video filmado por mis amigos en el que probaban la *trike* en el estacionamiento del servicio de paquetería, Memo recibió la confirmación de que nos patrocinarían los gastos.

Más tarde llegaron con todo el equipo a casa de Memo: como él es diseñador industrial y apasionado de la mecánica, se encargó de idear la forma de conectar el carrito con la bicicleta a fin de jalarlo, así como de adaptarle una barra por detrás usando partes de una vieja carriola.

En cuanto me enteré de que estaban trabajando en eso me fui para casa de Memo, pues no quería perderme aquel espectáculo. Llegué con Pedro, que para entonces ya manejaba por mí. Me ayudaron a subirme para probar la comodidad del asiento de la *trike*, que resultó excelente. Tenía todo tipo de ajustes, por lo que estaba ergonómicamente perfecta.

—¿Qué más hago? ¿No me necesitan para algo más?

Me ofrecí a conseguir la caja para transportar la *trike* desarmada. Memo estimó que debía ser de 90 por 90 por 70 centímetros, y así se la pedí a Marco, mi primo.

El martes Memo estaba "emproblemado" porque presentaba su examen de maestría a la mañana siguiente, además de que ya había tenido demasiadas distracciones de su trabajo. Arturo pidió a una persona de su taller que fabricara la "H" de perfil metálico que Memo había diseñado para la conexión. Yo estuve todo el día a la espera de noticias, que por primera vez no fueron buenas, pues la pieza no funcionó, y el día terminó con esa frustración. No hubo nada que hacer para mí, y Memo se puso a preparar su examen.

El miércoles Memo estaba tan ocupado que mejor le pidió a Roberto que atendiera las llamadas de la gente de ESPN —que quería coordinar lo de la cobertura— mientras él se concentraba en resolver la parte mecánica. Yo me sentía impaciente. Cuando, en la tarde, recibí la caja de cartón, me fui a casa de Memo para ver qué pasaba con la excusa de entregarla. Cuál no fue mi sorpresa al encontrarme a Memo y Arturo probando el sistema de arrastre.

Memo estaba montado en la *trike* mientras atendía una de las innumerables llamadas que recibía de los involucrados en el proyecto, mientras Arturo lo jalaba en la bicicleta. Parecía que funcionaba muy bien, pero quería probarla yo mismo. Nos estacionábamos cuando Roberto también llegó.

En cuanto me subí a la *trike* comprobé que, en efecto, no había perdido en comodidad, era estable a la perfección y daba muy bien las vueltas sin necesidad de que yo hiciera nada. Como oscurecía, sólo hubo oportunidad de que cada uno me jalara una cuadra de ida y vuelta: apenas 300 metros de preparación para los 60 kilómetros que tendría que remolcarme cada uno.

Después, a desarmarlo.

Todo se acomodaba, de manera similar a las piezas de la *trike*, que apenas entraron en la caja, que a su vez pasó por la puerta en posición vertical sin que cupiera ni un cabello entre ella y el marco, y de la misma forma entró en la camioneta.

Ahora sí no había vuelta atrás: al día siguiente salíamos a Cozumel.

Esa noche le avisé a Miguel y Checo, los amigos con que iría a Las Vegas, que habría que buscar otra fecha para el viaje, porque en definitiva me iba al Ironman.

Esa noche, mientras revisaba Facebook en mi cama, antes de colocarme el ventilador para descansar mis pulmones, Yolanda y yo vimos un pequeño video donde nuestra amiga Gaby, creyendo que ya no era necesario guardar el secreto que se le había confiado en vista de que ya era un hecho y nos íbamos a la mañana siguiente, nos despedía deseándonos éxito. Un detalle hermoso, pues se expresaba de los cuatro *ironfriends* en forma más que positiva.

El viaje

—Esa caja no se puede documentar: no cabe —fueron las palabras del responsable de la aerolínea, que, detrás del mostrador, se apresuraba a impedir cualquier intento de subirla al avión.

—¿Sabe qué? Hablamos previamente para asegurarnos de que fuera posible y me dijeron que no había problema —dijo Arturo, pero el argumento no funcionó.

Sin embargo, al explicar que éramos competidores del triatlón y que esa caja contenía la bicicleta especial para llevar a su amigo, se ganaron la simpatía del personal, que hizo las gestiones para trasladar a Cozumel todo el equipo, y sin cargo extra.

Yolanda y yo fuimos los últimos en llegar al aeropuerto. Ella me había ayudado a empacar todo lo necesario para que no sintiera frío ni malestar alguno durante el evento, además de cámaras de video prestadas por mi amigo Manuel, ropa cómoda, las chamarras de nuestra última participación en Cozumel y cuanta cosa se lleva a estos viajes que conocemos de rutina.

En la antesala, Memo ya no se aguantó y nos mostró las camisetas que eran parte del uniforme que había mandado hacer desde la aprobación del patrocinio, y cuya manufactura aún a la medianoche del día anterior él seguía supervisando en el taller. Fue una pesadilla, pero las tuvo a tiempo, aunque eso implicó recogerlas de camino al aeropuerto: tenía la ilusión de que antes de partir nos tomáramos una foto con ellas.

Luego de la foto y de pasar la revisión de seguridad nos sentamos a tomar café y a desayunar un sándwich. Cuando parecía que al fin disfrutaríamos de algo con calma, empezaron a llegar protestas cariñosas, pues todos habían visto el video de Gaby en Facebook. Aunque me otorgaban el poder sobre las decisiones del grupo, con enorme respeto y gran complacencia ante mi circunstancia, se sentían defraudados porque ellos habían cumplido su palabra de guardar en secreto el propósito de nuestro viaje, y hasta entonces pensaban que nosotros ocho, los cuatro competidores y nuestras esposas, éramos los únicos al tanto, pero no era así: todos deseaban haberlo compartido al menos con sus familias.

Ante ese desengaño involuntario, Yolanda y yo nos disculpamos, y atreviéndome a estirar un poco más la liga, como suelo hacerlo, les pedí una última cosa:

—Por favor, déjenme ser el primero en hacer público nuestro plan: concédanme tres minutos antes de que ustedes también difundan la noticia.

Como siempre, todos me otorgaron ese privilegio, así que escribí lo siguiente y adjunté la foto de nuestro único entrenamiento con la *trike*, tratando de no ser protagónico y a la vez de reflejar la carga emocional de los últimos días, a la espera de que nuestra aventura tuviera una buena acogida entre amigos y familiares:

Pablo Ferrara
28 de noviembre de 2013, cerca de Monterrey

Hace unos meses surgió el plan de que me llevaran a hacer un Ironman y buscamos inscribirnos en el de Lake Tahoe con todos los amigos, el próximo año.

A Arturo Williams Santos le negaron la autorización, pero Guillermo Montana Vázquez revivió la idea y obtuvo el respaldo de la federación, de ESPN y de GNP.

Hace apenas dos semanas me invitaron a que lo hiciéramos en equipo, incluyendo a Roberto Castro, por lo que este domingo 1º de diciembre estaremos en el Ironman de Cozumel, el mismo que los cuatro compartimos hace exactamente cuatro años.

Todos los retos de logística que parecían imposibles de vencer en tan poco tiempo fueron superados a la perfección por un increíble trabajo de equipo.

Estamos en el aeropuerto en rumbo a hacer historia: este domingo cruzaremos la meta después de la aventura más atrevida de nuestra vida —hasta ahora—, con Yolanda Saro y cinco personas más.

Lo subí a la red y apagué el teléfono, para dar luz verde a los demás a que hicieran lo que gustaran con la información, mientras yo aprovechaba el poco tiempo que nos quedaba antes de abordar para ir al baño: aunque me dan lugar en la primera fila, me es imposible caminar y, por lo tanto, entrar al baño del avión: otro más de los pequeños problemas a superar para viajar.

Todos nos sentíamos muy ansiosos. El grupo se había integrado a la perfección: competidores y esposas en un ambiente de fiesta, relajados y cooperativos. Y qué bueno, porque de esto último haría falta mucho más. Por lo pronto había que abordar, un procedimiento que para alguien que no camina en absoluto, sólo Yolanda y yo conocíamos.

Aunque habíamos decidido llevar al viaje a Pedro, que como enfermero vigilaría mi salud durante la competencia, mi intención no era que él me resolviera todos los problemas. Más valía que mis compañeros de equipo aprendieran a manejar mi peso, en vista de que durante el evento nadie externo a la competencia podría auxiliar pues eso provocaría la descalificación, sin importar que el nuestro fuera un caso especial. Además, yo quería que ellos conocieran más de cerca mi mundo y se sensibilizaran de mis debilidades.

Aunque fuéramos los primeros en la oruga y en la fila de asientos —privilegio de los que requerimos asistencia—, para moverme dentro del avión la única manera era usando la llamada "silla pasillera", que no es nada cómoda: muy delgada, en escuadra firme y ligera, apenas con el ancho para circular por el pasillo central. Aunque dos personas del personal de pista suelen apoyar en eso, siempre es mejor que Yolanda haga la última maniobra de pasarme a mi asiento para que no me lastimen.

Algo ocurrió en el vuelo: todos se quedaron dormidos, supongo que por el estrés de los últimos días. En cambio, una vez vencida mi incredulidad inicial yo me sentía tan excitado —¡ya estábamos en camino!— que no dejaba de pensar en la cantidad de detalles que habíamos superado para que ya estuviéramos volando. Saqué el iPad y mi teclado para contestar mis correos, pero me detuvo una necesidad muy fuerte de expresar mis sensaciones.

En ese momento me acordé de Steve Gleason, el ex jugador de futbol americano diagnosticado con ELA, y pensé en la actitud que ha transmitido desde el centro del estadio en los partidos de los Santos de Nueva Orleans, el equipo donde saltó a la fama y en la ciudad que lo considera un héroe deportivo de gran fortaleza humana. Decidí, pues, que él me entendería. Escribí y escribí, golpeando a toda prisa el teclado: temblaba de la emoción al dejar salir cuanto sentía en el cuerpo a través de mis manos, las cuales tecleaban y a momentos se detenían, acalambradas por el esfuerzo.

Al terminar de escribir me di cuenta de que no podía contener el llanto, con la mirada perdida en el paisaje que se transformaba en la ventanilla.

Nos acercábamos a nuestro destino.

CAPÍTULO XVIII

Atleta

28-30 de noviembre de 2013

Fair play

Memo es un atleta fuera de serie. Hablar de sus méritos deportivos y de su capacidad me tomaría un capítulo entero. Si existiera un premio de *fair play* en el triatlón semejante al del futbol, sin duda se lo darían a él en todas las competencias, aunque no participara. Él era justamente la persona que quería a mi lado en esos días, pues además siempre encuentra una solución cuando algo se complica.

Un miércoles de entrenamiento de bici de cuatro años atrás, en 2009, me levanté a las 5:45 porque había quedado de ver a Memo en la esquina de las avenidas Roberto G. Sada y Gómez Morin para subir desde allí hasta la meseta de Chipinque. Al llegar al lugar de la cita no había pasado ni un minuto cuando apareció pedaleando de subida: había decidido venirse desde su casa en Fuentes del Valle, a cuatro kilómetros de distancia y 200 metros de desnivel hacia abajo. No necesitó detenerse, pues de inmediato me le emparejé y nos fuimos platicando durante el ascenso.

Para mí era especial contar con su compañía. Si bien aún no sabía qué le pasaba a mi cuerpo, la falta de movimiento normal de mi pie izquierdo y los extraños calambres en ambas piernas me habían obligado a dejar de entrenar al trote y no me sentía con buena condición. Eso comentaba con mi amigo, consciente de que comoquiera estábamos cumpliendo bastante bien el plan de entrenamiento, y como un poco más de reto siempre le pone color al día, le propuse una carrera para el último kilómetro y medio.

Ése era precisamente el recuerdo de mi amigo al recorrer la misma ruta, otro miércoles pero de cuatro años después —el 6 de noviembre de 2013—, mientras hacía el mismo ascenso. Ahora yo no lo acompañaba. Al pasar por la curva donde yo lo desafié aquella vez, Memo recordó cómo sus piernas no habían respondido con la fuerza necesaria para emparejarme, situación que le dio mucho gusto pues se encontraba preocupado por mi salud y aquella demostración de mi parte para arrebatarle una pequeña victoria no representaba un problema para su ego.

Ahora aquello sólo estaba en su mente: el espejismo desapareció al final de la curva y le reveló una realidad que lo entristecía por la impotencia para cambiarla, pues imaginaba mi sufrimiento al no poder hacer lo que tanto disfruto, de modo que ese sentimiento se transformó en el siguiente propósito:

"Hoy mismo lo buscaré. Quiero que volvamos a disfrutar juntos estas emociones. Quiero vivir y gozar igual que cuando estaba sano. Quiero que tengamos juntos la mayor experiencia deportiva: quiero hacer un Ironman con Pablo —se dijo a sí mismo mientras se paraba sobre los pedales y balanceaba su peso para acelerar el ascenso—: lo haré realidad, aunque sea por un solo día."

Más tarde nos convocó a reunirnos en ese café donde me haría la invitación a esta aventura que apenas 22 días después se había materializado en un equipo, uniformes, *trike* con adaptaciones especiales, cajas con bicicletas, eslogan, patrocinio y el permiso para participar de una manera nunca antes vista a escala mundial en la competencia más demandante de mi deporte favorito.

Jueves, equipo de apoyo

Aterrizamos en Cancún y, mientras el avión se dirigía a los hangares, prendí el celular y me di cuenta de que sólo durante el tiempo del vuelo la publicación en mi muro de Facebook ya acumulaba más de 200 "me gusta".

—¿Ya viste la respuesta en Facebook, Yolanda? —le dije mientras entraba una llamada a su celular.

—Sí... Ah, claro... Con mucho gusto, Fer, tú sabes de esto... Ajá... Sí... —decía Yolanda, y yo sin entender, hasta que colgó—. Era Fernando: que si le damos permiso de hacer una nota sobre la competencia para el noticiero deportivo.

Así comenzamos a darnos cuenta de que nuestra aventura no pasaría inadvertida.

En la camioneta que nos transportó al muelle para tomar el transbordador hacia Cozumel el grupo se divertía en un excelente ambiente. Yolanda y yo hacíamos memoria de tantos viajes realizados a esa zona tan privilegiada de México: carreras, buceos, descanso... Muchísimos recuerdos. Me daba gusto el simple hecho de estar allí, pues esa playa es mi lugar favorito, aunque en mi situación difícilmente planearía un viaje a cualquier playa sólo con ella, pues no es el lugar más propicio para una persona en silla de ruedas, e invitarla de vacaciones para ponerla a trabajar en mis cuidados no me parecía conveniente.

Esperábamos para abordar el transbordador cuando la presencia de Pedro quedó más que justificada. Mientras platicaba con Nelda, esposa de Roberto, y comía unos cacahuates, un fragmento hizo que los músculos de mi garganta se contrajeran y oprimieran la tráquea hasta impedirme respirar, a causa de la debilidad de la lengua y el hiperreflejo muscular propio de mi condición. En pocas palabras, me estaba ahogando. Nelda, frente a mí, apenas entendía lo que pasaba y llamó a Pedro, que se acercó con rapidez, me pellizcó el cuello y separó la traquea. Al instante recuperé el aliento. Con esto tuve la certeza de que debía pedirle a mi asistente-enfermero que adiestrara a mis amigos en las técnicas necesarias para atenderme en caso de cualquier emergencia durante el Ironman —después de la escena que presenciaron no resultó muy difícil convencerlos de esto.

Esa noche la empleamos en relajarnos y empezar a instruir a los triatletas en los principios básicos de enfermería. La indicación para Pedro fue que ya no haría nada por mí con sus propias manos, sino que se limitaría a explicar los movimientos a los que me acompañarían durante la competencia.

La primera lección consistió en subirme y bajarme del taxi. Ponerme de pie tiene su chiste, y aunque yo colaboro, la fuerza para mantenerme resulta insuficiente. Arturo fue el primero el intentarlo. La diferencia de altura y peso se antojaba como un impedimento, pero más vale maña que fuerza. La técnica es usar las rodillas para controlar mis piernas, apretando con ellas las mías, y emplear la fuerza de los muslos para levantar mi peso, mientras que me alinean con los brazos para enderezarme. Una vez lograda la vertical, yo mismo aprieto las rodillas y permanezco de pie.

Detrás de estas prácticas había algo más de ganancia para mí que la seguridad en mi manejo durante la carrera. Implicaba acortar distancias entre mis amigos y yo, entre el "me gustaría ayudar pero no sé cómo" a lograr cosas efectivas para mí. Eso era una forma de romper barreras y acercarnos no sólo en lo físico, en vista de que requerían abrazarme y sostenerme más de lo que solemos tocar a un amigo, por lo que redundaría en efectos positivos al romper las barreras de entendimiento sobre mi situación. Mis amigos pasarían de observadores a colaboradores capacitados y miembros del equipo de soporte.

Tras la cena decidimos que lo mejor sería ir a descansar. Con tantos cuidadores, ahora no me quedaba más que ser obediente.

—Que Pablo ya se duerma.

—Sí, necesita descansar.

Aunque me sentía ligeramente despojado de mi libre albedrío, valía la pena. Era muy divertido ver cómo en cada uno iba ganando terreno el viejo remilgoso que todos llevamos dentro, preocupados por si hacía mucho aire y sentía frío, o muy poco y sentía calor, o si el colchón de mi cama estaba demasiado blando para mi espalda o excesivamente duro para mi cuello.

Viernes; no da el tiempo

Cuando abrí los ojos me di cuenta de que tenía rato de haber amanecido, a juzgar por la luz que entraba a la habitación. No sólo eso: había movimiento del otro lado de la cortina. Quise saber de qué me estaba perdiendo. Mi habitación se hallaba en la planta baja y había un área de tránsito frente a ella. Yolanda se había levantado y estaba en la regadera. Intenté gritar, pero mi voz no tenía la potencia suficiente para que alguien me escuchara. Mi celular estaba a la mano para una emergencia, y en ese momento yo tenía una: ¡me urgía salir!

Cuando Yolanda terminó de vestirse, le llamó a Pedro para que empezáramos el ritual de la mañana de bañarme y vestirme, pero me negué como niño emberrinchado y, tan pronto como me subieron en el carrito, me salí en piyama a averiguar qué ocurría afuera. ¡Sorpresa! Mi terraza era utilizada como taller, pero también como estudio de grabación. Cámaras y micrófonos documentaban todo lo que pasaba.

—¡Buenos días, angelito! —saludó Roberto.

—Iván, él es Pablo: el culpable de esta bronca.

—Hola, Pablo —dijo Iván—. Somos es el equipo de producción de ESPN —y me presentó uno por uno a un mundo de gente.

Después de mi debut en piyama, prefería volver a mi cuarto mientras que el resto de mi equipo del Ironman salía a pedalear un rato para aflojar las piernas tras días sin actividad. Más tarde, en cuanto desayuné y volvieron mis amigos, empapados del ambiente de la competencia —la calle estaba llena de gente de todo el mundo entrenando—, consideraron prudente sacarme a pasear y probar la *trike*.

El resto del día se desarrolló conforme a mis expectativas: convivencia con los amigos y nuestras esposas, bromas y planeación, todo con un carácter público, pues al equipo de siete productores de ESPN se sumó otro de cinco más, también con cámaras y micrófonos, con la intención de documentar para GNP absolutamente todo lo que hiciéramos.

Después de algunos ajustes, entre ellos añadir una faja de cargador para afianzar mi abdomen contra el asiento y mantenerme en posición, llegó el momento de "sacarme" a dar la vuelta. La prueba se inició en la avenida. Tan pronto como salimos de la ciudad a la carretera, mis compañeros empezaron a hacer mediciones de velocidad con los dispositivos que los tres llevaban en sus bicicletas.

Todo funcionaba a la perfección, salvo una cosa: la velocidad máxima alcanzada en las prácticas había sido de 18 kilómetros por hora, mientras que en condiciones normales cualquiera de los tres —e incluso yo cuando estaba sano— hubiera llegado alrededor de 30, que permite recorrer la distancia en más o menos seis horas. Por supuesto que esperábamos que nuestro paso resultara más lento, pero habíamos estimado un promedio de 20 kilómetros por hora, para que con nueve horas de ciclismo más hora y media de nado y transición no excediéramos el corte general de las 10 horas y media tras el disparo de salida. Todo esto resultaba importante, pues el no cumplir con los tiempos implicaría nuestra descalificación. Se trata de una regla internacional aplicada para que los competidores no sigan pedaleando cuando cae el sol.

Estábamos contentos porque la *trike* se había portado bien, aunque preocupados debido a que el tiempo no daba y, por más que repetíamos las multiplicaciones y divisiones, los cálculos seguían diciendo lo mismo.

—Necesitaremos un promedio de 21 kilómetros por hora por si surge alguna ponchadura o cualquier otro imprevisto —decía Roberto.

—Lo que pasa es que el viento nos pega de frente —agregaba Memo para animar a los demás.

Por fortuna, no hubo mucho tiempo para darle vueltas en la cabeza a los problemas, pues quedaba demasiado por hacer, lo cual resultaba una gran ventaja. Como dice un proverbio chino —o al menos así me lo contaron—: "Si tu problema tiene solución, ¿de qué te preocupas? Y si no tiene solución, ¿de qué te sirve preocuparte?" No había nada que hacer respecto a mi peso y el de la *trike*, al viento o al recorrido de la competencia, y por lo tanto era inútil gastar tiempo y energía en este asunto. Lo mejor era regresar al hotel y no hablar más del tema.

Faltaban poco más de 39 horas para la competencia y acaso el momento más importante estaba por llegar.

Recuerdo el proceso de registro como el de un despertar, empezando por mis sentidos. Conforme nos acercábamos a la zona de la exposición de la competencia, mis ojos se divertían brincando de un punto a otro del cada vez más colorido flujo de personas. Los atletas, vestidos con uniformes y camisetas alusivas a su currículum deportivo, lucían con cualquier excusa algún tatuaje, un músculo, un *gadget* o hasta una cicatriz, mostrando con orgullo que su cultura, más allá de su procedencia, era la del deporte extremo.

Como en un embudo, el tráfico humano se concentraba en la misma dirección y los olores se hacían más perceptibles: el protector solar, la grasa de la cadena, la barra energética. No me resultaba necesario voltear para saber que, si olía a plátano, era alguien aumentando su ingesta de potasio para prevenir calambres, o para detectar el olor a plástico de las botellas de agua no desechables o el pegajoso rastro de una bebida hidratante.

Mi corazón se aceleraba para entrar en sincronía con el resto de los participantes y la música al máximo volumen, bombeando sangre a cada uno de mis órganos para percibir el entorno con mayor agudeza. Al mismo tiempo, fingía que aquello era como cualquier otro día de competencia y que yo no era sino uno entre los más de 2 500 que tenían que ir a completar su trámite de inscripción.

Cuando al fin nos acercamos a firmar la exención de responsabilidad, las chavitas encargadas de la mesa nos atendieron con mucha naturalidad, sin extrañarse de porque alguien que no podía caminar estuviera inscrito como competidor. Sin embargo, el resto de la gente que se percató de aquello no actuó de la misma forma: sentía a mis espaldas el peso de las miradas, que pronto se transformaron en preguntas a los integrantes de mi grupo. Como aquello no era un motivo de vergüenza, sino todo lo contrario, ni las respuestas ni las exclamaciones fueron difíciles de ignorar, y así seguimos mientras nos acercábamos a la mesa para la entrega de nuestros números y cruzábamos bajo el arco de meta con el reloj oficial en cuenta regresiva.

Yo no había imaginado que de la forma más espontánea un acto tan simple me llenara de tal alegría: al extender el brazo para recibir de manos de una jovencita mi paquete de competidor, ella tomó mi muñeca para colocarme el brazalete que identifica a una clase de personas de la que yo creía ya estar excluido: ATLETA. Para mí fue el equivalente a un enorme abrazo de bienvenida a ese mundo tan amado.

Yolanda me dijo:

—¡Qué sonrisa tan grande! —y se apresuró a tomar fotos.

Juntó al equipo y nos fotografió presumiendo los brazaletes y los números.

En ese momento me sentía parte de la competencia.

No tardaron en llegar los fotógrafos de ESPN y se armó tal espectáculo que el resto de los competidores se mostraron sorprendidos. Uno de ellos se acercó con su cámara de video a Pedro, que me seguía a cierta distancia, y le preguntó:

—¿Quién es? —como si yo fuera toda una celebridad.

—Pablo Ferrara —le contestó en tono de incredulidad, como si fuera imposible ignorar quién era yo.

—¿Me podría tomar una foto con él? —preguntó el otro con timidez.

Muy serio por fuera —aunque muerto de risa para sus adentros—, Pedro me indicó que posara con él.

En la noche, después de cenar y de haber dado tiempo a que grabaran entrevistas con todos, pedí que nos reuniéramos en mi cuarto. Mientras llegaban los demás, Yolanda me mostró las novedades en las redes sociales. El video que había preparado Fernando Tirado para su programa en Televisa estaba siendo compartido en YouTube por miles de personas (http://youtu.be/lBTkRvmE-EY) y cuantos lo veían escribían comentarios apasionados sobre lo que nosotros veíamos más como una travesura que como hazaña: "Un Ironman sin límites", lo definía Fernando, para concluir con una frase de mucha carga emocional: "que hoy para mí redefine el concepto de amistad".

Ante este panorama sorpresivo para nosotros, me sentí en la necesidad de tomar una decisión: era evidente que no podía mantener una postura de total discreción ante un suceso que aún antes de iniciar ya era comentado por muchos, pero otra cosa eran los detalles de mi situación. Esa privacidad había sido protegida por nosotros mismos, aunque en ese momento resultaba pedante negar aquella "popularidad". Me preguntaba el motivo de esa oleada de expresiones de cariño, que no parecían vacías ni limitadas a la gente que nos conocía. De modo que Yolanda y yo llegamos a un acuerdo, que compartí con los demás cuando llegaron.

—Quiero mostrarles un video en YouTube —les dije en cuanto los ocho estuvimos sentados en la sala de nuestro cuarto.

El video (http://youtu.be/uyrajaCJ5u4) empezaba explicando quién era Steve Gleason, el jugador de los Santos de Nueva Orleans que ya mencioné, quien consagró su carrera en su propio estadio al bloquear una patada que le dio la victoria a su equipo, poco después de la devastación del huracán Katrina. Fue una jugada heroica en el momento que la ciudad más lo necesitaba. En aquel video emprendía un ascenso a Machu Picchu cargado por sus amigos, pues el ELA ya le había quitado casi toda su movilidad. Era la primera vez que yo lo veía completo, pues quería experimentarlo junto con todo el grupo. Allí nos dimos cuenta del valor de las historias inspiradoras, y vaya que la nuestra tenía el potencial de serlo. "Es un solo día", decía uno de los amigos de Steve en el video, "un solo día de esfuerzo para mí y él tiene que soportar enormes retos todos los días".

—Chavos —les dije a todos mientras más de uno nos limpiábamos las lágrimas de la emoción—, les quiero preguntar si están dispuestos a que esto que hacemos se difunda con toda la fuerza y llevemos un mensaje positivo a tanta gente como se pueda, a costa de nuestra privacidad y de algo de tiempo más adelante.

Si están de acuerdo, Yolanda y yo sacrificaremos nuestra intimidad para que esto resulte lo más auténtico posible, en el afán de que trascienda.

En cuanto nos quedamos solos, imaginé los efectos que causaría en el público general. No quería recibir comentarios negativos ni malas interpretaciones, sino destacar valores positivos y, con éstos, las acciones de mi familia, mis amigos y sus esposas, que habían votado por apoyarme en lo que yo quisiera.

Eran casi las dos de la mañana cuando decidí hacer pública la carta que escribí en el avión a Steve Gleason y que le había enviado el día anterior. Busqué unas fotos de él y mías, para mostrar el antes y el después de ambos, y las combiné en un mosaico para publicarlas en Facebook.

Después recé un poco y me quedé dormido.

Sábado

Cuando amaneció, el viento soplaba con fuerza y había algo de lluvia, y en cuanto a nosotros, teníamos que hacer algo para que no se desatara otro tipo de tormenta: ahora se había sumado un tercer grupo de camarógrafos, enviados por Televisa Deportes tras la expectación generada por el video de Fernando. Aquello se podía tornar un ambiente hostil de competencia para conseguir el mejor ángulo o la mejor entrevista, a saber con qué propósito.

Con su dicción perfecta y su tono suave y firme de voz, Roberto dio el preámbulo para que yo soltara la estocada:

—Les queremos pedir por favor que se comprometan a colaborar entre ustedes y a que, en la medida de lo posible, el material producido esté a nuestra disposición para usarlo a favor de la divulgación de buenos valores. Es decir, que su trabajo destaque ese aspecto. A cambio recibirán nuestra total cooperación.

Un apretón de manos entre los jefes de cada equipo de producción cerró el pacto que buscábamos. De inmediato les proporcionamos escenas para filmar, pues acabábamos de recibir el kayak que un amigo de Playa del Carmen le había prestado a Arturo.

Desde el jueves habían sido días de vientos intensos y, si bien se pronosticaba que el frente frío se alejaría en breve, eso aún no ocurría. Por lo tanto, ese día la capitanía de puerto tampoco permitiría el entrenamiento de los competidores en el mar, lo cual nos incluía a nosotros en nuestra modalidad de kayak.

Así las cosas, tendríamos que conformarnos con la alberca del hotel, de ocho por cinco metros. Memo nos reveló otro de sus secretos: en vista de su capacidad superior que a los demás para la natación, había decidido que él solo me remolcaría durante toda la distancia a nado. Entonces nos mostró su versión simplificada de arnés para amarrarse al kayak —dos bandas de pulsómetro de pecho con un cordel de plástico de tendedero de dos metros—. Los que no daban crédito eran los camarógrafos. El resto del equipo sólo se reía. En fin: este trabajo avanzaba gracias a que confiábamos a plenitud en las habilidades de cada uno.

También había que probar si el "angelito" —es decir, yo, en palabras de Roberto— se acomodaba bien en el kayak, pero la prueba más importante era subirme al mismo dentro del agua en caso de que me cayera a medio recorrido en mar abierto. Esa práctica la llevamos a cabo en la parte más profunda de la alberca para simular una caída sin piso de apoyo. Entre los tres lo lograron: Arturo iba montado en la parte trasera del kayak, jalándome del salvavidas y dejando caer su peso para atrás como hacen los rescatistas en los rápidos, mientras Roberto y Memo me empujaban. Como sea, no se trataba de una operación sencilla ni siquiera ahí, donde no había olas de por medio, de modo que esperábamos que una vez en la competencia no fuera necesario hacerla.

La tarea era idear alguna estrategia para mejorar mi estabilidad entre las olas y el viento. El ingenio mexicano no tardó mucho en implementar un sistema de "antivolteo", al atravesar un palo de escoba detrás de mi asiento, al que Memo, nuestro diseñador industrial, ligó un par de botes de dos litros de refresco vacíos, uno de cada lado, apenas sobre el nivel del agua para no causar resistencia y al mismo tiempo dificultar una volcadura. El artilugio funcionó de maravilla y además gané un lugar adicional para poner las manos y sostenerme más derecho.

Después de esta práctica, los planes del resto del día consistían en preparar las bolsas de comida para las diferentes estaciones de asistencia de la competencia, así como poner los números de identificación en cascos, bicis y uniformes, y, por supuesto, descansar. Sin embargo, aún nos aguardaban varias sorpresas.

Nos fuimos a comer. Los movimientos para subirme al taxi, pasarme a mi carrito o a la silla eran ejecutados por mis compañeros cada vez con mayor destreza. Más tarde llegaron de Monterrey Armando y Ale, amigos de aventuras, con Paola, la hija mayor de Arturo, recién bajados del transbordador y medio mareados, pero con todas las ganas de integrarse a la porra del equipo. Aunque fueron los primeros en integrarse a la misma, no fueron los únicos que viajarían con esa motivación.

Yolanda no me había contado que un rato después llegarían Baby y Pablo, dos de nuestros tres hijos, y detrás de ellos mis dos hermanas, mi hermano Nacho con mi cuñada, dos sobrinas y hasta un primo de Yolanda que estaba en Cancún por trabajo y se trasladó a Cozumel cuando se enteró de la competencia. Todos se habían movilizado por una llamada de la propia Ale para comentar a nuestras familias lo que ella veía como un suceso muy importante, advirtiéndoles que, de perdérselo, se arrepentirían.

Abrazos, besos, fotos y mucha emoción iban de uno a otro. La expectativa crecía conforme se enteraban de los detalles que habían implicado los preparativos para llegar, como dice Roberto, a nuestra primera meta: la línea de salida.

Regresamos al hotel y, a pesar de los fuertes vientos, los transbordadores seguían llegando cargados de sorpresas: representando a mi grupo de amigos, Mike, Claudia, Gustavo y su Ale llegaron a media tarde. Según ellos venían muy bien preparados, sobre todo porque Gus estaba muy a tono con el evento, con su gorra de un 10K de dos años atrás. Lástima que no trajeran cambio de ropa —habían pensado regresar a dormir a Playa del Carmen—, pues

contagiados por el evento deportivo, el ambiente festivo y la energía positiva se quedaron "atrapados" en la isla.

El jolgorio seguía en aumento. En la noche llegaron, con otro
grupo de amigos, Gaby, Chris, Martina y Ricardo, y más tarde
mi cuñado, esposa e hijos, representando a la familia de Yolanda. Todos preparados con carteles, camisetas y cuanto pudieron
organizar en 48 horas, con lo que demostraban que querer es
poder.

Yo no dejaba de sorprenderme y alegrarme, pues había sido
muy discreto con todo aquello, no para evitar que se enteraran,
sino porque no deseaba generar especulación y comentarios. De
algo estoy seguro: si lo hubiéramos anunciado con mucha antici-
pación no habría acudido tanto público. Incluso me puse a pensar
que aquello era como un sepelio, donde en forma repentina se congrega mucha gente cercana al fallecido: nadie lo piensa mucho,
pues sabe que no habrá una segunda oportunidad.

Por fortuna, ésta era una celebración para los vivos y no para
los muertos.

Una vez en la cama, tras recibir en nuestra habitación a más de
30 gritones llegados de Monterrey y la ciudad de México, Yolanda
y yo nos sentíamos muy contentos y queridos por tanta muestra de amistad y amor fraterno. Yolanda terminó de preparar a mi
gusto las cosas para el día siguiente. Sólo Pablo y Baby se quedaron a apoyarnos un rato más y a terminar de digerir con nosotros
las sensaciones de aquel último día de noviembre. Nos dimos el
beso de buenas noches y fuertes abrazos, con los que me trasmi-
tieron todo su apoyo y el orgullo de ver que su padre no se sentía
limitado por su condición física, sino que la tomaba como un desafío que la vida le había puesto y que no le impedía explotar el
resto de sus capacidades. Mis hijos también se sentían cobijados
por ese grupo de gente que representaba a otro mucho más grande, el cual nos mostraba su apoyo por las redes sociales y de muchas formas más. Hicimos una pequeña oración en familia y,
siguiendo su consejo, le di un vistazo al Facebook para cargarme
de energía.

No logré leer mucho porque ya era tarde y me resultaba imposible rastrear los efectos de la carta compartida por más de 400 personas a sus contactos. Esa carta había movido algo entre la gente que la leyó, por lo que decidí repasarla como mi última oración antes de quedarme dormido:

28 de noviembre de 2013
En vuelo de Monterrey a Cancún

Estimado Steve:

Mi nombre es Pablo, tengo 47 años y fui diagnosticado con ELA en diciembre de 2010.

Cuando finalmente entendí lo que me sucedía, decidí no mirar hacia el pasado en búsqueda de los "¿por qué?" Lo que hice fue rezar y rezar muy insistentemente para que Dios iluminara mi entendimiento sobre el propósito, el "¿para qué?", y me diera la fuerza para lograrlo.

A partir de ese momento el crecimiento de mi entendimiento sobre la amistad, el verdadero amor y del para qué estamos en este mundo ha sido uno que quizá nunca habría alcanzado si no me hubiera topado con esta desviación en mi camino. Y el momento de hacer algo con todo esto ha llegado.

Desde un inicio decidí no sufrir una enfermedad. Escogí aprender a jugar con estas siempre cambiantes reglas del juego, como las llamo.

Toda mi vida me han gustado mucho los deportes. No me gusta verlos. Me gusta vivirlos, y en el triatlón descubrí mi pasión.

Después de aproximadamente 20 años de participar con mi esposa en muchas aventuras, como el ascenso a los más altos picos, el descenso a las cuevas más profundas, el buceo en muchos lugares del mundo, el montañismo, el *trekking*, las carreras a campo traviesa, las cuerdas, los deportes de aventura, el ciclismo de montaña y de ruta: de prácticamente lo que se te ocurra, he ido perdiendo mis capacidades físicas. En este proceso de liberación de mi cuerpo, una de las partes más difíciles ha sido dejar la diversión y el tiempo que he compartido con ella y con mis amigos durante todas esas increíbles experiencias.

El último gran evento en que participé fue mi tercer triatlón Ironman: los 3.8 kilómetros de nado, 180 de ciclismo y 42 de trote en
Cozumel, en noviembre de 2009. Y en este preciso momento viajo
con tres de mis mejores amigos y nuestras esposas hacia ese lugar
para volver a participar en la misma carrera. En esta ocasión lo haré
estirado y empujado en un kayak y un triciclo que construyeron especialmente para mí.

Me enteré hace varios meses de tu fundación, No White Flags
—Sin Banderas Blancas—, y me identifiqué por completo con ese
lema porque sé que, aunque quizá no podamos ganar esta batalla, yo,
al igual que tú, no estoy dispuesto a dejar ir mi vida ni a mi familia
y amigos, ni mis pasiones y alegrías, ni dejaré de dar gracias por las
bendiciones recibidas.

Apenas ayer miré el video que la NFL hizo acerca de tu ascenso a
Machu Picchu, en el que tú y otro paciente de ELA subieron cargados por un grupo de amigos. Y siento que mis amigos y yo estamos
haciendo lo mismo con esta competencia.

En tu mensaje de ese video dijiste que el propósito de tu viaje
era demostrarle al mundo que los sueños pueden conquistarse incluso en las circunstancias más adversas, para promover con ello el conocimiento sobre esta enfermedad en la esperanza de una cura, y que
te gustaría que otros se unieran a este proyecto con la misma actitud.
Yo ya estaba empacando para hacerlo.

Mis piernas ya no funcionan, mi espalda está débil, mis brazos y
manos tienen poca fuerza y mi voz se entiende con dificultad. Aunque tú y yo no nos conocemos, hoy te digo que me sumo a esa causa,
porque quiero dar el mensaje de que la vida vale la pena vivirse, a pesar
de los obstáculos, y te aseguro que será visto, escuchado y entendido.

Por encima de cualquier otra cosa que yo quisiera lograr, quiero
decirles a mis padres que han criado a una buena persona, y a mi
esposa, mis dos hijos y mi hija que nunca, sin importar las circunstancias, voy a abandonarlos, y que nunca jamás se nos ocurra pensar
que rendirnos es una opción.

Pablo A. Ferrara Fernández

CAPÍTULO XIX

¡Vivo!

C on su belleza, las estrellas claras y brillantes nos cobijaban del fresco de la mañana y eran señal de que las nubes se habían disipado con las últimas lluvias de la noche, pues todo estaba encharcado de camino al punto de salida. Al menos para el arranque quizá ya no tendríamos lluvia y el viento sería mucho más suave. Comentar sobre el bello espectáculo celeste era la forma en que las señoras y yo aminorábamos la tensión previa a la competencia. No veíamos más que eso, pues la luna ya había terminado su viaje y la oscuridad habría sido total de no ser por esa infinidad de puntos luminosos sobre nuestras cabezas.

El despertador había sonado a las 4:30 de la mañana. Yolanda me dio un beso antes de levantarse y abrir la puerta a Pedro. Todas las actividades empezaban para estar a tiempo en el punto de salida. Había que ir al baño, desayunar, vestirnos y transportarnos unos tres kilómetros.

Teníamos contratado un taxi para facilitarme el traslado que la mayor parte de la gente haría a pie. En ese momento me enteré de que había ocurrido un cambio de última hora, pues debido al frente frío, que no se había retirado, la capitanía de puerto condicionó la realización del nado de la competencia a un cambio en la ruta que aminorara el riesgo de corrientes: así, en lugar del circuito tradicional, el recorrido se haría en un solo sentido, sin alejar demasiado a los competidores de la playa.

Ésa era una excelente noticia para nosotros y una prueba más de que Dios nos quería en esta carrera, pues nos ponía a nadar a favor de la corriente y, además, 800 metros menos, pues la distancia máxima para que 2500 cuerpos ingresaran en forma masiva al agua estaba a sólo 3.1 kilómetros del lugar montado para la transición. Desde la noche anterior Ricardo y Armando, amigos de nuestra porra, habían hecho la labor de reubicar el kayak para que mis compañeros descansaran.

La comitiva formada por las esposas de éstos, Ceci, Nelda y Liliana, además de Yolanda y yo, fue la primera en llegar al lugar señalado para el inicio de la carrera, pues los triatletas deben ir primero a la transición para revisar que las bicicletas, dejadas allí desde el día anterior, estén en buenas condiciones, además de acomodar lo demás que se requiere para el cambio de la natación al ciclismo. De modo que mis compañeros tardarían un rato más en llegar.

Las mujeres recogieron el kayak y con eso justificaron su acceso a la zona para competidores, aunque más tarde el resto de nuestra porra ya estaba también allí, contagiada del nerviosismo ante el arranque de la carrera. A mí me acostaron en un camastro del hotel con vista al mar. Desde allí observé cómo el cielo se iba llenando de los colores del amanecer. Yo no dejaba de temblar, un poco por el sereno y otro tanto por los nervios, ya que me sentía responsable de las expectativas de cuantos iban apareciendo para seguir nuestra aventura.

Familia, amigos y emoción en aumento. Menos mal que Memo, Roberto y Arturo no tardaron mucho en llegar, igualmente tensos entre los cientos de atletas que iban haciendo acto de presencia.

Al abrirme paso hacia la playa, rodando en mi carrito y escoltado por Pablo y Yolanda, los días en que mi deterioro físico era un motivo de cautela para evitar mostrarme débil ante los que no me conocían quedaban atrás. Ahora era el motivo de aplausos entre los demás deportistas, que advertían mi participación al ir vestido para el agua con todo y la gorra que identifica a los competidores.

Antes de que mi equipo entrara en acción y me llevaran en brazos sobre la arena hasta sentarme en mi transporte, recibí los besos y abrazos de despedida, así como un profundo "Te quiero mucho, papi" de Pablo. Los jueces acababan de decidir que, tras la salida de las mujeres profesionales y antes de los 2 400 competidores que abarrotaban la playa, darían la salida a nuestro equipo. ¡Guau! Otra gran noticia, pues sabíamos que con los manotazos y jaloneos que marcan el inicio de la estampida acuática era muy fácil que cualquiera confundiera nuestro kayak con un bote de apoyo y se sujetara para darse seguridad, o que alguien se enredara con la cuerda y me tirara al agua.

Mientras esperábamos en el agua a un metro de profundidad para que se hiciera un poco de espacio entre las competidoras y nosotros, conmigo ya sentado en el kayak, convoqué a una breve oración en la que compartí a mis compañeros un pequeño secreto de fortaleza que he hecho muy mío:

—En los momentos que les falten fuerzas, digan lo que yo digo: "Jesús, en ti confío" —les pedí.

No sé si me oyeron. Lo importante es que estábamos en la misma sintonía de fe, seguros de que una mano de ayuda divina había venido en nuestro auxilio, y era posible que estos pequeños ajustes nos regalaran el tiempo que nos haría falta para librar la fase del ciclismo.

Memo dio la salida y, con la banda y la cuerda asidas a la cintura, empezó a jalarme, con lo que desató los aplausos y las porras de los observadores.

"¡Que Dios los acompañe!" Estoy seguro de que ése fue el pensamiento de más de uno que, al igual que Yolanda, nos observaba con lágrimas de emoción. Y no era para menos, pues resultaba imposible sentirse lejos del Creador ante ese paisaje o contener el mar de emociones que provocaba la vista de ese nuevo amanecer en nuestras vidas.

Mientras tanto yo me preguntaba: "¿Hasta cuánto estás dispuesto a darte? ¿Darlo todo será suficiente?"

Menos de cinco minutos después sonó el cornetazo de salida y con éste se rompió la calma en el mar. El agua empezó a bullir con los miles y miles de brazadas, en un día que marcaría la vida de tantos y tantos participantes de 25 países.

Pronto se hizo el silencio: la ventaja ganada nos permitía avanzar cómodamente a una distancia de algo más de 50 metros de la playa, que veía a mi izquierda emergiendo tras el manglar, bajo el resplandor del sol, con mis amigos custodiándome: Arturo por la izquierda, Roberto por la derecha, avanzando muy eficientemente, pues no veía que las expertas que nos antecedían se nos adelantaran demasiado. Memo jalaba con potencia para mantener una velocidad casi normal para un buen nadador como Arturo, concentrado en que no nos adelantáramos.

Nadaban tan concentrados, que no tenían tiempo de criticarme porque yo aún saludara a los que nos seguían a pie desde la playa, en un intento de salir bien en la película que tomaba Pablo, mientras Yolanda y mis sobrinos echaban porras.

Como después me dijo Arturo:

—Venías muy feliz saludando, como reina de carnaval. Ni cómo decirte que no.

Ya se distinguía el muelle donde terminaba la prueba cuando empecé a notar que Memo perdía la dirección. Intenté inútilmente llamar su atención para decirle que una cuidadora del recorrido me señalaba que nos encontrábamos en una zona de corriente cruzada:

—¡No avanzo! —dijo Memo al darse cuenta de que por más que braceaba seguía viendo los mismos corales en el fondo.

Yo le gritaba:

—¡Más a la izquierda! ¡Cerca de la playa hay menos corriente! —al tiempo que manoteaba para señalarle la dirección.

Fue cuando una ola me levantó del lado derecho y me desequilibró hacia el izquierdo. Mientras caía, bajé la mano y alcancé a apoyarme en el sistema de balance que, salido de ambos lados, me dio algo más de palanca. La botella se hundió y me regresó el empuje, con lo que me salvé de la caída y del problema de reincorporarme, que buscábamos evitar a toda costa.

"Prometo portarme bien y ya no soltarme", fue el objetivo que me impuse para el resto del trayecto.

Unos minutos después Memo reconoció el muelle y se enfiló para rodearlo hasta la plataforma de salida, mientras Arturo advertía que Roberto se había quedado algo atrás.

Cuando llegamos al muelle vimos que el reloj apenas marcaba 36 minutos. Era menos de la mitad del tiempo que habíamos calculado.

—No lo puedo creer —dijo Memo—: ¡es un tiempazo!

—Ya la hicimos —y volteando para atrás—: ¿y el Negro?

Roberto no había logrado mantener el ritmo de Memo con todo y que éste me jalaba en el kayak, por lo que ahora la teoría que él mismo había diseñado para sacarme del agua y transportarme hasta la *trike* se quedaba sin una pieza.

La adrenalina complementaría lo que hiciera falta.

Alejados de la escalera por la que empezaban a salir los primeros competidores que completaban el nado, entre Memo y Arturo me sentaron en el muelle para cargarme entre los dos con la técnica de rescate que mi asistente les había enseñado. Una, dos, tres ¡y a volar!, entre los aplausos y la alegría del *staff* que nos rodeaba.

Una vez en tierra firme, el carrito estaba listo a unos 25 metros. Cuando me sentaban para ponerme calcetines y zapatillas a fin de afianzar mis pies a los pedales y que no se arrastraran, llegó nuestro compañero rezagado, que venía menos de dos minutos atrás, con lo que aumentó el ambiente de euforia por la ventaja obtenida.

—Me voy adelantando por si acaso —gritó al comprobar que esa parte ya la tenían controlada.

Detrás de él, emocionados y acelerados por los gritos, Memo me empujaba a la vez que Arturo proveía el agua para que nos hidratáramos de camino a la carpa habilitada como vestidor.

Luego de tomarme los signos vitales como medida de precaución, Pedro me empezó a secar de prisa y ayudó a quitarme el chaleco de neopreno y la ropa mojada para ponerme el uniforme de la siguiente competencia. En cuanto estuve listo Roberto se acercó a preguntarme si todo estaba bien, para llevarse lo que no necesitara. Medité sobre la temperatura y, a pesar de que el sol brillaba en pleno, opté por protegerme y pedí la camiseta térmica que usaba cuando íbamos a esquiar. Y ni modo: fuera el casco y el *jersey* para otra vez ponerme todo sobre la prenda interior, bajo la mirada complaciente de mis compañeros, contentos de que yo estuviera bien y listo para la prueba, que apenas comenzaba en su fase más larga y pesada.

Ahora Roberto fue el que se adelantó para tomar la bicicleta que Memo había seleccionado para jalar la *trike*, con toda seguridad la más fea del evento no sólo por su color naranja, claro, sino porque la tubería del cuadro era anticuada y recta, sin ningún diseño aerodinámico. Parecía más una de las bicicletas que usábamos cuando niños: nada que ver con los aros de perfil alto de fibra de carbono y tungsteno, con los neumáticos lisos a alta presión y las letras enormes para presumir alguna marca especializada en triatlón.

Para acabar pronto, era una bicicleta de montaña de las más viejas entre la colección de Memo. Sin embargo, la había elegido precisamente porque iría conectada al sistema con el que jalaría a lo largo de 180 kilómetros mi carrito, que con todo y mi peso sumaba más de 100 kilos.

Según la estrategia, Roberto debía adelantarse a la salida para buscar un lugar amplio donde conectar la bici con la *trike*. Y ahí iba, empujando la pesadísima reliquia entre el resto de los ciclistas —que con sus mejores bicicletas empezaban a salir de la zona de transición—, orgulloso de su misión, tan diferente a la del resto, y muy contento con el tiempo aventajado.

Entonces oyó el grito de Yolanda desde la porra, que al verlo llegar solo le preguntó:

—¿Y Pablo? —Roberto se dio el tiempo de bromear a su estilo, fingiendo sorpresa, agitando la mano y hasta regresándose.

—¡Ay, se me olvidó! —para instantes después completar—: ¡Lo trae Memo! —y siguió su camino atacado de risa.

Después salió Arturo con dos bicicletas y detrás apareció Memo, empujando la carriola con su "niño" bastante crecidito: un buen espectáculo para los camarógrafos que nos flanqueaban y para todos los amigos y mis hijos, que entre brincos se desgarraban las gargantas con sus gritos de ánimo, exhibiendo las mantas que habían hecho y sus camisetas con el eslogan de "Vivir es increíble".

Al cruzar por el tapete reglamentario, Memo enganchó el sistema para que Roberto se montara y fuera el primero en jalarme. Le dio un empujón para que arrancara, saliera del lugar, congestionado de bicis, y se dirigiera a la carretera que recorreríamos.

Todo aquello era una fiesta para despedirnos. Poco a poco la música, los altavoces y los gritos fueron sustituidos por el silencio de la carretera sin coches y el silbido de las ruedas de los ciclistas que nos rebasaban, con alguna eventual porra o señal de admiración, hasta que el ruido aumentó cuando el estrepitoso Memo llegó gritando con Arturo. Integrado el equipo, saqué mi cámara y empecé a fotografiar y filmar. Me costaba mucho trabajo, pues mis manos no alcanzaban a manipular bien el equipo, pero hice mi mejor esfuerzo y tomé algunas imágenes con la video, que amarré a mi cintura. Luego saqué el iPhone e intenté tomarme unas *selfies* con Memo y Arturo detrás, pero no lograba mantener los brazos en posición a causa del movimiento. Intenté explicarles mis intenciones, pero no me entendían porque a mi voz se la llevaba el viento.

Pronto desistí, para no echarme a perder el momento, y me ocupé de disfrutar. Tomé una bocanada de aire de la costa, volteé a ver a mis excelentes amigos, me acomodé cuanto traía colgado, me ajusté los lentes oscuros y me relajé.

Algo más creativo, hice algún ruido para que me miraran y propuse un código de señas para expresar mis necesidades más básicas. Todos lo aprobaron y seguimos de fiesta, saludando a los que nos felicitaban al tiempo de rebasarnos. "Good job, guys!", "¡Ésos son amigos!", "¡Ánimo!", "¡Mis respetos!", eran algunas de las frases que nos regalaban. Incluso el último grito de aliento provenía de alguien a quien Memo reconoció como el que el día anterior se había burlado de aquella bicicleta naranja, vieja y de montaña en el *rack* de los competidores:

—El que piense hacer el *Iron* con esta mugre en serio que se la
rifó —había dicho mientras preparaba sus cosas, sin darse cuenta
de que Memo lo escuchaba.

—Verás que sí puedo —le había aclarado Memo.

Ahora, al comprender el porqué de ese sacrificio, había buscado cruzar su mirada para dejarle en claro su vergüenza y su
admiración.

La ruta ciclista es un circuito más o menos rectangular que se
recorre tres veces: el primer tramo largo se hace bajo el cobijo del
manglar; en seguida viene otro más corto cerca de la costa norte,
por lo general con el viento de frente, y luego un segundo tramo
largo costeando, con vista a la playa y sin protección contra los
vientos. El segundo y último tramo corto es de regreso a la ciudad: una recta que te va incorporando a la civilización para, tras
pasar por el centro del pueblo, dar varias vueltas, con el premio
de que la gente de ese hospitalario lugar rodea las calles para echar
porras.

Apenas terminábamos el primer tramo largo bajo la responsabilidad de Roberto, cuando los vientos demostraron que nuestro plan de poco serviría. Si bien las matemáticas sugerían que
debíamos sostener al menos una velocidad de 22 kilómetros por
hora para ganar algún margen de seguridad, no alcanzábamos esa
marca: los datos de los GPS, por más que los miráramos, no subían
de 18 kilómetros por hora. Nuestro ciclista en turno lo sabía y
venía desgastándose, haciendo un esfuerzo mayor que el que sería
capaz de sostener durante las casi tres horas que debía cumplir
antes de pedir ser sustituido.

—Creo que mejor vamos haciendo el cambio, Roberto —dijo
Memo al ver que el viento le cobraba la factura con la velocidad
promedio sostenida.

—De acuerdo: me recupero y le vuelvo a dar.

Comenzamos a frenar. La inercia del peso de mi carrito era
difícil de detener. Yo asistía con los frenos de mi manubrio para
que Roberto no saliera disparado sobre su bicicleta. El cambio resultó efectivo, pero por triple partida, pues hasta entonces no me

había dado cuenta de que la bicicleta que traía Memo era la de Roberto. Así que la dejó libre y se pasó a la de Arturo, que sería el segundo en jalar. Todo eso lo hicieron sin ajustar las alturas de los asientos, a sabiendas de que, por la premura del tiempo, tendrían que soportar las distintas geometrías de sus bicicletas, pese a que en ciclismo es fundamental personalizarlas para no sufrir una mala postura, máxime si estarás en ella muchas horas. En suma, era un sacrificio más que ya habían decidido sobrellevar y que por supuesto aumentó mi admiración.

Por si fuera poco, se preocupaban por que aquel trance resultara agradable para mí, el "pasajero" que sólo colaboraba con no molestar. Ésa era también mi oportunidad de intercambiar algunas palabras con el que tomaba el turno para efectuar acciones preventivas conmigo, flexionando mis piernas unos cuantos centímetros para generar algo de circulación en los músculos inmóviles. Si había tiempo, alguno de los tres se agachaba a desatorar mis pies para girarlos por los tobillos y flexionarlos, a fin de evitar que se hincharan demasiado. Yo gozaba de esas atenciones:

—¿Cómo vas? ¿Te hace falta algún ajuste?

—Estoy más cómodo que viendo la tele en casa.

Cuando Arturo empezó a jalarme iba bromeando y hasta cantando, lleno de energía, pues el ritmo del que no estaba a cargo de la *trike* era muy relajado. Sin embargo, le bastaron unas cuantas pedaleadas para callar su canto. Pronto llegamos al primer codo del recorrido y ahora sí el viento nos tomó de frente. Yo sólo veía las nubes oscuras sobre el punto al que nos dirigíamos y cómo Memo se acercaba pedaleando a Arturo para decirle algo. No alcanzaba a ver a Roberto, que se cubría del aire con mi carrito mientras se recuperaba del esfuerzo, pues apenas un mes atrás sus piernas se habían vaciado por completo durante el Ironman de Florida. Evidentemente no se habían repuesto, pues este primer tramo le había pasado la factura con rapidez. Pero eso no le bloqueaba la mente, atento como siempre a los detalles.

—Chavos, hay que considerar proteger a Pablo porque va a empezar a llover y no es bueno que se moje —gritó desde atrás.

Así lo hicieron. Abrieron la mochila colgada detrás de mi carrito y sacaron un rompevientos de plástico que me extendieron como bata de hospital cuando las primeras gotas nos alcanzaron.

Un empujón para que Arturo comenzara de nuevo y otra vez a alcanzar una velocidad adecuada, ahora con la lluvia y el viento en contra. Nada fácil, pero en aquel momento eso no me quitaba la tranquilidad. Yo estaba gozando y, tras la siguiente vuelta, recordé lo que me había recomendado Marcelo, otro amigo, para la competencia: "Disfruta la vista". Eran las palabras perfectas para ese momento, pues yo no hacía esfuerzo alguno que me distrajera de apreciar lo que pasaba frente a mí: bajo el sol y la lluvia se abría la vista a la playa blanca y el mar verde esmeralda y de azul intenso.

Cuatro años atrás habíamos hecho el mismo recorrido, pero individualmente. Ahora que íbamos juntos no quería que nos quedáramos sin foto, por lo que saqué la cámara y la tomé lo mejor que pude. Algo para el recuerdo.

Yo no me percataba del sufrimiento del que jalaba, pues no le veía la cara. Sólo sentía que la alegría que yo experimentaba se le contagiaba a todos, incluso a los competidores que nos rebasaban y a los camarógrafos que nos seguían en dos motos. En lugar del único cambio planeado, fueron necesarios cinco sólo en la primera vuelta. A Arturo lo siguió Memo, que dio su mejor esfuerzo, y tras él de nuevo Roberto y otra vez Arturo, para entrar al pueblo y completar la primera vuelta. Se estaban desgastando más rápido de lo calculado ante el esfuerzo para aumentar el promedio de velocidad.

Cada uno seguía haciendo mediciones con sus GPS: multiplicaban la velocidad promedio buscando llegar antes del corte, al sumar los cerca de 40 minutos que habíamos ganado en la natación. Pero a todos les daban resultados diferentes a causa del cansancio y la presión acumulada. Al cruzar por primera vez el área de meta para la prueba de ciclismo, al fin lograron ponerse de acuerdo en lo que de una u otra forma ya sabíamos: estábamos por encima del tiempo deseado, por lo que las segundas dos vueltas tendrían que ser más rápidas o quedaríamos fuera.

Al final de las curvas que recorrían la ciudad de Cozumel seguía la recta frente a la costa, y cerca del final quedaba nuestro hotel, donde habíamos acordado que estaría nuestra porra —todos muy obedientes de no intervenir, de pie en la banqueta opuesta— y Pedro para hacerme una revisión médica. Al grupo de casi 30 personas se acababa de sumar Pepe, mi otro cuñado, que esa misma mañana se había lanzado al aeropuerto en busca de subirse en el primer avión.

En nuestra desesperación por no perder más tiempo hicimos un cambio frente a ellos para ofrecerles un poco más de espectáculo en vez de pasar a toda velocidad. Memo tomó la bici de la *trike* y ni oportunidad le dimos a Pedro de tomarme el pulso: yo daba por hecho de que, si yo me sentía bien, todo lo demás iría bien.

Era cerca del mediodía. El clima había vuelto a cambiar y ahora el sol caía a plomo. Debíamos permanecer muy bien hidratados y alimentados. Roberto se ofrecía a recoger agua para todos en las estaciones de abasto sin que bajáramos la velocidad. La primera vuelta nos había tomado tres horas con 20 minutos, por lo que a ese paso necesitaríamos 10 horas, que no teníamos. En el mejor de los casos, si lograban mejorar el ritmo faltaba agregar el detalle de que nunca ninguno de nosotros había permanecido sentado en una bicicleta tanta cantidad de tiempo. Yo no sabía a qué nivel llegarían el dolor y el agotamiento, que acumulados actuarían en contra de la necesidad de mejorar los tiempos, eso sin contar con la posibilidad de alguna avería o de que alguna de las nueve llantas que llevábamos entre todos se ponchara.

Como en ocasiones anteriores, no había que ponerse a pensar, sino a pedalear y estar dispuestos a cooperar como hiciera falta. Además, había que improvisar sobre este escenario imprevisto, por lo que no tardó en surgir la idea de que los que no estaban jalando también ayudaran. Esto era posible, pues la *trike* estaba lista para ser empujada durante la etapa de trote con una buena barra

—aquella sacada por Memo del armazón de una carriola—. Era un buen apoyo para que, si se ponía una mano en él y la otra en el volante de la bici, aportaran algo de inercia al carrito. De inmediato el ejercicio demostró un resultado positivo para aumentar la velocidad promedio.

—Ya está: es lo que nos hacía falta. Mientras uno pedalea, los que van descansando empujan —dijo Memo, consciente de que en realidad no se trataba de un descanso.

Mientras tanto yo observaba el esfuerzo de mis compañeros en silencio y con un poco de nostalgia, sin poder colaborar, en parte porque en verdad me sentía muy cómodo y en parte como pieza fundamental para mi concentración. Aproveché lo aprendido durante mis largas horas de meditación, para tolerar la inmovilidad y desvanecer necesidades como rascarme o cualquier malestar que un cambio de posición o ajuste de la ropa mejoraría en condiciones normales. De vez en cuando me colocaba un collarín para descansar el cuello, y bebía y comía más por precaución que por auténtica hambre o sed.

—¿Cómo vas, Ferrara? —era la pregunta sistemática de Memo cada 30 minutos, siempre más preocupado por mí que por él.

El trabajo en equipo de mis amigos me hizo recordar una analogía sobre los huevos con jamón, que hace años escuché durante una homilía: para entender la diferencia entre colaborar y comprometerse, la gallina es una colaboradora del platillo, pues dona los huevos que produjo, a diferencia del cerdo, que sacrifica su vida para el mismo propósito. De manera similar yo apreciaba aquel esfuerzo: si bien no ofrecían sus piernas a rebanadas, sí las tenían puestas a mi servicio sin reserva alguna de tiempo, esfuerzo o compromiso y sin esperar nada a cambio.

Mucho era mi aprecio y a la vez mi sensación de impotencia al no poder apoyar con mi cuerpo en esa labor de equipo. En el siguiente cambio apenas se dieron un minuto. Sentado en el piso, Memo aprovechó para recuperar el aliento, mientras Roberto estiraba la espalda adolorida agarrado de un poste y Arturo se bañaba con botes de agua para bajar la temperatura del cuerpo. Se me ocurrió que al menos podría subirles el ánimo con algunas palabras positivas, y quizá hacerlos reír.

—Oigan, la verdad es que este Ironman para mí no ha estado tan difícil —dije, esperando que se relajaran al reírse, pero mi broma no fue bien recibida.

Al menos así me pareció, ya que ninguno se rio ni contestó. En cambio, se aprestaron a continuar, no sin antes echarme unas miradas un poco pesadas, al tiempo que montaban de nuevo. Apenas nos enfilábamos para terminar la segunda vuelta del ciclismo; es decir, tras siete horas de competencia no llevábamos ni la mitad de la carrera, y a pesar de que mis amigos ya habían vaciado sus energías con el esfuerzo previo, no había duda de que seguirían con una determinación absoluta y compartida.

Allí ocurría algo fuera de serie: por lo general en estas carreras los atletas dosifican su esfuerzo para terminar con fuerza y hacer un buen cierre, o en el peor de los casos estar seguros de terminar, pero en esta ocasión mis amigos no se hallaban reservando nada, sino que todo lo entregaban, y tras agotar la última gota de fuerza, estaban listos para volver a empezar. ¿Qué marcaba la diferencia? Al reflexionar sobre la causa de este fenómeno, sólo encuentro una respuesta: que lo hacían por alguien más, y no sólo para ellos mismos, lo cual les permitía encontrar energía adicional.

Por segunda vez atravesamos las calles del pueblo. No eran pocos los que nos rebasaban para terminar su tercera vuelta. Nuestra porra nos esperaba en el punto convenido. Ahora sí hubo tiempo de tomar signos vitales, confirmar que todo estaba bien y recibir mucho apoyo. Todos habían tenido la oportunidad de analizar nuestra situación y sabían lo comprometidos que íbamos con nuestros tiempos. Nos lo dijeron preocupados, pero sin poder hacer mucho más que rezar.

Para entonces la comunicación se realizaba por todos los medios. Yo había aprovechado la última recta para enviar algunos comentarios y fotos por WhatsApp, aprovechando que en esa zona tenía señal. De ese modo cobré conciencia de que contábamos con el apoyo de mucha gente que seguía los reportes que escribían los presentes en sus muros de Facebook. Incluso mi hijo Adrián, que estaba en Canadá, permanecía al pendiente y recibía comentarios de sus amigos.

—Papi, ¿cómo no saber, si estás en todo Facebook? —me había dicho la última vez que hablé con él.

La buena noticia fue que completamos la segunda vuelta en sólo tres horas. Eso regresó la confianza entre el equipo de que sí era posible alcanzar el objetivo, aunque estuviera costando mucho más trabajo de lo previsto. La tercera vuelta comenzó y otra vez nos enfrentamos a la lluvia. Roberto era el más cansado y ya no podía empujar; el dolor de la espalda era tan fuerte que me aceptó un supradol, que le compartí de mi botiquín personal, pese a que nunca había usado ese tipo de analgésico y a que estaba consciente de que no se debe experimentar en competencia. Sin embargo, ése era su último recurso.

—Póntelo debajo de la lengua —le dije, pues es de absorción sublingual.

Sin embargo, entre el movimiento y mi voz entrecortada no entendió y se lo puso entre el labio y encía, por lo que no le hizo efecto pues nunca se disolvió.

Cerca de la recta final habíamos agotado la comida favorita de cada quien. Estábamos en posibilidad de pedir algo en cuanto tuviéramos señal. Yo me encargué de levantar el pedido por WhatsApp: jugo de uva, galletas y frijolitos de gel, que era lo único que estaba comiendo Memo, así como una tarjeta de memoria adicional para mi cámara, pues la otra ya se había llenado. Envié el pedido y Memo se subió para pedalear y jalarme en la última recta. Él y Arturo se habían tenido que alternar para esa última vuelta, con poca colaboración de Roberto.

—Ya no puedo, compadre —dijo con un hilo de voz—. Denme chance de recuperarme.

Por el momento no había más que seguir, seguir y tolerar el dolor, a sabiendas de que en estas competencias hay muchas altas y bajas.

Me preocupaba que la tensión y el cansancio general actuaran en contra del equipo. Sabía que Memo no estaba acostumbrado a ir en una posición tan mala. Ya no veíamos a nadie en la carretera y probablemente éramos los últimos. Roberto estaba más acostumbrado a tolerar y sobreponerse de las bajadas, pero ésta venía muy fuerte y, si se separaba del equipo, lo más probable era que no lo recuperáramos. Arturo, con menor confianza porque tenía menos trato cotidiano con los demás, aceptaba que no podía hacerse una comparación entre los esfuerzos y que simplemente todos estaban dando el máximo, pues no quedaba de otra. Aceptaba seguir las instrucciones de Memo y ofrecía una sonrisa ante el desafío de ofrecer su "resto" contra el viento de la costa, que otra vez se sentía muy fuerte.

Antes de tomar la recta, Memo se acercó a Roberto:

—Compadre, ¿cómo andas para jalar?

—Estoy batallando para mantenerles el paso, Memo. Vas a tener que terminar tú.

Tras pensarlo un poco le dijo:

—Voy a dar todo para llegar a tiempo y no guardaré nada para la corrida. No me importa llegar sin piernas para el trote, pero si no lo hago ahora no llegamos antes del corte.

—Sí, compadre, dale y ya veremos —dijo Roberto.

Memo se aproximó para tomar el cambio que pedía Arturo.

La tormenta se cernía frente a nosotros. La recta hacia la ciudad de Cozumel estaba resplandeciente, con los rayos del atardecer reflejados en los charcos del pavimento. Los vientos se habían calmado, mientras que Memo, totalmente concentrado, pedaleaba al máximo. Empecé a animarlos, con la mano abierta hacia delante en señal de que nos acompañaba un quinto pasajero, cuidándonos desde arriba, que también quería llegar.

Una motocicleta con cabina para pasajeros se nos emparejó. Era Vicente, mi cuñado, con Yolanda, Baby y la Gaby, que era la reportera más seguida por cuantos querían estar enterados de nuestro recorrido y de si lograríamos llegar antes del corte, a escasos 25 minutos. Los cuatro se acabaron la garganta para infundirnos todo el apoyo que podían, conscientes de que era ahora o nunca.

—¡Todo Monterrey está con ustedes! ¡No tienen idea de la cantidad de gente que está rezando por el equipo! —gritaba Yolanda con todo el coraje que podía.

Entretanto, mi equipo aceleraba el paso con la fuerza que ya no tenía, la mirada al frente y el cuerpo bajo para evitar la resistencia al aire, mientras intentaban empujar.

—¡Vamos, con todo, es un solo día! —les gritaba Yolanda, en alusión al video donde un amigo de Steve Gleason explicaba de dónde había sacaba fuerzas para cargarlo a Machu Picchu: mientras que él sólo había debido soportar la carga un día, Steve debía apechugar con su enfermedad a diario.

—Recuerden: ¡es un solo día!

Al cruzar la meta mis amigos desmontaron de las bicis, mareados y tratando de recuperar el aire, refrescando sus cuerpos ardientes del esfuerzo con las gotas de lluvia que nos caían. A Memo le explotaban las piernas y desmontó para estirarlas, mientras Arturo se encargaba de desenganchar la bici de la *trike*. Roberto jalaba las otras dos. Memo me empujó a pie hacia la tienda de transición. Agotado y orgulloso arrastraba su trofeo, pues habíamos llegado con 16 minutos de sobra antes del corte. Luego de 10 horas y 14 minutos de lucha sin tregua, sentía recompensado el sacrificio. Mi amigo creía no poder dar un paso más, pero llevaba el rostro en alto, recibiendo aplausos y felicitaciones. No había más competidores en la carpa que nosotros. Todos los demás ya estaban corriendo.

Permanecimos allí más de 15 minutos. Los enfermeros de la Cruz Roja nos dieron masaje en las piernas a todos y aplicaron hielo. Nos cambiamos con una ropa seca y más cómoda. Roberto desenganchó el tirón y entonces se acordó de que traíamos una mochila con herramienta y bebida de más que habíamos cargado innecesariamente. Memo se observó los pies ampollados, pues los zapatos le quedaban un poco grandes y, mojado, el doble calcetín no había evitado la fricción. A Arturo le forraron los muslos con bolsas de hielo, pues a él siempre lo desgasta la alta temperatura. En esos momentos caía la noche y nuestra porra se mantenía expectante, pues no alcanzaba a vernos: el verdadero desafío de cualquier Ironman estaba por comenzar.

Durante la planeación habíamos concluido que, sobrepasado el corte del ciclismo, no habría mucho problema en completar el maratón en las seis horas y media restantes antes del cierre de meta, a la medianoche. Una vez listos salimos trotando entre porras, fotógrafos y charcos. Como ya era de noche, al menos libramos el temido ataque de mosquitos del atardecer, parecido al que habíamos sufridos cuatro años atrás. Sólo los que lo han vivido entienden el sufrimiento ante cientos de piquetes, que incluso atraviesan la ropa, recibidos en cuestión de minutos.

La batalla que teníamos por delante sería con nuestra propia mente.

Bastó medio kilómetro para que mis amigos se dieran cuenta de que la adrenalina de la salida no era suficiente para sobreponerse al cansancio y mantener el trote, así que decidieron caminar a un paso razonable y constante. Era momento de recibir ayuda, pues Pablo y mis sobrinos Vicente y Eugenio venían custodiándonos desde la banqueta.

—Aquí están la memoria para la cámara, el jugo y los frijoles —dijo Pablo.

No pudimos más que doblarnos de la risa, pues alguien muy bien intencionado había interpretado los *power jelly beans* —es decir, los "frijolitos" que pedí— como ¡frijoles bayos marca Isadora! Aquello resultó estupendo para relajarnos.

Caminamos lejos del bullicio y en medio de la noche. No alcanzaba a ver los rostros de mis compañeros, pues los tres iban detrás de mí. Roberto me empujaba, pues se sentía comprometido en vista de que no había colaborado al mismo nivel que los demás en la última parte, y ahora buscaba compensarlo encargándose del esfuerzo adicional mientras los otros se recuperaban.

El recorrido estaba lleno de competidores, pues había que dar tres vueltas de 14 kilómetros cada una. Veíamos sonrisas en las caras tensas y agotadas, pero en un ambiente de victoria, ya que sólo hacía falta seguir avanzando hasta que todos llegáramos a la meta. Si finalmente lo hacíamos.

Era el primer tramo de ida, apenas siete kilómetros, cuando la lluvia empezó a caer con fuerza una vez más. En definitiva, yo había hecho una excelente selección de ropa pues se mojaba y secaba con rapidez, por lo que no me daba frío pese a que la falta de movilidad provoca una irrigación poco eficiente en las extremidades y con ello baja su temperatura. Al menos, con la camisa térmica que me había puesto de última hora mantenía el tronco muy a gusto. Y era necesario, pues mis amigos ya no estaban para que les pidiera cosas, como bajarme a cambiar de posición después de 10 horas sentado. Yo seguía afirmándoles que me sentía muy cómodo, a diferencia de la incomodidad reflejada en sus caras.

Memo tardaba en recuperarse, y Roberto, que había completado el maratón de su último Ironman caminando todo el tiempo, marcó el paso que, en su experiencia, garantizaba que lo completáramos en el tiempo adecuado. Arturo optó por adelantarse un poco, con un trote ligero combinado con caminata, pues eso lo relajaba más. Era necesario promediar el paso, tarea que estaba a cargo de Roberto, para ir más rápido que el promedio de cinco kilómetros por hora del andar del ser humano. No había problema con que se adelantara, pues aunque veníamos trabajando en equipo, para los jueces sólo éramos cuatro competidores independientes, cada uno con su número pero con el permiso de ayudarme.

Comoquiera, lo importante es que seguíamos avanzando, y aunque Pablo, mi hijo, nos seguía a pie desde la banqueta, no podía hacer nada por ayudar más que informarnos sobre el desarrollo general de la competencia y animarnos con sus comentarios.

Ya entrada la noche las dificultades aumentaron. Después de casi 12 horas bajo las inclemencias del tiempo, y cerca de terminar la primera vuelta, Memo decidió pararse al baño y le pidió a Arturo que no nos adelantáramos mucho. Salió sin haber logrado eliminar el malestar del estómago y con los pies mojados y ampollados, que lo desgastaban todavía más.

En verdad que Memo se veía mal. Estaba tolerando un gran dolor al caminar, por lo que salir y vernos trotar le acarreó un estrés psicológico que lo empezó a ahogar. No podía hacer nada para controlar el dolor al pisar, y encima el *jersey* mojado le apretaba. Cuando vio a Liliana, su esposa, le soltó sus problemas y ella, conociéndolo, le trajo otra camiseta y le recordó cómo siempre ha sabido recuperarse de esas crisis en competencia. Lo animó a pensar positivamente, porque el dolor le estaba restando fuerzas.

Yo no me daba cuenta, pero Yolanda vio todo y se apresuró a hablar con Roberto.

—Roberto, Memo viene muy mal. Espérenlo. Necesita que lo esperen —insistió.

Cabe recordar que Memo tenía al menos seis meses sin entrenar en forma, y que en la etapa anterior había entregado todo lo que le quedaba para que llegáramos antes del corte, confiando en que sería ayudado. Contra sus expectativas, ahora se sentía abandonado a su suerte, en el último lugar absoluto de la competencia. Nadie más iba detrás de él.

Nos detuvimos. Arturo regresó por Memo y nos juntamos para seguir caminando el siguiente tramo de siete kilómetros. Una vez todos juntos, Arturo preguntó si requerían su ayuda para empujarme.

—Quisiera que fuéramos más rápido. Me gustaría llevar algo más de colchón por si pasa algo o a alguien le da un calambre… cualquier cosa —decía Arturo.

Pero Roberto, seguro de que no era necesario, le dijo que en la vuelta le tocaba empujarme, y Arturo se adelantó trotando, con lo que daba por cerrado el trato con el que Roberto compensaba no haber colaborado igual que los demás en el ciclismo.

Mi cuerpo ya no podía hacer otra cosa más que permanecer derecho. Había empezado a llover otra vez. La zona cercana a la vuelta y marca de los 21 kilómetros estaba oscura y llena de charcos.

—Roberto, ¿viene Memo? —grité con mis pocas fuerzas, nervioso, porque lo único que oía era el sonido continuo y sin descanso de sus pasos.

—Aquí viene —me contestó, y en efecto, iba caminando a nuestro lado cuando dijo:

—¡Chin, ya se me reventaron las ampollas! —y con un brinco de dolor se quedó atrás, a pocos metros de alcanzar la mitad del recorrido.

Como pude, volteé y vi que Roberto iba totalmente colgado del manubrio del carrito, con la cabeza hacia el suelo. Comprendí que no me había pedido que yo manejara el carrito en los últimos kilómetros por la facilidad para maniobrar, sino porque él ya no veía el camino. Sólo sabía que no podía detenerse.

Finalmente me entregó a Arturo tras pasar el tapete de los 21 kilómetros, casi desfallecido, y avisó que se recostaría un momento mientras daba tiempo de que nos alcanzara Memo. Lo primero que hizo fue quitarme de donde todos daban la vuelta para esperarlo sin estorbar. Memo llegó con cara de dolor, se sentó en la banqueta y se dispuso a revisar sus pies.

—¿Cómo vas, Memo? —preguntó Arturo, en busca de alguna forma de ayudar.

—Muy mal —respondió.

Arturo no esperaba esa respuesta, pues finalmente, gracias al sacrificio de Roberto, se sentía bastante recuperado.

—¿Qué te hace falta? ¿Quieres algo de comer? —preguntó de nuevo, pues como todo buen competidor sabe lo importante que es no dejar de alimentarse para sobreponerse a la fatiga total de esos esfuerzos y de tantas horas sometidos a las inclemencias del tiempo.

—Ya no puedo comer nada —hizo una pausa y un gesto de dolor—. Lo que me está matando son las ampollas reventadas: no puedo ni pisar del dolor.

Arturo entendió la gravedad del asunto y sintió toda la responsabilidad sobre sus espaldas. A Memo no se le veían trazas de recuperarse. Sin alimento, un cuerpo tronado jamás se recupera, y aun comiendo le toma al menos 20 minutos: un tiempo que no teníamos. Faltaba la mitad del maratón y ya pasaban de las ocho y media de la noche. Era indispensable no perder tiempo.

Roberto casi había hecho su último esfuerzo y sólo Arturo se sentía capaz de trotar, lo cual, según sus cálculos, era indispensable.

—Yo me siento muy bien, Pablo —me dijo Arturo—. Creo tener la suficiente fuerza para llevarte hasta la meta, pero debemos irnos ya. El tiempo está demasiado justo y no podemos arriesgarnos a perder todo lo que hemos luchado hoy. Se trata de que llegues a la meta, lleguemos con el cruce y yo puedo llevarte hasta allá en este momento. Una vez que y en el tiempo al menos garantizado para ti, entonces los esperamos. Pero tú decides. Estamos aquí por ti —me dijo con toda claridad, mientras me veía a los ojos.

Sentí tristeza y una gran responsabilidad, pues si bien mi deseo era que todos siguiéramos juntos, parecía ya imposible. Si no aceptaba la propuesta de Arturo y no llegaba a tiempo, defraudaría a mis amigos, que habían dejado hasta la última gota de sudor en la competencia más difícil de sus vidas. No quería dejarlos con el resultado negativo de la meta no alcanzada. No: no podía hacerles eso. Pero tampoco podía quedarles mal. Al final decidí obedecer a la tristeza, pues ésta dominaba el resto de mis sensaciones:

—Arturo: yo ya soy un Ironman. Para mí no hay premio si no llegamos a la meta todos los que me trajeron aquí. Yo ya gané con el solo hecho de estar aquí. Confía en mí: si abandonamos a Memo ahora, no nos alcanzará. En cambio, si lo ayudamos a que se recupere, dará lo que sea para que terminemos.

Mi plan iba más allá.

—Confía en mí, Arturo —y dirigiéndome a Memo, que seguía tirado en la banqueta, continué—: Memo, ¿qué tal si te subes al carrito conmigo? —dije, ante la mirada atónita de Arturo.

—Ya lo había pensado —contestó, mientras se ponía de pie y caminaba hacia nosotros.

Le sugerí que desenganchara mis pies y cruzara mis piernas para dejar un hueco donde él pudiera sentarse. Así lo hizo, pero prefirió poner mis piernas por encima para no afectarme.

Arturo nos veía sin habla, aunque no faltaría a su palabra. Había dejado en mis manos la decisión y ahora la acataría sin reproche, aunque lo asaltaba la duda en cuanto a si podría arrastrar 200 kilos durante los 21 kilómetros restantes, y si hacerlo no implicaría la descalificación.

—Yo me aviento, pero ¿creen que nos descalifiquen?

Memo y yo respondimos al unísono que éramos un equipo y teníamos derecho a ayudarnos. Además, si bien no se puede recibir ayuda durante el ciclismo, no existen reglas al respecto durante el trote. La razón es que simplemente no está prevista esa posibilidad.

Como sea, Arturo no quedó del todo convencido.

—¿Y qué hacemos con Roberto? —preguntó.

—Estoy seguro de que alcanzará. Podemos irnos adelantando —dijo Memo.

Un poco temeroso ante la posibilidad de una descalificación, comenzó a empujarnos. Al poco tiempo pasó un juez en moto, el cual nos dio su visto bueno.

Entonces sí, Arturo respiró profundo y dijo:

—Le voy a dar hasta donde alcance. Lo único que temo es que me dé algún calambre por el esfuerzo —y comenzó a trotar, empujando el carrito con medio equipo encima.

Mi esperanza era que Memo se recuperara pronto, pero los kilómetros pasaban y, aunque no le veía la cara, por su postura encorvada y casi inerte sabía que no estaba mejorando. Aun así yo lo increpaba y le decía mientras le palmeaba el hombro:

—Memo, ya bájate.

—No —respondía con sequedad, mientras yo escuchaba los resoplidos de Arturo a causa del esfuerzo.

Recorrimos así siete kilómetros, en los que los más pequeños desniveles parecían ascensos empinados que hacían pujar a Arturo, el cual, una vez salvados, nos aventaba para descansar mientras aprovechábamos el vuelo. Como Memo casi iba inconsciente, yo iba conduciendo el carrito desde atrás, intentando ver sobre los hombros de mi amigo, sentado sin reaccionar. Eso me cansaba mucho el cuello y las manos, pero aun así llegamos a donde estaban congregados los espectadores, en el kilómetro 28, que se quedaron mudos al contemplar la inusual escena.

Para todos los de nuestra porra era evidente el esfuerzo al que se estaba sometiendo Arturo.

—¿Qué necesitas? —le preguntó Pablo.

—Agua fría: necesito bañarme en agua fría —suplicó.

Rápidamente le acercaron la que tenían y se la vaciaron en la cabeza.

—¡Aaah, qué rico! ¡Más, por favor! —sabía que al bajar la temperatura del cuerpo el desgaste sería menor.

Entretanto, Roberto había superado otra pequeña crisis. Al no ver a nadie se sintió defraudado, pues estaba seguro de que iba marcando el paso adecuado para garantizar nuestra llegada a la meta. Entendía a la perfección que era válido adelantarnos para prevenir un problema, sólo que él no podía hacerlo. Como resultado, a él le tocaba cargar con la parte más difícil en el aspecto mental: ir solo y atrás.

A Yolanda, que había corrido en su búsqueda, preocupada porque se había quedado rezagado, le tocó ser la portavoz de su mensaje.

—Diles que voy a llegar, Yola. Diles que sé que voy a llegar —y tras tomar un poco de aire agregó—: diles que me esperen antes de cruzar la meta.

Llegamos al último retorno, a sólo siete kilómetros de la línea final. Arturo no se rendía, pero su agotamiento era total. Sólo su mente lo llevaba a dar un empujón más y luego otro. Memo ya se sentía mejor y al menos contestaba. Sus pies estaban hechos pedazos y no quería apoyarlos, pero se dio cuenta de que la fuerza de Arturo llegaba a su fin.

Entonces lo asaltó una idea: si bien aquélla no era una silla de ruedas, podía tratar de empujar con sus manos sobre las llantas, que estaban justo a su lado. Probó golpeándolas por encima, hacia enfrente, con las palmas de las manos. El experimento funcionó. El problema fue que sus manos sufrieron rápidamente el daño ante el roce con las llantas mojadas. Hasta que se le ocurrió:

—No tengo guantes, pero sí unos calcetines —aquellos que le habían ofrecido cuando comenzó con las ampollas—. Yo creo que así sí podré.

Y pudo.

De ese modo, cuando íbamos en plano o en bajada, con sus impulsos en las llantas empezamos a tomar una velocidad muy superior a la del trote de Arturo. Aunque en las subidas teníamos que esperar a que éste nos empujara, aquella ayuda era un excelente alivio para él.

Al ver lo que lograba, Memo fue recuperando el ánimo y se emocionó empujando. Yo, calladito atrás, veía cómo le salía vapor por el calor que generaba en la espalda ante el esfuerzo, y cómo nos acercábamos a la meta. A menos de un kilómetro de la misma nos detuvimos en el puesto de la Cruz Roja para refugiarnos de la lluvia ligera que caía. Nos habían confirmado que Roberto seguía constante con su paso y ése era un buen lugar para reunirnos. Arturo y Memo se sentaron en las bancas de asistencia y se alistaron para el tramo final. Estábamos a unos seis minutos de la meta y todo indicaba que al menos nosotros tres la teníamos garantizada.

—Lo esperaremos hasta que falte un minuto —dijo Memo, pero no fue necesario alcanzar ese escaso margen, pues Roberto venía muy cerca.

En cuanto lo vieron se pusieron de pie y salieron a su encuentro.

—¡Sabía que llegarías, compadre! —lo recibió Memo con un abrazo, al que se unió Arturo, para recibir el peso del que ya no tenía fuerza en sus piernas y acercarlo hasta mi lugar en hombros.

Yo no podía hablar. Sólo hice la mano hacia atrás para chocarla con la de él mientras me empujaban de nuevo. Al entrar en la zona de meta empezaron a trotar, animados por la gente, sólo para detenerse dos metros antes de la rampa que subía a la línea final.

Entonces me desengancharon los pies y me acomodaron, pues se habían propuesto que yo también cruzara la meta de pie.

Pasé mis brazos por los hombros de Roberto y Arturo, mientras Memo, tomando las bandas ajustadas a mis rodillas, empezó a mover mis pies uno tras otro.

Los gritos de la multitud nos aturdían.

Todos estaban en la línea final, viéndonos entrar, a apenas 13 minutos del cierre, conmigo en alto hacia la meta.

Alzamos los puños antes de unirnos en un abrazo y aliviar con lágrimas el sufrimiento del día.

Yo ni siquiera podía llorar: sólo le di a cada uno un beso en la cabeza, mientras observaba el júbilo de todos aquellos que nos recibían.

Me preguntaba por qué esta competencia produce tal catarsis: porque arrastra a la gente a hacer algo anormal, un esfuerzo físico sin justificación aparente.

Hay aventureros que no saben explicar por qué hacen lo que hacen: "Subo el Everest porque está ahí", "Soy adicto a la adrenalina" o "Simplemente me gusta".

Algunos más atinados expresan: "Compito contra mí mismo".

Hay otros que sencillamente no lo entienden, incapaces de ver que si sólo nos concentráramos en sobrevivir, no seríamos muy diferentes a los animales, sin llevar nuestro potencial más allá, en vez de al mínimo indispensable.

Por eso digo que la vida debe ser una aventura constante. Sólo con la suma de esas pequeñas o grandes conquistas es como descubres quién eres en realidad.

Ese día, en la línea de meta, nos encontramos ante una fiesta de la amistad y de la fortaleza humana, de una entrega sin reservas: acabábamos de faltarle al respeto a los límites y a todo lo establecido, conscientes de que la historia no sólo se escribe con ideas, sino también con hechos irrefutables, labrados por aquellos que se identifican en el siguiente grito:

¡ÉSTE SOY YO Y ME ENCUENTRO VIVO!

Mi vida no es más especial porque esté más o menos enfermo que los demás.

Mi vida es lo que yo he decidido hacer con ella, sin dejar que las circunstancias me impongan límites.

Hace cuatro años me dijeron que no había nada que hacer con mi enfermedad.

Yo digo que, aun con la ELA como pasajera, continuaré en este viaje.

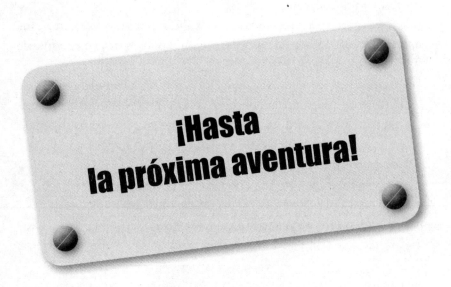

Agradecimientos

Casi nada de lo aquí descrito es algo que haya vivido solo, por lo que sería poco sensato no mencionar al menos algunos nombres de quienes hicieron posible este testimonio.

Primero, quienes me impulsaron a hacer este libro: Lucy Garza de Llaguno y Felipe Montes; y quien lo llevó a las grandes ligas: Sofía Segovia.

A los que tras recibir mis reportes vía correo electrónico, los comentaron —uno o varios— desde 2010, porque sus réplicas dieron propósito y sentido a mis escritos, y me inspiraron a seguir haciéndolos.

A los amigos que nos acompañaron en las aventuras, todas ellas verídicas, que aquí aparecen, y también a todos aquellos que protagonizaron historias que no cupieron en este libro y no fueron mencionados. A todos ellos, por dotar de tanta alegría a mi vida.

A los incansables Ironman: Arturo Williams, Guillermo Montaña y Roberto Castro, que no sólo me regalaron la aventura perfecta para el cierre de este libro, sino que me siguen empujando cuando se me acaba el vuelo. A sus esposas, Ceci, Liliana y Nelda, quienes han apoyado a sus maridos a que sigan invirtiendo tiempo en llevarme a propagar el mensaje de esta historia (¡son ya más de 50 presentaciones!), sin que a ellas les toque aplauso o reconocimiento alguno.

A los que aportaron con su fotografía para ponerle cara a los nombres de estas historias, Loreto Villarreal, Delirium Studio, Fernando Ibarra, y mi esposa, que siempre estuvo obturador en mano, lista para captar las imágenes que, junto con ella, son testigos de mi vida.

A todos, muchísimas gracias.

Voluntad de Acero, de Pablo Ferrara
se terminó de imprimir en noviembre de 2014
en Quad/Graphics Querétaro, S. A. de C. V.,
Fracc. Agro Industrial La Cruz El Marqués
Querétaro, México.